ANATOMIE MÉDICO-CHIRURGICALE

DE L'ABDOMEN

★ ★

LA RÉGION SOUS-THORACIQUE DE L'ABDOMEN

ANATOMIE MÉDICO-CHIRURGICALE

DE L'ABDOMEN

*** ***

LA RÉGION
SOUS-THORACIQUE DE L'ABDOMEN

PAR

Raymond GRÉGOIRE

PROFESSEUR AGRÉGÉ A LA FACULTÉ DE MÉDECINE DE PARIS

CHIRURGIEN DES HOPITAUX DE PARIS.

———

Avec 60 planches noires et coloriées

comprenant 76 figures

———

PARIS

LIBRAIRIE J.-B. BAILLIÈRE ET FILS

19, RUE HAUTEFEUILLE

1922

LA RÉGION SOUS-THORACIQUE DE L'ABDOMEN

INTRODUCTION

Diviser l'abdomen en deux étages : thoracique et sous-thoracique, va évidemment à l'encontre des habitudes classiques. L'ancienne nomenclature anatomo-topographique ne peut cependant être conservée. Elle ne répond plus à rien des nécessités journalières de la clinique et de la chirurgie.

Flancs, fosses iliaques, hypogastre sont des termes que l'habitude fait couramment employer, mais qui n'ont guère d'adaptations pratiques.

Au point de vue médico-chirurgical, l'abdomen peut être plus utilement divisé en deux étages.

L'un est en grande partie recouvert par la partie inférieure du thorax, c'est l'étage thoracique.

Il est difficile à explorer cliniquement. Il est difficile à aborder chirurgicalement et l'on s'y trouve astreint à des manœuvres particulières pour y accéder. Enfin il est en grande partie occupé par les plus volumineuses glandes annexes du tube digestif.

L'autre étage présente une paroi souple, musculaire, facilement dépressible par conséquent. C'est l'étage sous-thoracique, terme impropre sans doute, mais aussi le seul qui fasse bien opposition au premier, sans préjuger du contenu et en ne tenant compte que de la forme extérieure.

Cet étage est facile à explorer cliniquement, les parties constituantes et surtout les lésions pathologiques y sont plus aisément senties.

Pour la même raison, les voies d'abord et les manœuvres chirurgicales y sont grandement facilitées. Enfin, cet étage est en très grande partie occupé par les anses du grand et du petit intestin, qui remplissent presque à elles seules toute cette partie de la cavité du ventre.

⁎

L'étage sous-thoracique s'étend depuis un plan horizontal passant par le bord inférieur de la 10ᵉ côte, c'est-à-dire le point le plus inférieur du rebord thoracique. En bas il s'arrête au détroit supérieur par lequel il communique avec le petit bassin.

Quoiqu'on ait tendance en anatomie topographique à séparer entièrement l'abdomen du pelvis, nous pensons qu'au point de vue médico-chirurgical une distinction aussi absolue ne peut être maintenue. De fait, si le pelvis est en grande partie occupé par les organes génito-urinaires, si la pathologie du pelvis porte surtout sur ces organes, on ne peut omettre que les anses grêles y descendent, que la terminaison du colon : rectum et colon iléopelvien, le remplissent normalement et qu'anormalement le cæcum y pénètre parfois.

CHAPITRE PREMIER

───────

ANATOMIE DES FORMES EXTÉRIEURES
DE LA RÉGION SOUS-THORACIQUE

───────

L'étage sous-thoracique de l'abdomen correspond à peu près à ce qui, dans la nomenclature classique, est appelé : région hypogastrique, flancs et fosses iliaques ou encore étage sous-mésocolique de l'abdomen.

Cette vaste cavité communique largement, en haut : avec l'étage thoraco-abdominal; en bas, par le rétrécissement du détroit supérieur, avec le petit bassin. Le pourtour en est limité par les parois mêmes de l'abdomen.

Nous étudierons successivement la forme extérieure, les parois, enfin le contenu.

LES PAROIS DE LA RÉGION
SOUS-THORACIQUE DE L'ABDOMEN

Il faut considérer à cette portion de l'abdomen une paroi antéro-latérale et une paroi profonde ou postérieure. En haut et en bas, elle communique directement et sans délimitation avec la région thoraco-abdominale d'une part, avec le pelvis d'autre part.

CARACTÈRES GÉNÉRAUX

La paroi qui limite l'abdomen en avant et sur les côtés ne se présente pas sous le même aspect au point de vue de sa constitution en avant et sur les côtés.

En avant, elle est entièrement constituée de parties molles, musculaires et aponévrotiques. Celles-ci continuent en haut celles qui forment, dans l'angle chondral du thorax, la région thoraco-abdominale. En bas, elles se fixent au rebord antérieur de l'os iliaque et à l'arcade crurale.

Sur les côtés, la paroi est en haut molle, musculaire et aponévrotique ; en bas, résistante, osseuse à cause des ailes iliaques qui remontent en s'évasant vers le rebord thoracique. La face externe des ailes iliaques donne attache aux fesses ; la face interne forme le fond des parties latérales de la cavité abdominale. Ainsi, pour bizarre que cela puisse paraître au premier abord, l'abdomen descend en avant des fesses, cela explique du reste qu'un projectile atteignant perpendiculairement la fesse puisse pénétrer dans l'abdomen et c'est pour avoir oublié ces rapports qu'on a laissé méconnues certaines plaies viscérales, à moins que l'on ne se soit mépris sur la résistance que peut opposer à la pénétration la lame osseuse de l'aile iliaque.

Paroi antérieure. — Ces différences font que tout naturellement c'est à travers la paroi antérieure que le clinicien ira explorer le contenu de l'abdomen à l'état normal. La paroi abdominale antérieure oppose une résistance souple et élastique à la main qui explore. Les muscles tendus sur le cadre osseux se laissent déprimer sans résistance, si l'on sait ne pas les surprendre par un contact trop subit et les vaincre par une douce obstination. A tout prendre, les muscles latéraux, obliques dans l'ensemble, présentent moins de résistance que les muscles médians, longitudinaux, dont la tension est toujours plus grande.

La position à donner au sujet permet cependant de relâcher la paroi et il faut que le clinicien sache l'utiliser.

La paroi abdominale est tendue entre le rebord thoracique et le bord antérieur de l'os iliaque. Tout mouvement qui écarte ces deux lignes augmente la tension de la paroi, tout mouvement qui les rapproche la diminue. La colonne lombaire, à cet égard, fonctionne à la manière d'une charnière. Lorsqu'elle s'incurve en arrière, le rebord antérieur du thorax se porte en haut, le pubis au contraire s'abaisse. Cette position tend la paroi abdominale, c'est une mauvaise condition pour l'exploration clinique.

Lorsque la colonne lombaire s'incline en avant, le rebord thoracique se rapproche du pubis : la paroi abdominale se relâche. On obtient le même résultat en relevant le bord antérieur de l'os iliaque.

C'est pour cette raison, que l'on fait relever le tronc par des oreillers, que l'on fait relever le bassin en pliant les cuisses et en mettant un coussin sous le siège. Dans cette position, la colonne lombaire s'incline en avant, en même temps que se fait un léger mouvement de bascule dans l'articulation sacro-iliaque, ce qui permet au pubis de se rapprocher du rebord thoracique.

Dans la station debout, la colonne lombaire est normalement incurvée en arrière, le rebord costal et le pubis sont assez écartés l'un de l'autre pour qu'avec une paroi normale, il existe un certain degré de tension.

Cette sangle abdominale soutient le contenu du ventre et force les organes à se superposer. Vient-elle à se relâcher, les organes mal contenus et soutenus, tombent et se chevauchent. Il y a ptose viscérale.

La sangle abdominale cependant n'est pas passive. Elle doit jusqu'à un certain point s'adapter à l'expansion et à la contraction continuelles des organes creux du ventre. Cette adaptation, dit Cannon, est une nécessité.

D'après Killing, le contenu de l'abdomen du chien peut être augmenté de 100 pour 100 par un seul repas. Conséquemment, si les muscles de la paroi abdominale ne se relâchaient pas, la pression intra-abdominale augmenterait, résultat qui produirait de graves troubles circulatoires. Pendant que l'estomac se remplit, cependant, les muscles se relâchent et en conséquence la pression intra-abdominale n'est pas modifiée par l'ingestion alimentaire.

Apparemment cette adaptation des muscles abdominaux est un réflexe né de l'estomac ou de l'intestin ; car lorsque de l'air ou une solution saline est injectée dans le péritoine, la pression abdominale augmente immédiatement.

Mais cette adaptation de la paroi, dont parle Cannon, ne tarde pas à être dépassée, si la distension des organes contenus dans la cavité abdominale se fait trop marquée et trop rapide. Chacun connaît, par exemple, le ventre tendu de l'occlusion intestinale aiguë et les troubles qui en sont la conséquence du côté de la circulation et de la respiration.

Bien au contraire, dans la distension lente du contenu abdominal, la paroi se laisse forcer à un degré extrême, tout en restant souple et non tendue. C'est ce qui se passe régulièrement dans la grossesse où les muscles du ventre restent relâchés et permettent la palpation facile jusqu'au dernier jour. C'est encore ce qui a lieu dans la plupart des cas de tumeurs développées dans les viscères abdominaux.

L'aspect de la paroi abdominale est infiniment variable suivant les moments et les circonstances. Elle est constamment mobile avec les mouvements de la respiration qu'elle suit passivement. Elle se soulève au moment de l'inspiration, retombe au contraire au moment de l'expiration. Ce va-et-vient est beaucoup plus sensible chez l'homme que chez la femme dont la respiration est surtout thoracique.

De l'absence de ce soulèvement, le professeur Pierre Delbet a tiré un signe précieux d'infection péritonéale. Dans la péritonite aiguë, en effet, le diaphragme s'immobilise et en conséquence le mouvement respiratoire ne se propage plus à la paroi de l'abdomen. C'est là une constatation que l'on peut vérifier tous les jours en clinique.

La paroi abdominale immobilisée par contraction de sa musculature peut acquérir une résistance considérable, à ce point que les viscères fortement comprimés dans l'effort, par exemple, arrivent à forcer les points faibles et à faire issue au dehors, formant ainsi des hernies dites de force.

Paroi latérale. — Sur les côtés, la paroi abdominale est en très grande partie formée par les ailes iliaques. La partie souple occupe la faible distance qui sépare le rebord inférieur du thorax de la crête iliaque.

Cet espace costo-iliaque laisse peu de place à l'exploration clinique, lorsque le sujet est dans la rectitude. Si l'on incline le tronc pour ouvrir l'espace, la paroi se tend et l'exploration est rendue impossible par cette tension même. La paroi latérale est peu propice à l'examen du contenu de l'abdomen.

Au point de vue opératoire cependant, on peut utiliser cette paroi pour aborder le contenu du ventre et surtout les organes sous-péritonéaux comme le rein, l'uretère, les ganglions latéro-aortiques ou caves, à condition que l'on sache profiter de la mobilité de la colonne lombaire et des changements qui se font dans les rapports du thorax et de la ceinture pelvienne, suivant certaines inflexions de la colonne lombaire.

Normalement, la distance qui sépare le rebord thoracique inférieur de la crête iliaque est de 10 centimètres en moyenne sur le sujet en rectitude. Nous avons trouvé une distance maxima de 12 centimètres et une distance minima de 8 centimètres.

Si l'on incline le tronc du côté opposé, le rebord thoracique s'écarte de la crête iliaque de 2 à 3 centimètres seulement. La distance passe donc de 10 centimètres, en moyenne, à 12 centimètres. Mais cet élargissement ne porte que sur la ligne axillaire. La partie antérieure de l'espace costo-iliaque ou, si l'on préfère, la distance qui sépare l'extrémité de la 10e côte de l'épine iliaque antéro-supérieure n'est pas modifiée, peut-être même est-elle un peu moindre.

Au contraire, quand on incline fortement le thorax en arrière, le rebord costal s'écarte considérablement de l'épine iliaque antéro-supérieure. La distance est en moyenne de 11 centimètres, mais si l'on infléchit le tronc au niveau de la deuxième lombaire, par exemple, la distance arrive à mesurer de 16 à 17 centimètres.

En combinant, par conséquent, ces deux positions : inflexion latérale et inflexion dorsale, c'est-à-dire en mettant le sujet en position que nous avons décrite sous le nom de « dorso-latérale cambrée », on arrive à élargir suffisamment la paroi latérale de l'abdomen pour que les manœuvres chirurgicales qui se feront à travers cette paroi soient grandement facilitées.

FORME EXTÉRIEURE DE LA PAROI ABDOMINALE

La paroi abdominale offre d'assez grandes variations de forme, suivant le sexe, l'âge et aussi suivant les individus.

La paroi abdominale présente une face antérieure ou ventre proprement dit et deux faces latérales ou flancs. La face postérieure ou lombaire doit être décrite avec la région lombaire.

CHEZ L'HOMME. — 1º Face antérieure. — Chez l'homme jeune et vigoureux, que nous prendrons comme type de notre description, le ventre est légèrement aplati d'avant en arrière et en retrait sur la saillie du sternum.

Il est circonscrit par deux arcades osseuses qui se regardent par leur concavité. En haut, c'est le pourtour inférieur du thorax ; en bas, l'échancrure des deux os iliaques, unis au niveau du pubis. L'arcade thoracique est sur un plan nettement antérieur à l'arcade du bassin, en sorte que, dans la position debout, le profil du ventre un peu bombé est, dans l'ensemble, oblique de haut en bas et d'avant en arrière.

Dans la position debout, les deux épines iliaques sont sur le même plan frontal que la saillie du pubis.

Tandis que sur le sujet vigoureux, le rebord thoracique se dessine nettement sous la peau, la saillie des épines iliaques est au contraire dissimulée par les masses musculaires et celle du pubis cachée par les poils qui recouvrent le pénil et remontent en triangle de cette région vers l'ombilic.

Un **sillon médian** descend du creux de l'estomac jusqu'à la cicatrice ombilicale et même, quelquefois, à un ou deux travers de doigts au-dessous où il s'efface enfin entièrement. Ce sillon est dû à la saillie des deux muscles droits, légèrement écartés dans leur moitié supérieure, alors qu'ils sont entièrement accolés dans leur moitié inférieure. Dans l'écartement des droits, la paroi abdominale n'est formée que par l'entrecroisement des tendons aplatis des muscles latéraux de l'abdomen, aussi la peau se déprime-t-elle à ce niveau en formant le **sillon médian**.

De chaque côté du sillon, la paroi abdominale est soulevée en deux saillies verticales, distinctes dans la partie supérieure, mais réunies et moins larges en bas. C'est la saillie des muscles droits de l'abdomen, dont les fibres se tassent dans leur partie inférieure pour venir se fixer au pubis. L'excès d'épaisseur des fibres musculaires à ce niveau contribue à former la saillie prononcée du ventre dans sa partie sous-ombilicale.

Le plan des muscles droits est uni et lisse dans la partie inférieure. Il est, au contraire, comme nous l'avons déjà vu, irrégulier et coupé en trois saillies horizontales dans la partie sus-ombilicale.

Les intersections aponévrotiques des droits expliquent cette disposition : d'abord parce que les ventres musculaires se dessinent en saillie sous la peau et ensuite parce que, dans leur intervalle, la peau adhère assez fortement aux intersections aponévrotiques. Les artistes ne manquent pas de dessiner ces saillies, qui donnent une particulière vigueur au tronc de l'homme musclé.

En dehors du plan des muscles droits, existe un sillon large et peu profond : **le sillon latéral du ventre** (voir fig. 1).

Il est limité en haut par le rebord costal; en bas il s'arrête, en s'effaçant de plus en plus sur le côté interne de l'épine iliaque antéro-supérieure. A la vérité il n'est nettement marqué que dans sa partie supérieure. Il est plus large à son origine, au point que certains sculpteurs le dessinent s'étalant en une surface triangulaire, ce qui est une erreur.

Le côté interne de ce sillon latéral est formé par la saillie du muscle droit. Le côté externe est dû au relief que font les fibres musculeuses du grand oblique au point où elles vont se continuer avec le tendon aplati.

Comme au niveau du sillon médian, la paroi abdominale est moins épaisse au niveau du sillon latéral. Mais ici, elle n'est pas exclusivement aponévrotique, car sous les fibres tendineuses du grand oblique, se trouvent les fibres musculaires du petit oblique et du transverse.

Le sillon latéral se termine en bas dans le **relief sus-inguinal** qui est limité en dehors par la saillie du grand oblique, en dedans par celle du grand droit et en bas par le sillon ou pli inguinal. Cette surface, légèrement bombée, répond à la région du canal inguinal. La paroi abdominale est particulièrement lâche à ce niveau, aussi l'effort accentue-t-il toujours cette saillie.

Outre ces sillons verticaux, la paroi du ventre présente une série de **plis transversaux**. Les uns sont fixes, les autres transitoires et occasionnés par les mouvements du tronc.

Le **pli inguinal** est le plus constant de ces plis. Il limite en bas la surface du ventre. Légèrement courbe à concavité supérieure, il s'étend d'une épine iliaque à l'autre, en passant au-dessus des organes génitaux. A ce niveau, la saillie du pubis l'efface presque entièrement chez les sujets maigres. De chaque côté de la ligne médiane, ce pli sépare l'abdomen de la cuisse ; il est parfois coupé dans son tiers interne par la saillie bleue de la veine tégumenteuse abdominale.

Au-dessus de lui, se trouve le **pli sus-inguinal**. Concave en haut également, il commence en dedans du relief sus-inguinal, croise le plan des droits à deux travers de doigts au-dessus du pénis et se continue du côté opposé. Il est surtout bien indiqué chez les sujets qui présentent un panicule adipeux assez fourni.

Enfin, dans l'inclinaison du tronc en avant, on voit se marquer un pli prononcé qui coupe transversalement la paroi abdominale au niveau de l'ombilic ou plus souvent un peu au-dessus. Ce pli s'efface dans le redressement du tronc. C'est le **pli de flexion du ventre** que l'on appelle quelquefois pli de la taille. Chez les sujets gras, ce pli reste marqué d'une façon plus ou moins prononcée suivant les cas. Il est même souvent double chez certains.

L'ombilic forme au milieu de la paroi abdominale une dépression, d'autant plus prononcée que l'individu est plus gras.

L'ombilic paraît occuper le centre de l'abdomen. A la vérité, sa situation est très variable suivant les sujets dans le sens de la hauteur ; mais on peut dire que toujours il siège sur la ligne médiane, quel que soit le contenu anormal de la cavité du ventre. Il répond en arrière au bord supérieur de la IVe vertèbre lombaire.

Chez l'homme adulte et jeune, l'ombilic siège un peu au-dessous du milieu de la ligne qui unit la base de l'appendice xyphoïde au bord supérieur de la symphyse pubienne. Il ne semble pas que la forme du thorax ou celle de l'abdomen influent sur cette situation.

Après un grand nombre de mensurations que nous avons faites tant sur le cadavre que sur le vivant, nous sommes arrivé au résultat suivant. La ligne xypho-pubienne mesure en moyenne, sur des hommes de 1 m. 70, une longueur de 35 centimètres. Le bord inférieur de la cicatrice ombilicale est situé, chez ces individus, à 16 centimètres en moyenne au-dessus du pubis.

Dans l'étude de l'ombilic, fort importante pour le chirurgien, tant au point de vue de ses malformations que des lésions qui peuvent s'y développer dans la suite, il faut distinguer l'aspect extérieur de sa constitution profonde.

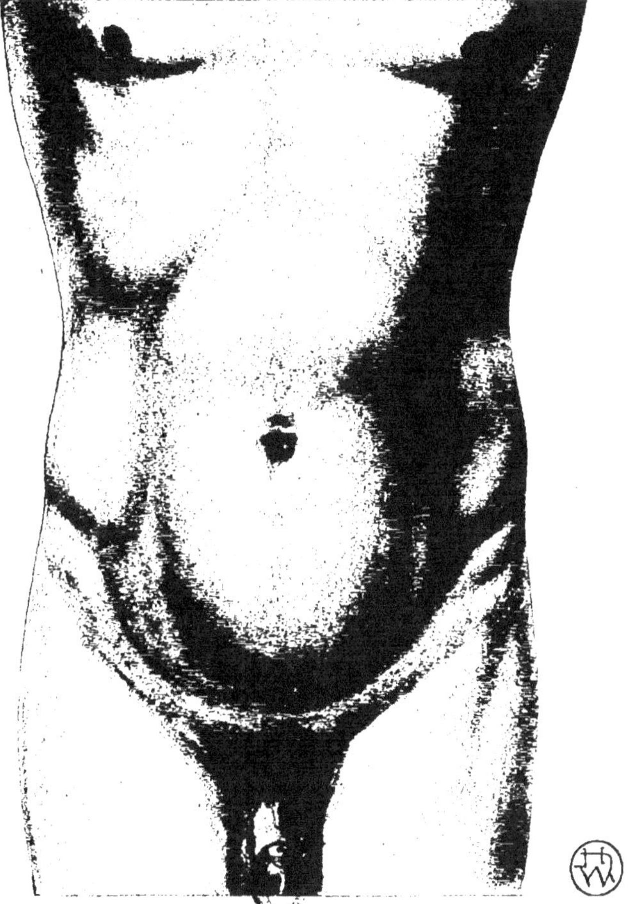

Fig. 1. — Face antérieure de l'abdomen chez l'homme jeune.

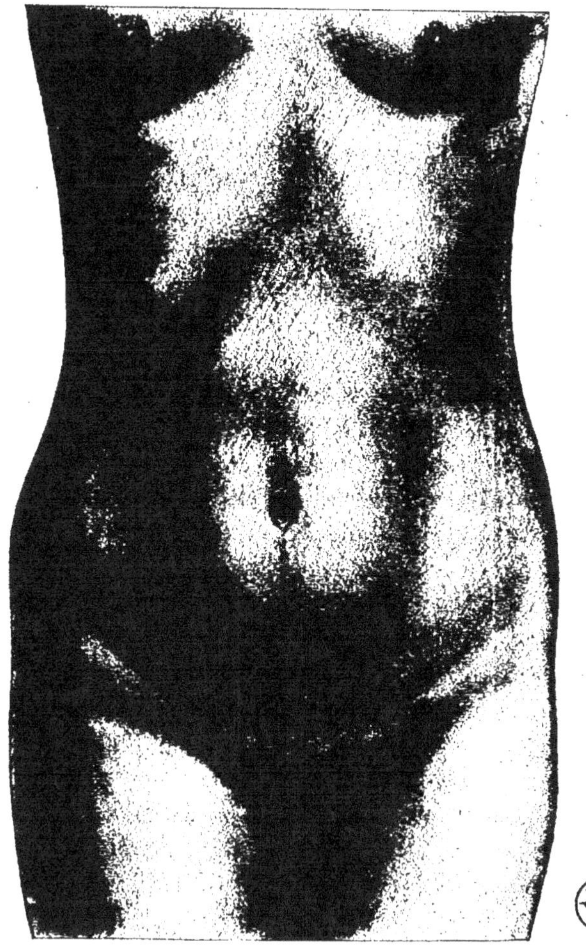

Fig. 2. — Face antérieure de l'abdomen chez la femme jeune.

L'ombilic **cutané**, que l'on désigne encore sous le nom de **nombril**, est une cicatrice adhérente aux plans profonds. C'est la cicatrice que laisse le cordon ombilical après sa chute.

Comme toute cicatrice adhérente, elle est déprimée et le revêtement cutané est dénué de plan cellulo-graisseux sous-jacent.

La graisse sous-cutanée s'arrête au pourtour de la cicatrice, en formant une saillie circulaire que l'on appelle le **bourrelet ombilical**. On conçoit aisément que la dépression ombilicale sera par conséquent d'autant plus profonde que le panicule adipeux sera lui-même plus développé. Aussi le nombril, c'est-à-dire la cicatrice, sera sur le plan même de la paroi abdominale chez les sujets très maigres ; profondément enfoui dans une dépression très marquée chez les sujets gras.

Le centre de la cicatrice ombilicale est légèrement en saillie. Un noyau dur et fibreux occupe ce centre et le revêtement cutané y est intimement soudé et adhérent, sans qu'il soit possible de le mobiliser ou de l'attirer. On lui donne le nom de **mamelon** ou **tubercule ombilical**. C'est ce mamelon non épidermisé qui donne lieu au granulome des nouveau-nés.

A son pourtour, la peau, plus ou moins plissée, est adhérente à la profondeur sur une largeur de 5 à 6 millimètres environ. Cette zone d'adhérence mesure donc un centimètre environ de diamètre. Le panicule graisseux s'arrête net à ce pourtour, en sorte que le bourrelet ombilical surplombe le fond de l'ombilic de façon variable suivant l'adiposité de l'individu. Il se dessine donc à ce niveau un pli qui sépare la zone d'adhérence du reste de la peau : c'est le **sillon ombilical**.

Nous verrons plus tard que les hernies qui passent à travers l'anneau ombilical profond ne déplissent jamais la cicatrice, mais la soulèvent et la dévient. Ce sont les seuls cas où le nombril n'occupe plus rigoureusement la ligne médiane du ventre.

2° **Face latérale ou flanc.** — Chez l'homme jeune et vigoureux, le plan du flanc est presque vertical ou mieux un peu déprimé en dedans, au-dessus de l'os iliaque (voir fig. 1).

Vu de profil, le flanc se présente comme délimité en haut par le bord inférieur du thorax, en bas par la saillie de la hanche. La région lombaire le continue en arrière; en avant, le sillon latéral du ventre le sépare de la région antérieure.

Dans la situation verticale, la limite supérieure se voit peu ou pas, parce que le rebord costal se cache au milieu des muscles de la paroi. Ce rebord devient fortement saillant, au contraire, quand le tronc s'incline du côté opposé.

Nous en pourrions dire autant de la limite inférieure. Chez l'homme vigoureux et non gras, la crête iliaque ne paraît pas dans la situation verticale. Au contraire elle correspond à un sillon déprimé que surmonte le bourrelet formé par la musculature du grand oblique qui s'attache à l'os iliaque. Les antiques ont exagéré encore cette saillie et ce **sillon de la hanche.** Au-dessus du sillon de la hanche, qui est fixe, se voit dans l'inclinaison du tronc un pli profond qui disparaît dans la station verticale. Ce **pli de flexion,** presque horizontal, devient très profond chez les sujets gras. Il se continue en avant avec le pli de flexion du ventre et l'ensemble forme ce qu'on appelle quelquefois le pli de la taille.

CHEZ LA FEMME. — 1º Face antérieure. — Le ventre de la femme jeune et vigoureuse est légèrement bombé et, dans la position debout, sa surface continue sans ressaut la face antérieure du sternum.

Les saillies osseuses du rebord thoracique et de l'os iliaque sont à peine visibles (voir fig. 2).

Contrairement au ventre de l'homme qui est plus large à sa partie supérieure que dans sa partie inférieure, le ventre de la femme est notablement plus élargi en bas qu'en haut. C'est aussi dans sa partie inférieure que la saillie est la plus marquée.

Le **sillon médian** y est nettement dessiné dans la partie sus-ombilicale et assez large; il disparaît totalement au-dessous de l'ombilic, où il ne se continue jamais.

La saillie des muscles droits se marque très légèrement, mais on ne constate jamais au-dessus de l'ombilic les bosselures transversales et superposées que forment les interstices aponévrotiques du corps musculaire.

Ce peu de saillie des muscles droits explique que le **sillon latéral** soit toujours peu prononcé. Même lorsqu'il existe bien marqué, il ne se prolonge pas au-dessous du niveau de l'ombilic et se perd dans le relief sus-inguinal, toujours si évident chez la femme.

Le **relief sus-inguinal** se perd en dedans dans la saillie sus-pubienne ; en dehors il atteint la région de l'épine iliaque antéro-supérieure, en sorte que le bas-ventre décrit une courbe harmonieuse d'une épine iliaque à l'autre.

Cette saillie toujours marquée du ventre tient moins à la faiblesse relative de la paroi musculaire qu'à l'incurvation prononcée de la colonne lombaire qui bascule fortement en avant l'os iliaque. De fait, chez la femme, le plan vertical et transversal passant par les épines iliaques est nettement en avant de celui qui passe par le pubis ; ce qui n'est pas chez l'homme.

Si les sillons verticaux sont peu marqués chez la femme, les plis transversaux sont au contraire constants.

Le **pli inguinal,** qui limite en bas la surface du ventre, décrit une courbe de beaucoup plus grand rayon que chez l'homme. En raison de la saillie du ventre, il paraît aussi plus profond. Le relief **du** mont de Vénus, recouvert de poils, efface sa partie moyenne.

Le **pli sus-inguinal,** de plus grand rayon que chez l'homme, part un peu en dedans de l'épine iliaque antéro-supérieure et passe à deux travers de doigts environ au-dessus du bord supérieur du pubis. Ce pli cutané est à peu près constant. Il s'exagère dans la flexion en avant et aussi avec l'augmentation du panicule adipeux.

A la hauteur de l'ombilic ou un peu au-dessus, on retrouve le **pli de flexion du ventre,** d'autant plus marqué que le sujet est plus gras.

L'ombilic chez la femme est légèrement plus haut que chez l'homme, par rapport à la longueur de la ligne médiane du ventre. Cette ligne est notablement plus longue du reste chez la femme proportionnellement à la taille. Ainsi sur la femme de 1 m. 55, c'est-à-dire de taille moyenne, la ligne xypho-pubienne, mesurée à partir de la base de l'appendice xyphoïde jusqu'au bord supérieur du pubis, est de 35 centimètres en moyenne, exactement comme chez l'homme de 1 m. 70. Le ventre est plus grand chez la femme que chez l'homme et cela dès la naissance.

L'ombilic, sur une femme de la taille que nous indiquons, est à 17 centimètres au dessus de la symphyse pubienne.

L'ombilic est donc chez la femme légèrement plus haut au-dessus du pubis, que chez l'homme, comme nous le disions tout à l'heure.

Nous ne reviendrons pas sur l'aspect extérieur de l'ombilic de la femme, qui est le même que chez l'homme.

2o Face latérale ou flanc. — Chez la femme jeune et vigoureuse, le flanc fait un angle ouvert en dehors, autrement dit, la paroi latérale de l'abdomen est très oblique en haut et en dehors, la hanche très saillante ; c'est, dit-on, de cette courbure que les sculpteurs antiques avaient tiré le profil de l'amphore.

Le flanc de la femme est large, alors qu'il est étroit chez l'homme, comme nous avons vu. Cette différence est en relation directe avec la saillie plus grande de l'abdomen féminin.

La limite supérieure, formée par le rebord costal inférieur, est à peine visible chez elle, même en position inclinée du tronc. Au contraire, la limite inférieure formée par le rebord saillant de la crête iliaque est toujours très marquée. Le **sillon de la hanche**, si net chez l'homme musclé et que nous avons vu formé par l'attache des muscles obliques de l'abdomen, n'existe pas chez la femme. Mais au contraire, le **pli de flexion** du flanc est très marqué et s'accentue naturellement, dans la flexion latérale du tronc. En dedans, ce pli se continue avec le pli de flexion de l'abdomen.

CHEZ L'ENFANT. — Le ventre à cet âge a des proportions considérables et d'autant plus grandes que l'enfant est plus jeune (voir fig. 3).

A la naissance, la hauteur du ventre est égale au quart de la longueur totale de l'individu. Cette proportion diminue peu à peu avec l'âge et c'est incontestablement aux approches de la puberté que la hauteur de l'abdomen est la moins considérable. A cet âge, du reste, le tronc est court et porté sur des membres inférieurs longs. Il est en même temps étroit, ce qui contribue à donner aux grands enfants cette forme peu harmonieuse de l'âge ingrat (Delpech). D'après les schémas d'Apert, repris de Stratz, la hauteur de l'abdomen est égale à peu près au huitième de la hauteur totale.

La saillie du ventre est de ce fait considérable chez l'enfant et tranche avec l'aplatissement et l'exiguïté du thorax.

Chez le tout jeune enfant, le ventre est régulièrement globuleux ;

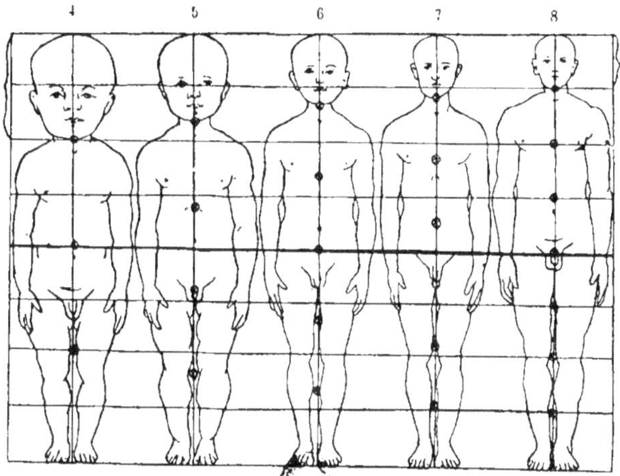

Fig. 3. — La forme de l'abdomen dans l'enfance. Ses variations suivant les âges
(d'après APERT, emprunté à STRATZ).

il n'existe à cet âge aucune saillie musculaire, aucun de ces sillons que nous avons décrits chez l'adulte. Ce n'est guère que vers 10 à 12 ans que l'on voit commencer à se dessiner le sillon latéral du ventre et le sillon médian. Leur apparition coïncide avec le développement du système musculaire, et cela se conçoit.

L'ombilic de l'enfant à sa naissance occupe la moitié de la hauteur du corps, alors que chez l'adulte il sera situé à 15 ou 20 centimètres au-dessus de ce point. Par rapport à la hauteur de l'abdomen lui-même, l'ombilic est toujours au-dessous de son milieu. Néanmoins, la distance ombilico-pubienne est toujours plus haute chez la fille que chez le garçon et c'est ce qui faisait dire à Poirier que la différence de dimension du ventre, suivant le sexe, était indépendante des phénomènes de l'accroissement et de la puberté. Déjà ébauchée dès la naissance, cette différence ne fait que s'accentuer avec l'âge.

VARIATIONS DE LA FORME EXTÉRIEURE
DE L'ABDOMEN

L'aspect extérieur de l'abdomen est susceptible de variations infinies suivant les individus, suivant les états physiologiques, suivant l'état de résistance de la paroi et aussi suivant l'âge.

L'adiposité ou l'amaigrissement peuvent, chez le même sujet, donner au ventre une morphologie totalement différente d'une époque à l'autre. Le ventre s'affaisse et s'excave dans l'amaigrissement, forme au contraire une saillie variable suivant l'état d'embonpoint.

Chez certains sujets, le développement du panicule adipeux déforme tout à fait l'abdomen. Nous ne ferons que rappeler le ventre en besace ou en tablier de certaines grosses femmes, dont la graisse retombe en bourrelet diffluent au-devant du pubis. Dans ce cas d'adiposité de la paroi, les sillons verticaux de la surface du ventre disparaissent, alors que s'exagèrent les plis transversaux. C'est entre le pli de flexion du ventre et le pli sus-inguinal que se dessine le bourrelet graisseux du ventre en tablier. De même sur les flancs, c'est entre le pli de la hanche et le pli de flexion que se marque le bourrelet de la taille. Cette déformation du ventre devient assez gênante, pour que certains chirurgiens aient pensé rendre service à ceux qui en sont porteurs, en réséquant cet excès de panicule graisseux. Si l'on tient compte que le bourrelet est limité par deux plis normaux, la tranche cutanée peut être calculée de manière que la cicatrice soit reportée au niveau du pli sus-inguinal, ce qui rendra plus esthétique encore le résultat.

La saillie du ventre se modifie constamment ; l'état de vacuité ou de distension des organes abdominaux, de l'estomac et du gros intestin en particulier, changent d'un instant à l'autre le volume du ventre, comme la distension de l'utérus gravide le change de mois en mois.

Le degré de résistance ou de faiblesse de la musculature abdominale contribue grandement à modifier la forme extérieure de l'abdomen. Tandis que chez le sujet musclé, nous avons vu les muscles s'affirmer en saillie et les régions aponévrotiques se marquer en dépression ou sillon, chez les individus à muscles faibles, c'est l'inverse qui se produit. Le sillon médian, le sillon latéral et plus encore le méplat sus-inguinal se laissent distendre par la poussée du contenu de l'abdomen et l'on voit alors, dans l'effort surtout, ces régions se soulever en une saillie médiane et deux saillies latérales, allongées dans le sens de la hauteur, donnant cette déformation particulière que Malgaigne avait appelée le ventre à triple saillie.

L'affaiblissement de la musculature de la paroi, lorsqu'elle ne va pas jusqu'à ce degré, peut être suffisante pour permettre aux viscères de repousser la sangle abdominale et c'est surtout dans la portion sous-ombilicale que se fait cette saillie. Ainsi, au lieu que la surface du ventre soit, chez l'homme par exemple, plane ou très légèrement convexe, elle devient déprimée dans la région sus-ombilicale, saillante, au contraire, dans la partie sous-ombilicale, ce qui donne l'impression fort disgracieuse de ventre tombant.

Cette conformation, qui est la conséquence de la faiblesse de la musculature chez l'individu jeune, se retrouve à peu près constamment chez l'individu âgé, dont les muscles se sont affaiblis avec les années.

CHAPITRE II

CONSTITUTION DES PAROIS
DE LA RÉGION SOUS-THORACIQUE

I. — LA PAROI ANTÉRO-LATÉRALE
DE L'ABDOMEN

Contrairement à la paroi de la région thoraco-abdominale, la paroi du ventre est presque entièrement musculaire et aponévrotique. Sur les parties latérales seulement, les ailes iliaques remontent vers le rebord costal et limitent l'étendue de la portion souple de la paroi.

Le cadre osseux. — Le cadre osseux sur lequel est tendue la paroi de l'abdomen est constitué en haut par le rebord inférieur du thorax, en bas par le rebord supérieur du bassin. Nous ne reviendrons pas ici sur la conformation du rebord thoracique et nous renvoyons le lecteur à la description qui en a été donnée (voir tome I, page 19).

Le cadre osseux inférieur décrit une anse renversée, formée par les crêtes iliaques de chaque côté et les rebords antérieurs des deux os iliaques unis sur la ligne médiane par la symphyse pubienne.

La **crête iliaque** décrit une courbe, convexe en haut et très obliquement dirigée en dehors et un peu en bas.

Large de 10 à 12 millimètres dans presque toute son étendue, elle s'épaissit considérablement à sa partie moyenne au point d'acquérir 15 à 18 millimètres de largeur. C'est sur toute cette longue et large surface que viennent s'attacher les muscles latéraux de l'abdomen.

L'épine iliaque antéro-supérieure marque l'extrémité antérieure de la crête iliaque. A partir de ce point, le cadre osseux iliaque se creuse en une profonde et large échancrure dont le point le plus bas répond à la symphyse pubienne. Toujours saillante ou sensible sous la peau, l'épine iliaque antéro-supérieure constitue un point de repère important dans l'exploration du ventre et de son pourtour.

Le fond de l'échancrure présente une série de particularités importantes à connaître (voir fig. 4).

Sur la ligne médiane, le bord antérieur du bassin est formé par l'union des deux pubis, ou symphyse pubienne. Le fibro-cartilage de l'articulation est doublé et recouvert à ce niveau par le très épais ligament supérieur qui s'étend d'une épine pubienne à l'autre. Le bord supérieur de la symphyse fait ainsi une saillie mousse et même, dans certains cas, on sent une véritable crête arrondie qui peut être d'un précieux secours pour trouver la ligne blanche au cours de la laparotomie.

De chaque côté de cette saillie médiane les bords, droit et gauche, de l'échancrure iliaque sont symétriques.

A trois ou quatre centimètres de la ligne médiane, le bord de l'os est relevé par une forte saillie osseuse, l'épine pubienne. Si fortement adipeux que soit le sujet, on sent toujours cette épine au-dessous des téguments, à condition de savoir la rechercher. Le talon de la main reposant sur les parties génitales, le pouce et l'index, écartés, embrassent le pénis et se rapprochent l'un de l'autre en déprimant les parties molles. On sent bientôt les petites saillies des épines pubiennes qui viennent, pour ainsi dire, arrêter le rapprochement des doigts. Il faut savoir rechercher cet important point de repère, auquel on a à tout instant recours en clinique.

A l'autre extrémité de l'échancrure iliaque ou extrémité externe, se trouve l'épine iliaque antéro-supérieure qui termine la crête iliaque.

Entre ces deux saillies est tendue l'arcade crurale, ou arcade de Fallope, ou ligament inguinal, ou encore arcade de Poupart. Cette formation sépare la cuisse de l'abdomen. La partie du bord antérieur de l'os iliaque qui lui est sous-jacente fait donc plutôt partie du membre inférieur. Néanmoins, comme les éléments de la paroi abdominale peuvent y venir prendre insertion, il faut la connaître.

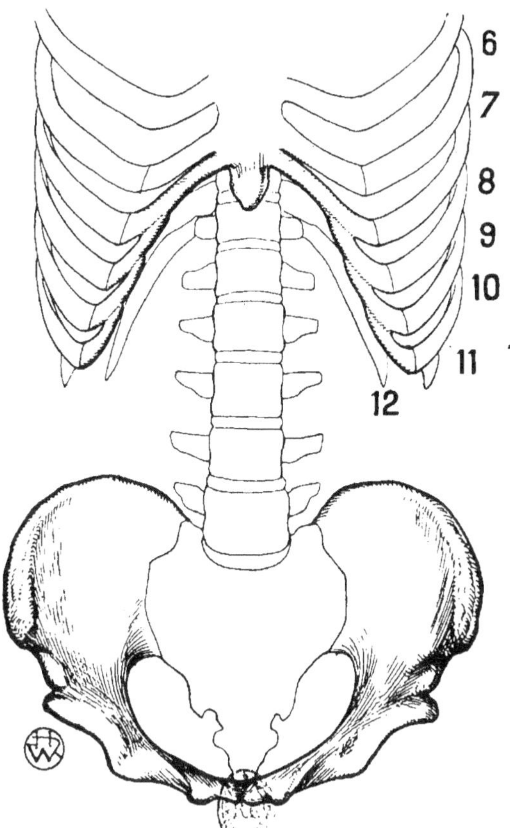

Fig. 4. — Le cadre osseux sur lequel s'attache la paroi musculo-aponévrotique de l'abdomen. Le rebord thoracique, en haut, le rebord iliaque, en bas, décrivent deux lignes courbes à concavités opposées.

Juste au-dessus de la cavité cotyloïde, le rebord osseux se renfle en une saillie rugueuse et large, l'**éminence iléopectinéale.** C'est sur elle que vient prendre attache la bandelette iléo-pectinée.

Entre cette éminence et l'épine iliaque antéro-supérieure se trouve dessinée une large échancrure par où sort le muscle psoas-iliaque. Ce muscle glisse au-dessus et en avant de la tubérosité qui jalonne le milieu de l'échancrure musculaire et où vient s'attacher le muscle droit antérieur de la cuisse. Cette tubérosité est l'épine iliaque antéro-inférieure.

Elle est impossible à sentir sur le vivant, car le muscle psoas-iliaque passe au-dessus et la recouvre, ainsi que le tendon du droit antérieur qui s'y insère.

En dedans de l'éminence iléo-pectinéale, le bord de l'os s'élargit en surface triangulaire à base répondant à l'éminence, à sommet formé par l'épine pubienne. C'est la **surface pectinéale** où s'attache le muscle pectiné. Le bord postérieur de ce triangle forme une véritable crête saillante, la **crête pectinéale**, qui en dedans se termine à l'épine pubienne et en dehors passe derrière l'éminence iléo-pectinéale pour se continuer avec la ligne innominée, sur la face interne de l'os iliaque. Sur cette crête viennent s'attacher des formations importantes de la paroi abdominale sur lesquelles nous reviendrons plus tard.

En résumé, le cadre osseux sur lequel se fixe la paroi abdominale musculo-aponévrotique, représente un haut losange aux bords arrondis. L'angle supérieur est formé par l'écartement des deux bourrelets chondraux du thorax, se réunissant à la base de l'appendice xyphoïde. L'angle inférieur est formé par les deux rebords très concaves des deux os iliaques, rectifiés, il est vrai, par l'arcade crurale tendue de l'épine iliaque à l'épine pubienne. Le sommet tronqué répond à la symphyse pubienne et aux bords supérieurs des deux pubis jusqu'aux épines.

Les angles latéraux sont formés par le bord inférieur du thorax et les crêtes iliaques et le sommet fortement tronqué répond aux vertèbres lombaires moyennes.

Muscles de la paroi abdominale. — Tendue sur son cadre osseux, la paroi abdominale est formée de muscles et de leurs tendons larges et plats qui s'entrecroisent dans un ordre donné, tout comme les fils qui composent une étoffe.

Il y a deux muscles disposés de chaque côté de la ligne médiane et dans le sens vertical : ce sont les muscles droits antérieurs.

Il y a des muscles dont les fibres sont perpendiculaires aux premiers, c'est-à-dire dirigés horizontalement ; ce sont les muscles transverses. Ils sont les plus profonds.

Il y a enfin des muscles à fibres obliques et se croisant en sens différent : les uns se dirigent en haut et en dedans ; c'est le petit oblique ; les autres en bas et en dedans : c'est le grand oblique. Il est le plus superficiel.

Nous verrons d'abord la disposition de chacun de ces muscles et de leurs tendons. Puis, nous étudierons les interstices ou points faibles que les entrecroisements de ces faisceaux laissent cependant entre eux et qui peuvent devenir le point de passage ou de hernie des organes contenus dans la cavité du ventre.

Muscle droit antérieur de l'abdomen. — Ce muscle, accolé par son bord interne à celui du côté opposé, dont le sépare seulement la ligne blanche, est dirigé verticalement du rebord costal au pubis. Il forme dans l'ensemble un triangle très allongé à sommet tronqué répondant au bassin.

Quand le sujet, couché horizontalement, tend à s'asseoir, ou quand il essaye de soulever ses membres inférieurs en rectitude, les muscles droits contractés et tendus dessinent une bande rigide. De même aussi, dans l'exploration du ventre, ces muscles, dans un mouvement de défense, se tendent et empêchent de rien sentir dans la profondeur. Le clinicien doit compter avec eux, l'opérateur doit les ménager en raison de l'importance de leur rôle (Voir fig. 5).

Leur **insertion supérieure** se fait sur la face antérieure du thorax au niveau des extrémités cartilagineuses des cinquième, sixième et septième côtes. Elle mesure de 7 à 9 centimètres de largeur suivant les sujets et se divise en trois languettes correspondant à chacune des côtes.

L'insertion sur la cinquième côte est la plus haute et la plus

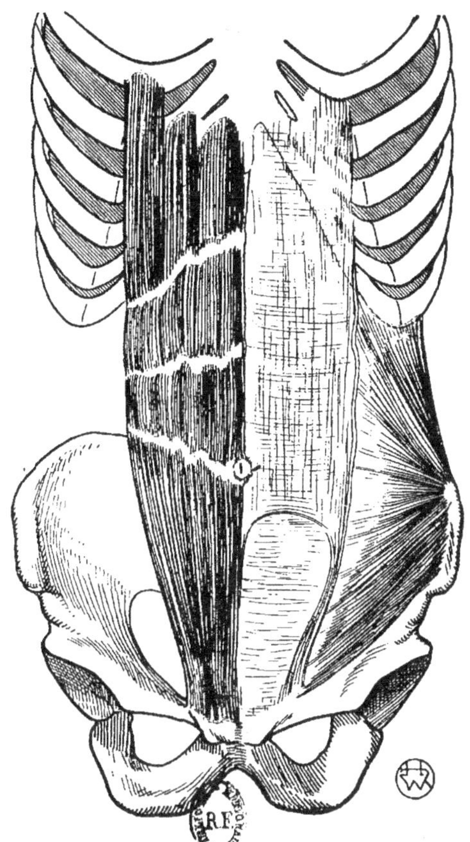

Fig. 5. — Le muscle droit antérieur de l'abdomen (d'après Poirier).

externe. Elle se fixe mi-partie au bord inférieur de l'extrémité de la côte, mi-partie au bord inférieur de son cartilage.

L'insertion sur la sixième côte se fait en réalité entièrement sur le cartilage qui prolonge cette côte. Cette languette, plus étroite que la précédente, est aussi plus courte.

L'insertion sur la septième côte se fait comme la précédente sur le cartilage et non sur l'os. Elle est, comme le cartilage, fortement oblique en haut et en dedans et s'étend jusque dans l'angle que fait ce cartilage avec l'appendice xyphoïde ; aussi voit-on souvent quelques fibres musculaires prendre attache sur la base de cette extrémité du sternum.

Le **corps charnu,** formé par la réunion de ces trois bandes musculaires, descend vers le pubis. D'abord large et plat, ce muscle se tasse à mesure qu'il descend, de telle sorte qu'un peu au-dessous de l'ombilic, sa largeur se réduit assez brusquement au point de ne plus mesurer au niveau du pubis que la moitié de sa largeur supérieure. Mais, en se rétrécissant, le corps charnu s'épaissit et devient double de son origine.

Au-dessus de l'ombilic, le corps charnu se trouve divisé en deux ou trois parties par des interstices fibreux qui lui donnent l'aspect d'un muscle polygastrique. Ces ventres superposés se dessinent remarquablement dans la contraction, à travers les téguments, chez les sujets musclés et les artistes ne manquent pas de les représenter et même de les exagérer sur les torses d'hommes forts. Ces interstices fibreux sont au nombre de deux ou trois ; le plus inférieur répondant à l'ombilic est souvent incomplet, en ce sens qu'il ne va pas d'un bord à l'autre du muscle. Ils sont hauts de 1 à 2 centimètres et dessinent une bande horizontale plus ou moins irrégulièrement brisée. Le corps du muscle ne se rétrécit qu'au-dessous d'elles, comme si elles étaient destinées à lui maintenir sa largeur.

L'**insertion inférieure** du droit antérieur se fait au bord supérieur du pubis, dans tout l'espace qui sépare les deux épines pubiennes. A deux ou trois centimètres au-dessus de ce point, le muscle est devenu tendineux. Ce tendon plat et large est plus épais et moins haut en dedans où il confine à la ligne blanche. Il arrive parfois que la partie épaisse soit séparée de la partie mince par un interstice celluleux étroit.

Ce tendon s'attache au versant antérieur du bord supérieur du pubis et à sa face antérieure. Les fibres les plus internes se dirigent en dedans, croisent la face antérieure de la symphyse pubienne et s'entrecroisent avec celles du muscle droit du côté opposé.

Ce tendon est croisé, en avant, par les fibres du pilier de Colles et par celles du tendon conjoint, en sorte qu'il existe ainsi, au-dessus du pubis et de la symphyse, un entrecroisement fibreux important dont l'insertion inférieure de la ligne blanche constitue le centre.

Le muscle droit est innervé par les six dernier nerfs intercostaux et le grand abdomino-génital. Ces rameaux nerveux traversent la gaine du muscle droit en perforant sa paroi postérieure.

Ils se disposent de telle façon qu'ils se distribuent à toute la hauteur du muscle : le sixième nerf intercostal se rend à la partie supérieure, le douzième intercostal et un filet de l'abdomino-génital gagnent sa partie inférieure. Mais il semble que les territoires musculaires de ces nerfs se superposent ou plutôt s'intriquent, car pour obtenir une atrophie ou une paralysie partielle du muscle droit, il faut avoir sectionné au moins deux nerfs intercostaux. Ce détail est important et ne doit pas être perdu de vue, quand on pratique une incision de la paroi abdominale. C'est probablement à un accident de ce genre que l'on doit les éventrations, si fréquentes à la suite de l'incision de Kehr, par exemple.

Les muscles droits de l'abdomen, séparés au-dessus de l'ombilic par les 12 ou 15 millimètres de largeur de la ligne blanche, s'accolent l'un à l'autre au-dessous de l'ombilic où la ligne blanche est très étroite. Ils occupent, ainsi juxtaposés, une largeur de 14 à 16 centimètres. Les deux sillons latéraux du ventre indiquent d'une façon imprécise la surface qu'ils présentent. Ils cachent donc : 1º la région médiane de la portion thoraco-abdominale de l'abdomen, c'est-à-dire une partie du foie, le vestibule et le pylore de l'estomac, le duodénum, la tête du pancréas et la région cardiaque ; 2º la région médiane du ventre proprement dit, c'est-à-dire une partie du côlon transverse et des anses grêles ; 3º l'orifice supérieur du petit bassin dont le grand axe est presque parallèle à la paroi abdominale, tant il a tendance à devenir vertical ; aussi l'interstice médian des droits est-il la voie tout indiquée pour aborder les organes contenus dans le pelvis.

Muscles pyramidaux. — Les muscles pyramidaux sont deux petits corps charnus disposés en avant du pied des muscles droits, de chaque côté de la ligne médiane. Inconstants dans leur développement et même dans leur existence, ils forment deux petits corps charnus triangulaires à base inférieure, à sommet dirigé vers l'ombilic. Ils représenteraient au dire de certains anatomistes le muscle marsupial de certains mammifères; ce serait donc un organe en régression.

Ils s'attachent à la face antérieure de la symphyse et de la partie avoisinante du pubis et vont se perdre en haut sur les parties latérales de la ligne blanche qu'ils semblent destinés à tendre.

Ils occupent une petite loge spéciale. Cette loge, située en arrière du tendon du grand oblique, est formée par le tendon dédoublé du petit oblique et du transverse accolés. Ce tendon, qui est passé en entier au devant du grand droit, se dédouble au côté extrême du pyramidal pour l'envelopper. Les faisceaux inférieurs du petit oblique et du transverse forment donc au pyramidal une petite gaine identique dans sa formation à la grande gaine des droits. Ce point d'anatomie n'est pas sans intérêt, comme nous le verrons plus tard en étudiant l'arcade de Douglas.

Les pyramidaux sont innervés par le douzième nerf intercostal.

Muscle grand oblique. — C'est le plus étalé des muscles de la paroi abdominale. Il s'étend de toute la largeur de la moitié correspondante du cadre osseux thoracique à toute la largeur du cadre osseux iliaque du même côté et à toute la hauteur de la ligne blanche. Les fibres, dirigées dans l'ensemble en dedans et en bas, irradient en éventail, les moyennes étant plus longues que les fibres extrêmes. L'ensemble forme un large muscle plat, dont la portion charnue apparaît plus longue vers la partie moyenne et forme un cap rouge sur l'étendue blanche de la portion tendineuse : c'est *l'angle charnu* du grand oblique, situé un peu au-dessus et en dedans de l'épine iliaque antéro-supérieure.

Insertions sur le cadre osseux supérieur. — Les **insertions supérieures** se font sur la face cutanée du gril costal depuis la sixième côte jusqu'à la douzième.

Sur chacune de ces côtes, le muscle s'attache par un faisceau large et plat qui se fixe à la face superficielle et au bord inférieur de la côte. L'ensemble forme ainsi une ligne dentelée et dans l'intervalle de chacune de ces dents vient se fixer une languette identique, mais dirigée en sens inverse, du muscle grand dentelé. Cette ligne d'insertion dentelée est oblique en arrière et en bas.

Tous ces faisceaux n'ont pas le même volume. Ils croissent en importance de la sixième à la huitième côte et diminuent de la neuvième à la douzième. Le faisceau d'attache à la huitième côte est de beaucoup le plus considérable et aussi le plus large; c'est lui qui va constituer le sommet de l'angle charnu du muscle (voir fig. 6).

Poirier signale encore trois petits faisceaux profonds qui se détachent des extrémités des neuvième, dixième et onzième côtes et se perdent dans la face profonde du muscle.

Dans ce muscle plat, comme le montre Girard, on peut distinguer parfois les divers faisceaux charnus d'origine.

Insertions sur le cadre osseux inférieur. — Les fibres tendineuses naissent des deux bords et du sommet de l'angle charnu. **Les fibres tendineuses supérieures** qui ont pris origine du côté vertical de l'angle se dirigent en bas et en dedans, d'autant plus obliques qu'elles sont plus inférieures. Elles gagnent la gaine des droits où elles s'unissent au tendon du petit oblique. Arrivées à la ligne blanche, elles s'entrecroisent avec celles du côté opposé, comme nous le verrons en étudiant cette ligne blanche.

Les **fibres inférieures** vont s'attacher, en grande partie, au bord externe de la crête iliaque dans ses trois quarts antérieurs et jusqu'à l'épine iliaque antéro-supérieure. Ces insertions sur la crête iliaque sont presque exclusivement charnues. Quelques rares tendinets s'interposent entre les faisceaux musculaires. Elles forment sous la peau un bourrelet qui surplombe le sillon cutané de la hanche, lequel par conséquent ne répond pas à la crête iliaque, mais est situé un peu au-dessous d'elle.

Les fibres inférieures ne deviennent exclusivement tendineuses qu'en dedans de l'épine iliaque antéro-supérieure. Elles contribuent à former l'arcade crurale et se confondent avec les fibres tendineuses moyennes, nées du sommet de l'angle charnu.

Les **fibres moyennes** se détachent du sommet de l'angle charnu. Elles se dirigent en bas et en dedans très obliquement. Elles

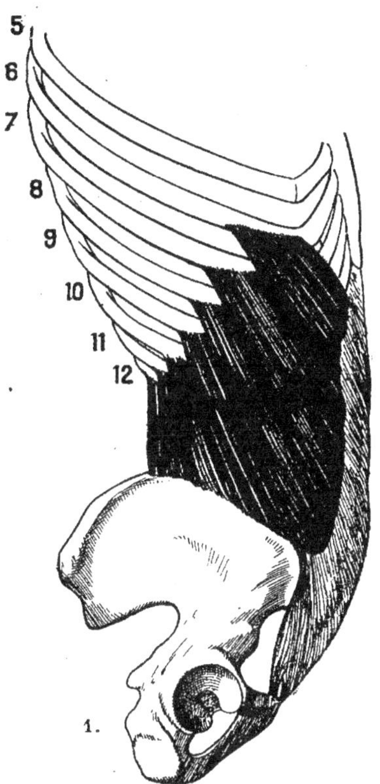

Fig. 6. — Le muscle grand oblique de l'abdomen.

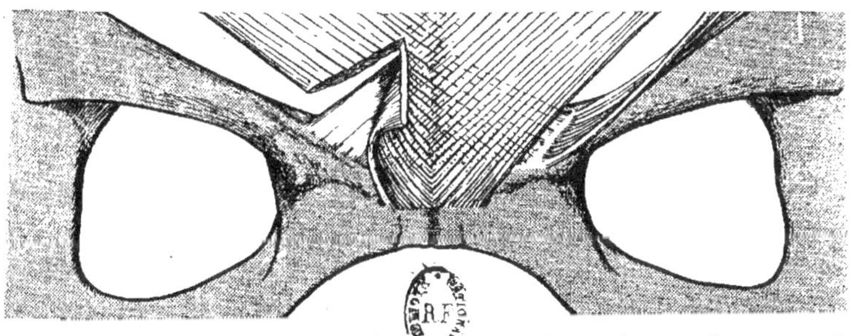

1. Le muscle grand oblique de l'abdomen (d'après Poirier). — 2. Remarquer le mode d'attache du muscle au niveau de la surface pubienne.

sont pour la plupart la continuation tendineuse du faisceau charnu né de la huitième côte. Après quelques centimètres de trajet, elles se divisent en deux faisceaux qui s'écartent de plus en plus l'un de l'autre.

Le faisceau externe se porte en dedans et un peu en bas. Ses fibres, dans la première partie de leur trajet, se superposent dans le plan frontal, puis dans la dernière partie de leur trajet, leur direction change. Les fibres les plus supérieures vont se fixer à l'épine du pubis et un peu sur la face antérieure du pubis, au-dessous et en dedans de l'épine. Les fibres sous-jacentes s'incurvent en arrière et en dedans et vont s'attacher au bord supérieur du pubis, puis à la crête pectinéale sur les trois à quatre centimètres internes de sa longueur.

Au moment où ces fibres changent de direction, le fascia lata vient prendre attache sur elles et, en outre, elles sont croisées par les rares fibres propres de l'arcade crurale. Aussi a-t-on cru pouvoir décrire ces attaches pectinéales du grand oblique comme une formation spéciale, à laquelle on a donné le nom de **ligament de Gimbernat.** Cependant, quand on a eu soin d'isoler cette formation de ses connexions avec les formations voisines, on se rend compte de la façon la plus évidente qu'elle n'est autre chose que le faisceau externe des fibres moyennes du grand oblique qui, ne pouvant se fixer tout entier sur l'épine pubienne, va prendre attache sur la crête pectinéale (voir fig. 1).

Le faisceau interne se porte en dedans et un peu en bas. D'abord accolé au précédent, il s'en écarte de plus en plus à mesure qu'il descend. Les fibres vont se fixer à la face antérieure du pubis du même côté, à la face antérieure et au bord supérieur de la symphyse pubienne, enfin au bord supérieur du pubis du côté opposé, depuis la symphyse jusqu'à l'épine pubienne. En somme, son attache osseuse est oblique de bas en haut et d'un côté à l'autre.

La même disposition existe pour le faisceau interne du côté opposé, de sorte qu'ils s'entrecroisent sur la ligne médiane, contribuant ainsi à former la ligne blanche. En raison de l'obliquité de l'insertion, les fibres qui s'attachent au bord supérieur du pubis opposé sont recouvertes par le grand oblique de l'autre côté. Elles sont donc sur un plan plus profond. Nous les retrouverons sous le nom de pilier de Colles ou troisième pilier, en étudiant le canal inguinal.

Le muscle grand oblique est recouvert par la peau et son panicule est plus ou moins développé suivant les individus. Il est le plus superficiel des muscles de l'abdomen et recouvre par conséquent le petit oblique et le transverse par son corps charnu et le grand droit par son tendon étalé. Il recouvre d'autre part l'auvent chondro-costal à la face externe duquel il s'insère et cache, par conséquent, l'extrémité antérieure des six derniers espaces intercostaux.

Son bord postérieur libre limite avec le bord externe du grand dorsal et la crête iliaque un espace triangulaire à sommet supérieur désigné sous le nom de **triangle de Jean-Louis Petit**.

Son bord inférieur confine à l'arcade crurale qu'il contribue en grande partie à former et limite ainsi, avec le bord antérieur de l'os iliaque, un large orifice où s'engagent le psoas iliaque, le nerf crural, l'artère et la veine fémorales. Cet orifice, qui fait communiquer l'abdomen et la cuisse, a reçu le nom d'**orifice crural.**

La large nappe musculo-tendineuse, formée par le grand oblique, présente un certain nombre d'orifices qui se superposent le long du bord externe du muscle droit. Le plus inférieur de ces orifices est aussi le plus considérable ; il est constitué par l'écartement des deux faisceaux externe et interne des fibres moyennes et représente l'orifice cutané du canal inguinal. C'est à travers lui que sort le cordon spermatique.

Les autres orifices sont extrêmement réduits. Situés également dans l'interstice des deux faisceaux tendineux, ils laissent échapper les rameaux perforants antérieurs des nerfs intercostaux qui se rendent à la peau, accompagnés généralement d'une petite artériole et d'une veinule. De même que l'orifice inguinal est souvent le lieu de passage de hernie, les orifices dont nous parlons peuvent exceptionnellement laisser passer, eux aussi, des hernies, dites à tort, comme nous verrons, hernie de la ligne de Spigel.

Muscle petit oblique. — Sous-jacent au précédent, ce muscle également large et plat est formé de faisceaux charnus, terminés par des faisceaux tendineux, en sorte que le petit oblique paraît être mi-partie musculaire, mi-partie aponévrotique. Dans l'ensemble la direction de ses fibres croise en X celle des fibres du muscle grand oblique.

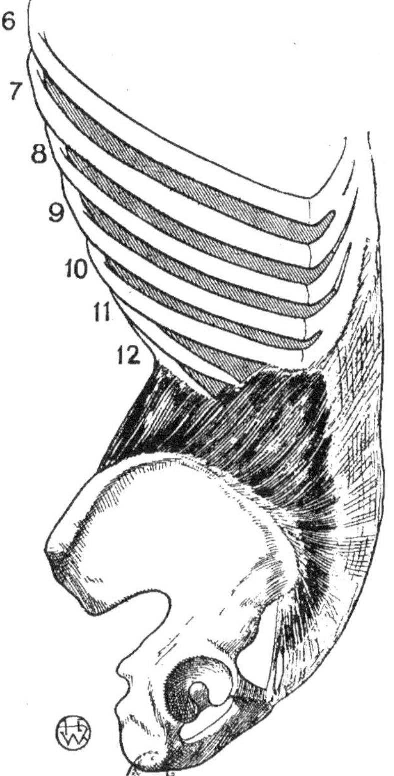

Fig. 7. — Le muscle petit oblique de l'abdomen (d'après Poirier).

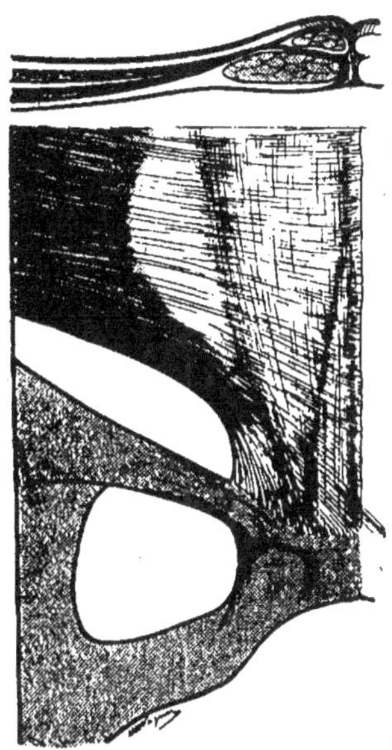

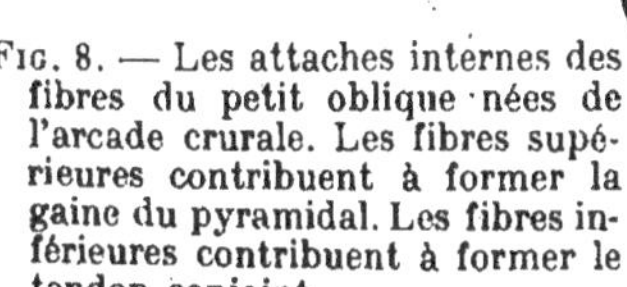

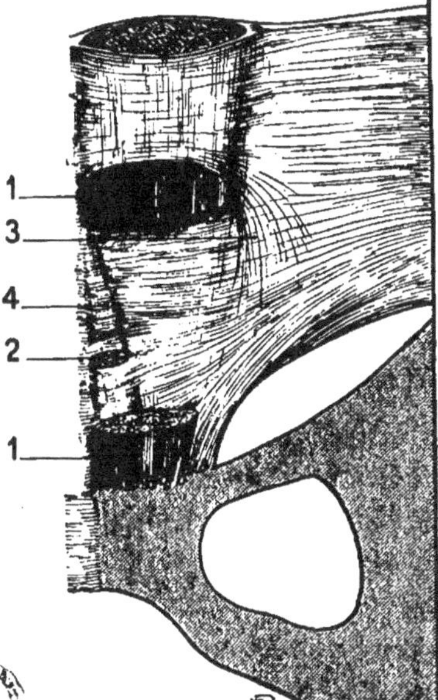

Fig. 8. — Les attaches internes des fibres du petit oblique nées de l'arcade crurale. Les fibres supérieures contribuent à former la gaine du pyramidal. Les fibres inférieures contribuent à former le tendon conjoint.

Le schéma situé en haut de la figure montre une coupe de la paroi abdominale faite au-dessus du pubis. Le petit oblique et le transverse forment la gaine du muscle pyramidal, en arrière du tendon aponévrotique du grand oblique. Le fascia transversalis passe derrière le muscle droit.

Fig. 9. — La paroi abdominale vue par derrière. — Le muscle grand droit (1) a été réséqué pour montrer les tendons aponévrotiques confondus du petit oblique et du transverse passant en avant du grand droit pour engainer le pyramidal (2) dans leur dédoublement (4). Le niveau de passage forme l'arcade de Douglas (3).

Il s'attache d'un côté à la crête iliaque, c'est-à-dire au cadre osseux inférieur de l'abdomen, de l'autre au rebord thoracique, c'est-à-dire au cadre osseux supérieur et à la ligne blanche, jusqu'au pubis (voir fig. 7).

Insertions sur le cadre osseux inférieur. — Le muscle petit oblique s'attache à la crête iliaque dans ses trois quarts antérieurs, à l'épine iliaque antéro-supérieure, enfin à l'arcade crurale.

Les insertions à la crête iliaque se font sur son versant externe par des fibres directement charnues, entremêlées de rares faisceaux tendineux. Ces attaches confinent entièrement à celles du grand oblique et du transverse dont il est même parfois assez difficile de les dégager.

Les insertions à l'épine iliaque antéro-supérieure se font exclusivement à son bord supérieur, le sommet étant occupé par les attaches de l'arcade crurale. Ces insertions se continuent directement avec celles qui se font à l'arcade crurale elle-même.

Les insertions à l'arcade crurale sont plus ou moins développées suivant l'état de la musculature du sujet. Chez les individus à muscles faibles, ces attaches sont grêles et ne descendent guère au delà de la partie moyenne de l'arcade, ce qui va diminuer d'autant la résistance de la paroi abdominale normalement plus faible en cette région. C'est là une disposition favorable au développement des hernies. Lorsque le sujet est puissamment musclé au contraire, les attaches du petit oblique sur l'arcade crurale se font très bas, jusqu'à l'union de son tiers interne avec les deux tiers externes ; la paroi est ainsi puissamment renforcée.

De ces origines, les fibres charnues s'étalent en éventail. Les fibres postérieures se portent en haut et en dedans, les fibres moyennes sont horizontales, les fibres inférieures enfin sont obliques en bas et en dedans.

Insertions sur le cadre osseux supérieur et à la ligne blanche. — 1° Les faisceaux charnus nés de la partie moyenne de la crête iliaque occupent l'espace costo-iliaque qu'ils remplissent. Ils vont obliquement en haut et un peu en dedans s'attacher au bord inférieur du thorax, représenté ici par les trois dernières côtes ou seulement les deux avant-dernières si, ce qui arrive parfois, la douzième côte est courte. Le petit oblique s'attache au bord inférieur de la dernière côte sur les trois quarts antérieurs de sa longueur, au bord inférieur de l'extrémité de la onzième et de la dizième côte et du cartilage qui les termine. Au niveau des espaces intercostaux correspondants, le petit oblique se continue sans démarcation avec le muscle intercostal interne dont la direction des fibres est la même ;

2º Les faisceaux charnus, nés de la partie antérieure de la crête iliaque et de l'épine iliaque antéro-supérieure, se continuent, après un trajet d'autant plus long qu'ils sont plus postérieurs, avec un tendon large et plat qu'on désigne à tort sous le nom d'aponévrose du petit oblique. La ligne où se fait cette continuation des fibres charnues en fibres tendineuses est située en dedans de celle qui correspond à l'attache du tendon du grand oblique et à peu près au niveau de celle du transverse. Elle s'étend à peu près verticalement du rebord costal au milieu de l'arcade crurale.

Les fibres tendineuses, après un court trajet, se divisent en deux plans, au niveau du bord externe du muscle droit. Le plan antérieur passe en avant du muscle grand droit ; le plan postérieur passe en arrière. Arrivés au bord interne du droit, les deux plans tendineux se rejoignent et s'entrecroisent, de telle sorte que les fibres du plan tendineux antérieur passent en partie sur le droit du côté opposé, en plus grande partie sur sa face postérieure. Il en est de même du plan tendineux postérieur. Ainsi le tendon du petit oblique d'un côté s'entremêle avec le tendon du petit oblique du côté opposé. C'est cet entremêlement qui contribue à former en partie la ligne blanche.

Enfin le tendon du petit oblique n'est pas libre d'adhérences dans toute son étendue. Au niveau de la gaine de droite, le tendon du grand oblique en avant, celui du transverse en arrière adhèrent intimement aux plans tendineux antérieur et postérieur du petit oblique ;

3º Les fibres charnues qui naissent de l'arcade crurale sont unies généralement aux fibres du transverse. Le tendon, au lieu de se diviser en deux plans comme celui des faisceaux précédents, passe en entier en avant du muscle grand droit antérieur de l'abdomen. Ainsi le muscle droit n'a plus de gaine tendineuse à sa face postérieure, à partir du point où les fibres du petit oblique et celles du transverse passent en avant de lui. Ce passage se fait tantôt brusquement, tantôt par étages. Néanmoins il existe toujours, à la face postérieure du droit, une sorte d'arcade fibreuse répondant à ce passage ; on la désigne sous le nom d'arcade de Douglas. Lorsque le passage se fait par étages successifs, on peut voir une ou même deux arcades accessoires au-dessous de la précédente. La gaine postérieure du droit semble ainsi devenir de plus en plus mince.

Arcade de Douglas. — Cette arcade présente un certain intérêt en raison des nombreuses interprétations qu'on en a données.

Elle siège généralement à 5 ou 6 centimètres au-dessous de l'ombilic et par conséquent à 10 ou 11 centimètres au-dessus du pubis. Mais on peut la trouver plus haut ou plus bas. Son siège présente les plus grandes variations sans qu'on ait pu jusqu'ici en expliquer les raisons (voir fig. 8 et 9).

De fait, on est loin d'être fixé sur la signification de cette arcade de Douglas. Charpy a résumé en quelques lignes très nettes les diverses opinions qui ont été émises.

Pour Retzius et pour Hyrth, dit-il, c'est un pli véritable produit par le passage du fascia transversalis derrière la vessie, opinion unanimement abandonnée aujourd'hui. Pour Henle, c'est une arcade tendineuse vasculaire, destinée à protéger les vaisseaux épigastriques ; à quoi on peut objecter qu'il y a une énorme disproportion entre les dimensions des vaisseaux et de l'arcade et de plus que les vaisseaux pénétrent ordinairement dans la gaine et s'enfoncent dans le muscle bien au-dessous de la ligne de Douglas. Gegenbaur lui attribue pour cause l'application de la vessie contre la paroi abdominale, d'où l'utilité d'une zone molle et dépressible dans cette paroi, zone limitée précisément par l'arcade qui marque le contour du globe vésical. La position abdominale n'existe que chez le fœtus et dans les premières années de la vie ; mais elle suppose un état ancestral semblable transmis héréditairement. Solger, objectant qu'il y a deux arcades latérales pour une seule vessie, pense que ces arcades marquent la limite entre deux parties physiologiquement distinctes des muscles obliques et transverse : une partie supérieure, solidement insérée aux os, qui se dilate le plus dans l'inspiration et se contracte le plus dans l'effort ; une partie inférieure insérée au ligament de Poupart, relativement inactive et passive. De là, la différence dans la gaine des droits, leur zone fibreuse et leur zone celluleuse. Eisler croit pouvoir attribuer l'existence de l'arcade de Douglas à la migration testiculaire ; le processus vaginal, en longeant le bord extrême du muscle droit, empêcherait le tendon du transverse de passer en arrière et obligerait toutes les aponévroses à se reporter en avant. Enfin Strasser ne voit dans l'arcade qu'une disposition mécanique, qui facilite la contraction et le raccourcissement du petit oblique et du transverse.

Il faut convenir, conclut Charpy, qu'aucune de ces explications n'est entièrement satisfaisante.

A notre avis, l'interprétation est plus simple. Les fibres tendineuses supérieures du petit oblique se dédoublent pour engainer le grand droit de l'abdomen, les fibres inférieures, nées de l'arcade crurale, se dédoublent aussi, mais pour engainer le muscle pyramidal qui est dans un plan antérieur au muscle droit (voir fig. 8).

Dans ces fibres nées de l'arcade crurale, nous distinguerons : 1º des fibres qui forment la gaine du pyramidal ; 2º des fibres qui s'attachent au rebord supérieur du bassin, formant le tendon conjoint proprement dit.

Les fibres qui forment la gaine du pyramidal se séparent du reste du large tendon plat du petit oblique au niveau du point qui répond au sommet du pyramidal. A ce niveau, ces fibres passent brusquement en avant du grand droit ainsi que celles du transverse, de telle sorte que le muscle droit paraît traverser une boutonnière faite dans le tendon plat du petit oblique et du transverse. Ce brusque passage dessine à la face postérieure du grand droit une arcade fibreuse : c'est l'arcade de Douglas.

Les fibres tendineuses continuent leur trajet devant le grand droit jusqu'au bord extérieur du pyramidal. Là, comme avaient fait les fibres supérieures au bord externe du grand droit, ces fibres se dédoublent en deux plans : le plan postérieur passe derrière le pyramidal, entre lui et le droit ; les fibres antérieures passent en avant du pyramidal, en s'accolant plus ou moins au tendon du grand oblique. Ces deux plans se réunissent au côté interne du pyramidal où ils s'entrecroisent, après avoir formé la gaine du muscle pyramidal et viennent renforcer la ligne blanche.

Puisque ces fibres sont destinées à former la gaine du pyramidal et que ce muscle est variable dans son développement, tantôt petit, tantôt haut, on conçoit que le lieu de passage, c'est-à-dire l'arcade de Douglas, soit tantôt haute, tantôt basse, suivant le développement du muscle (voir fig. 9).

Cette interprétation que nous donnons de l'arcade de Douglas et du passage du tendon du petit oblique en avant du droit a du moins sur les autres l'avantage d'expliquer les variations de l'arcade par celles du muscle pyramidal essentiellement variable lui-même.

Les fibres qui s'attachent au rebord supérieur du bassin, ou tendon conjoint, sont constituées par les plus inférieures des fibres du petit oblique, nées sur l'arcade crurale.

Elles passent en avant du grand droit et décrivent une courbe à concavité dirigée en bas et un peu en dehors. Les plus internes croisent la gaine du pyramidal et se fixent à la face antérieure de la symphyse et du pubis. Les suivantes, plus externes, s'attachent au versant postérieur de l'épine pubienne et enfin à la crête pectinéale sur une longueur variable suivant les sujets.

Le muscle petit oblique constitue la couche moyenne des muscles de la paroi abdominale. Il est recouvert par le grand oblique et en arrière par le grand dorsal. Il recouvre le muscle transverse. Ses faisceaux inférieurs entrent pour une bonne part dans la constitution du canal inguinal et servent puissamment à la restauration de la paroi dans la cure des hernies qui s'engagent dans cet interstice. Nous y reviendrons d'ailleurs en étudiant le canal inguinal.

Muscle transverse. — Ce muscle est le plus profond et aussi le plus mince des muscles de la paroi abdominale. Tous ses faisceaux se dirigent horizontalement en décrivant une courbe à concavité postérieure qui enveloppe l'abdomen. Il constitue une large nappe musculo-tendineuse qui se fixe au cadre osseux supérieur, au cadre osseux inférieur de l'abdomen et, dans l'intervalle, jusque sur les apophyses costoïdes lombaires. Aussi, dans l'ensemble, est-il triangulaire à base répondant à la ligne médiane, le sommet tendineux tronqué se fixant aux apophyses costoïdes ; les deux côtés charnus s'attachent aux cadres osseux.

Attaches au cadre osseux supérieur. — Le muscle transverse se fixe sur le rebord thoracique à sa face profonde par une série de digitations qui viennent s'intriquer avec celles du diaphragme. Ainsi donc on peut dire que schématiquement les digitations du transverse s'attachent à la face interne des 7e, 8e, 9e cartilages costaux immédiatement au-dessous des digitations du diaphragme. A la vérité, cette disposition en autant de digitations qu'il y a de cartilages costaux ne représente par toujours l'exacte vérité ; bien souvent le transverse se divise en une infinité de petits fascicules qui s'intriquent avec ceux du diaphragme, comme le représente la figure ci-jointe, dessinée d'après nature (voir fig. 11).

Au niveau des 10e, 11e et 12e côtes, les fibres du transverse se fixent à la face profonde de la côte, un peu en arrière de son extrémité. En outre, dans l'intervalle de chaque côte, le transverse prend encore insertion sur l'arcade fibreuse à concavité inférieure sur la convexité de laquelle le muscle diaphragme vient prendre déjà ses attaches.

Attaches aux apophyses costoïdes lombaires. — Entre le cadre osseux supérieur de l'abdomen et le cadre inférieur, le muscle transverse se prolonge jusqu'à la colonne lombaire par un tendon large et plat qui va s'attacher au sommet des quatre premières apophyses costoïdes de la colonne lombaire.

Ce tendon postérieur est, comme l'antérieur, plus ou moins adhérent aux formations fibreuses avoisinantes. En arrière, il adhère à l'aponévrose du grand dorsal à laquelle il est intimement soudé sur un court espace. En avant, l'aponévrose du carré des lombes vient s'attacher sur lui. Cette disposition a fait croire à certains anatomistes que l'attache postérieure du transverse se divisait en trois expansions. Il n'y a là qu'une apparence due à ces connexions intimes du tendon postérieur avec les formations aponévrotiques qui l'avoisinent.

Attaches au cadre osseux inférieur. — Sur le cadre osseux du bassin, le transverse s'attache à la crête iliaque et même au delà à l'arcade crurale.

A la crête iliaque, l'insertion se fait sur toute la moitié antérieure de la lèvre interne, c'est-à-dire jusqu'au point culminant de sa courbe. Cette insertion est directement charnue, entremêlée de loin en loin par de petits fascicules aponévrotiques.

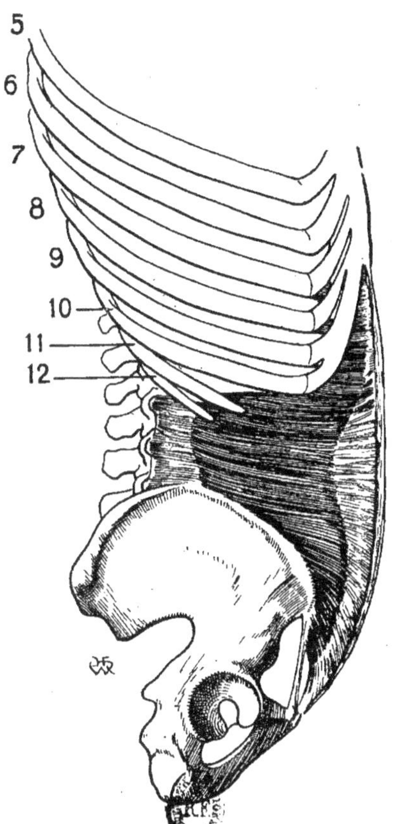

Fig. 10. — Le muscle transverse de l'abdomen (d'après Poirier, modifié).

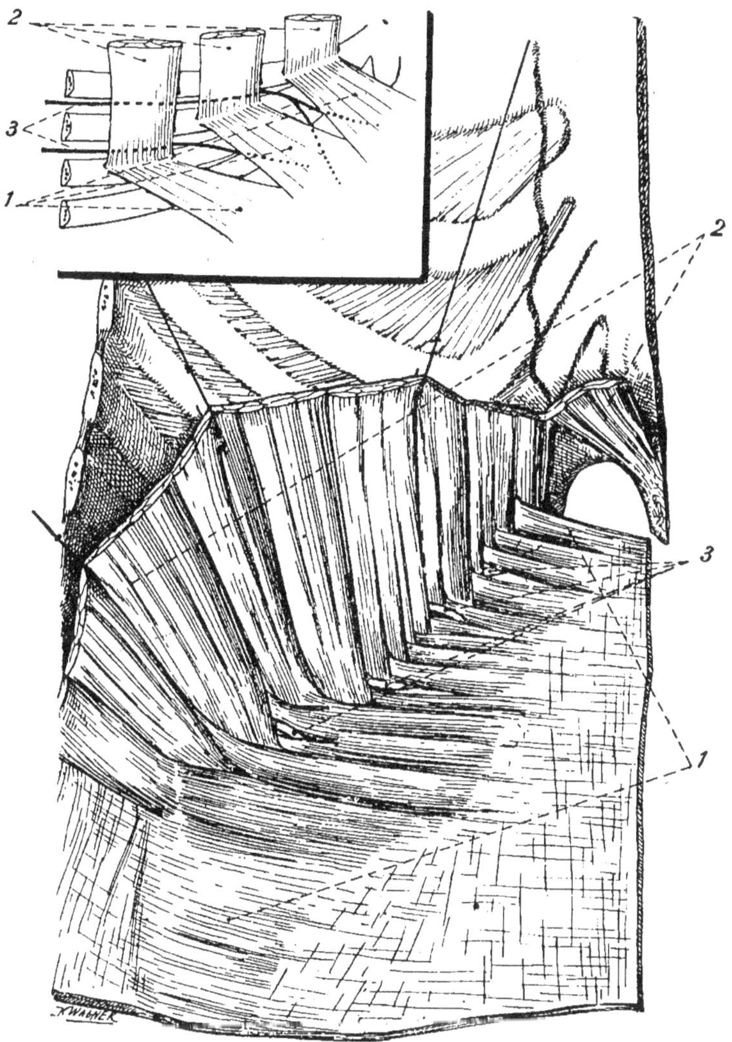

Fig. 11. — Les attaches du muscle transverse de l'abdomen au niveau du rebord thoracique. Les faisceaux du muscle s'intriquent avec ceux du diaphragme et dans l'intervalle des digitations, on voit passer les nerfs intercostaux au moment où ils croisent la face postérieure des cartilages costaux.

1. Muscle transverse. — 2. Muscle diaphragme. — 3. Les nerfs intercostaux apparaissant dans l'intervalle des digitations.

V. Page 32.

A l'arcade crurale, le transverse se fixe, comme le petit oblique, sur ses deux tiers externes chez les sujets bien musclés, mais chez certains autres seulement sur son tiers extérieur. A ce niveau les fibres du petit oblique et du transverse sont presque confondues et c'est le plus souvent par un artifice de dissection qu'on arrive à distinguer ce qui fait partie de chacun de ces muscles.

De toutes ces attaches, la mince lame musculaire se porte horizontalement en dedans vers la ligne médiane. Elles se terminent d'une manière identique, sauf celles qui naissent de l'arcade crurale.

Les faisceaux charnus du transverse deviennent tendineux à peu près à la hauteur du bord externe du muscle droit. Pour parler d'une façon plus précise, la ligne de démarcation entre le corps charnu et le tendon décrit une courbe de grand rayon à concavité interne et dont le fond répond à l'ombilic.

Le tendon lui-même se porte en arrière du muscle droit antérieur et se fusionne sur sa face postérieure avec le plan postérieur du dédoublement du tendon du petit oblique. Il contribue donc avec ce dernier tendon à former la gaine du droit. Tout à fait en haut, ses premiers faisceaux passent en avant de l'appendice xyphoïde qui se trouve ainsi en arrière de lui, dans une sorte de loge remplie de graisse diffluente dont le péritoine et le fascia sous-péritonéal forment la paroi profonde.

A la hauteur du sommet du muscle pyramidal, le tendon du transverse, comme le petit oblique, passe en avant du muscle grand droit pour aller former la gaine du pyramidal. Nous avons déjà vu que ces faisceaux correspondent aux insertions qui se font sur l'arcade crurale et que l'arcade de Douglas est la conséquence de ce passage.

Innervation de la paroi abdominale. — Tous les muscles de la paroi abdominale sont innervés par les nerfs intercostaux inférieurs et les abdomino-génitaux qui se comportent d'ailleurs comme des intercostaux.

Les six derniers nerfs intercostaux se terminent dans les muscles de la paroi du ventre. Chacun d'eux pénètre dans cette paroi au niveau de l'extrémité antérieure de l'espace intercostal qui les a logés.

Il s'engage alors entre les digitations du muscle diaphragme, auxquelles il donne un rameau, puis croise la face profonde du bourrelet cartilagineux du thorax en s'insinuant en avant des attaches du muscle transverse (voir fig. 11). Dès son arrivée dans la paroi de l'abdomen, par conséquent, le nerf intercostal se trouve logé entre le transverse et le petit oblique. A partir de ce point, tous les intercostaux décrivent une courbe à concavité postérieure, en se dirigeant obliquement en bas et en dedans ; mais leur direction est d'autant plus oblique que le nerf vient d'un espace plus inférieur. De fait, tandis que le septième nerf intercostal suit un trajet presque horizontal ou très peu oblique, le douzième au contraire est presque vertical, si bien qu'il va se terminer dans le pyramidal et la partie inférieure du grand droit. Les nerfs intercostaux s'écartent donc de plus en plus les uns des autres, à mesure qu'ils descendent.

Comme le douzième nerf intercostal, les abdominaux génitaux, avant de s'engager entre le transverse et le petit oblique, ont dû croiser la face antérieure du carré des lombes, sur lequel ils reposent d'abord. Et rapidement ils atteignent le voisinage de la crête iliaque qu'ils suivent à un centimètre de distance environ, au milieu des attaches des muscles de la paroi.

Dans toute leur longueur, ces filets nerveux donnent de nombreux rameaux musculaires aux faisceaux charnus de la paroi. Leur section entraîne donc la suppression de l'innervation de ces muscles et c'est un point de vue que ne doit pas perdre le chirurgien lorsqu'il fait une incision latérale de la paroi. D'un autre côté, les territoires de distribution musculaire des intercostaux dans la paroi ne sont pas indépendants les uns des autres, mais bien au contraire s'intriquent et se chevauchent. Aussi la section d'un seul nerf intercostal paraît sans effet sur la musculature du ventre. Il semble même que la section doive porter sur trois nerfs au moins pour que les manifestations paralytiques se présentent.

Au point de vue pratique, nous pouvons donc dire que, lorsqu'on sectionne la paroi perpendiculairement à la direction des nerfs, une incision relativement courte le long du rebord costal risquera d'intéresser trois nerfs intercostaux, alors qu'il faudra une incision beaucoup plus longue pour courir les mêmes risques au niveau de la partie basse de l'abdomen. Le trajet divergent de ces divers filets nerveux en donne l'explication.

Rôle des muscles de la paroi abdominale. — Comme tous les muscles striés, les muscles de la paroi abdominale agissent par leur tonicité et par leur contraction.

L'action tonique joue certainement un rôle plus important qu'on n'a l'habitude de le supposer.

De fait, ces muscles agissent non seulement sur les leviers squelettiques sur lesquels ils s'attachent, mais encore et peut-être principalement sur le contenu de l'abdomen, dont ils limitent le réceptacle. Ils maintiennent la situation du bassin dans une orientation telle que les épines iliaques antéro-supérieures et le pubis doivent être sur le même plan vertico-transversal. Leur tonicité diminue-t-elle, le bassin bascule autour des articulations des hanches, le pubis s'abaisse, la cambrure lombaire s'accentue. C'est le type du bassin de la femme moderne aux muscles affaiblis par l'usage du corset. Comparez ces bassins aux bassins droits des statues antiques de femmes robustes.

Les muscles de la paroi agissent encore d'une façon tonique sur les organes de l'abdomen qu'ils contribuent à maintenir dans leur situation. Sont-ils faibles, le ventre devient fortement convexe et tombant. Les viscères dépriment cette paroi dont la tonicité est insuffisante pour en supporter le poids. C'est la forme habituelle du ventre des ptosiques, chez lesquels on a depuis longtemps déjà noté l'exagération de la cambrure lombaire qui est de même origine, comme nous l'avons vu antérieurement.

Sont-ils puissants, la paroi abdominale antérieure est plate, et seulement un peu convexe au-dessus du pubis. C'est le ventre des gens à digestion facile, à transit intestinal normal. Aussi l'on comprend l'opinion des médecins qui, au lieu de soigner la ptose viscérale par des ceintures et des pelotes, tâchent de rendre aux muscles leur tonicité par des exercices et des sports.

L'action tonique s'exerce encore par l'adaptation continuelle des muscles au volume du contenu de l'abdomen. Ils se prêtent à tout instant à la distension et à l'évacuation du tube digestif en particulier, sans pour cela que la tension abdominale soit en rien modifiée. La gêne n'apparaît qu'à partir du moment où la tension intra-abdominale devient excessive pour la tonicité des muscles. C'est peut-être bien là, d'ailleurs, une des causes des sensations de plénitude et de distension dont se plaignent, après les repas, ces malades à muscles insuffisants.

L'action motrice produite par la contraction des muscles de la paroi se fait sentir aussi sur le contenu de l'abdomen, mais avant tout sur les points d'attache. Il est certain que la contraction, qui tend à réduire la courbure que fait la paroi, produit un brassage du tube digestif et excite la contraction de sa musculature propre. La constipation des individus confinés au lit n'aurait pas d'autre cause, au dire de certains, que l'absence de contractions des muscles de la paroi abdominale.

Les muscles en se contractant rapprochent leurs insertions. Si le point fixe est le bassin, le thorax se trouve abaissé. Si le point fixe est le thorax, c'est le bassin qui se porte en avant et en haut et se rapproche du thorax. L'action est directe dans la contraction isolée des grands droits antérieurs de l'abdomen. L'action est, au contraire, oblique, si ce sont les autres muscles qui agissent. Le tronc s'incline du côté des muscles qui se contractent et tourne légèrement du côté opposé.

Dans leur contraction, les muscles de la paroi agissent encore sur les orifices naturels et en particulier sur le canal inguinal. Les deux piliers, externe et interne, de l'orifice cutané, se rapprochent et diminuent l'ouverture. La même contracture réflexe peut se produire, quand une hernie s'engage brusquement dans cet orifice, mais il semble peu probable qu'elle puisse devenir une cause d'étranglement, quoi qu'on en ait dit, car le muscle strié est incapable d'une contraction d'assez longue durée pour maintenir l'étranglement et entraîner ses conséquences.

LES POINTS FAIBLES
DE LA PAROI ABDOMINALE ANTÉRO-LATÉRALE

La ligne blanche et la gaine des droits. — On désigne sous le nom de ligne blanche un raphé fibreux formé par l'entrecroisement des fibres tendineuses des muscles latéraux du ventre. Ce n'est

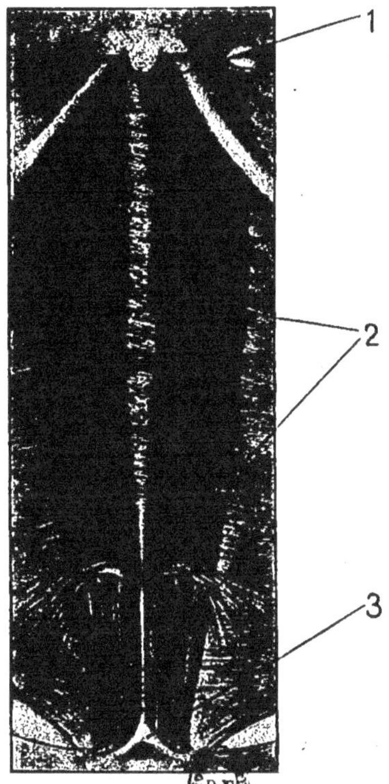

Fig. 12. — La ligne blanche vue par sa face postérieure. — Son insertion supérieure (1) se fait sur la face antérieure de la base de l'appendice xyphoïde. Son insertion inférieure élargie (3) empiète sur la face postérieure des droits. Remarquer en 2 la différence de largeur de sa partie supérieure et de sa partie inférieure.

donc pas une formation autonome; néanmoins la ligne blanche présente un réel intérêt au point de vue médico-chirurgical.

Elle occupe l'intervalle qui sépare les deux muscles droits et s'étend depuis l'appendice xyphoïde jusqu'au bord supérieur du bassin.

Ce raphé tendineux n'a pas le même aspect dans toute sa longueur et cela tient aux connexions des deux muscles droits entre lesquels il se trouve situé. Les droits, en effet, s'accolent l'un à l'autre dans la région sous-ombilicale, alors qu'ils s'écartent dans leur segment supérieur. Le raphé intermédiaire est de ce fait linéaire dans la région sous-ombilicale, large au contraire au-dessus de l'ombilic (voir fig. 12).

La **partie linéaire** s'étend du pubis à 10 ou 12 centimètres au-dessus. Elle est épaisse de 5 à 6 millimètres environ et ne mesure guère que 1 ou 2 millimètres de largeur. Encore n'est-ce ainsi qu'en avant, car à la face postérieure de la paroi, la ligne blanche est réduite à une arête sans épaisseur.

La **partie large** s'étend depuis l'appendice xyphoïde jusqu'à 2 ou 3 centimètres au-dessous de l'ombilic. Le maximum de largeur répond à la région de l'ombilic où il atteint 10 à 12 millimètres de largeur. De fait, elle se rétrécit à ses deux extrémités : en haut pour s'attacher à l'appendice xyphoïde, en bas, pour se continuer avec la partie linéaire. Son épaisseur est en rapport direct avec la puissance musculaire du sujet et mesure en moyenne de 2 à 3 millimètres.

Ce raphé n'est cependant pas de dimensions immuables. Il est susceptible de se prêter jusqu'à un certain point au développement de l'abdomen. C'est ainsi que, dans l'adipose, on le voit céder sous la poussée profonde, de telle sorte que chez les individus qui ont maigri rapidement, la ligne blanche devient insuffisante et fait saillie au moment de l'effort. Cette distension est généralement définitive.

Au contraire, dans le développement gravidique du ventre, il se fait une véritable distension physiologique de la ligne blanche. Le raphé « prête » pendant la grossesse, la paroi abdominale tout entière s'accommodant du reste à cette distension momentanée. Après l'accouchement, la ligne blanche est fortement distendue.

On peut sans peine introduire la main entre les droits dans toute la hauteur de la ligne blanche, surtout dans la partie sus-ombilicale.

Dans les jours suivants, il se produit une véritable involution de la paroi et du raphé qui se resserre spontanément à ce point que, le huitième jour après l'accouchement, les deux muscles droits sont revenus en contact et la ligne blanche s'est reconstituée.

Cependant il n'en est pas toujours ainsi et il arrive que, dans certains cas où les tissus sont de qualité défectueuse, le raphé ne se refait pas aussi parfaitement, il reste lâche et se dessine dans l'effort en un bourrelet longitudinal. Cette disposition peut être congénitale par insuffisance du tissu. De même que la ligne blanche, les tendons des muscles obliques se laissent repousser sur les côtés des muscles droits, donnant à l'abdomen cet aspect que Malgaigne appelait le ventre à triple saillie.

C'est à travers la ligne blanche que le chirurgien passe pour pénétrer dans l'abdomen, quand il pratique la laparotomie médiane. Couper sur la ligne blanche même est chose facile, quand on incise sa partie sus-ombilicale. Cela devient plus difficile, quand on incise sa partie sous-ombilicale et à moins qu'il n'existe un certain degré d'élargissement du raphé, le bistouri pénètre à peu près toujours dans la gaine des muscles droits, ce qui d'ailleurs n'est que d'une bien médiocre importance.

Structure de la ligne blanche. — Il est intéressant de connaître la façon dont est constituée la ligne blanche, car sa structure permet d'expliquer facilement les raisons des hernies qui en sont le siège.

Ce raphé tendineux est formé par l'entrecroisement des tendons plats des muscles obliques de l'abdomen qui ont auparavant constitué la gaine des muscles droits. La structure sera donc un peu variable dans la partie sus-ombilicale et dans la partie sous-ombilicale.

1° Dans la partie sus-ombilicale, il y existe quatre plans de tendons qui vont contribuer à former la ligne blanche. Les deux plans antérieurs sont formés par le tendon du grand oblique et par le feuillet antérieur du tendon du petit oblique qui lui est accolé. Les deux plans postérieurs sont formés par le tendon du transverse et par le feuillet postérieur du tendon du petit oblique qui s'est accolé à sa face antérieure.

Au niveau de la ligne blanche, il se fait un double entrecroisement de ces fibres ; l'un dans le plan vertical, l'autre dans le plan horizontal.

Les fibres du grand oblique et celles du petit oblique, étant obliquement dirigées en sens inverse, vont s'entrecroiser dans le sens de la hauteur en se coupant, comme font les fils d'une étoffe ou le cannage d'une chaise .

D'autre part, dans le sens horizontal, ces fibres s'entrecroisent encore, mais différemment. Les fibres du grand oblique d'un côté passent en grande partie du côté opposé dans le même plan. Mais une autre partie se porte du côté opposé dans la profondeur, c'est-à-dire dans le feuillet postérieur de la gaine des droits. Les fibres du petit oblique s'entrecroisent en X sur la ligne blanche, les fibres du feuillet antérieur de la gaine des droits d'un côté se portent dans le feuillet postérieur de la gaine opposée et inversement. Seuls, au dire de Poncet, les fibres du transverse restent dans le même plan.

2° Dans la partie sous-ombilicale, l'entrecroisement des fibres tendineuses qui forment la ligne blanche est moins compliqué, en raison de ce fait que tous les plans tendineux sont situés en avant des droits. L'entrecroisement, dans le sens vertical, est très nettement marqué, mais il n'existe plus ici d'intrication en cannage de chaise ; toutes les fibres se coupent en X au niveau de la ligne médiane. Dans le sens horizontal, il en est de même ; les fibres s'entrecroisent de telle façon que les faisceaux superficiels d'un côté deviennent profonds du côté opposé et inversement.

Cette constitution différente des deux moitiés de la ligne blanche explique facilement pourquoi les hernies sont fréquentes dans sa partie supérieure ; pourquoi elles sont, pour ainsi dire, impossibles dans sa partie inférieure.

Dans sa partie inférieure, c'est un raphé étroit et serré ; dans sa partie supérieure, c'est un véritable treillis de faisceaux tendineux. Malgré la superposition de plans, il se fait entre les faisceaux de petits hiatus à travers lesquels la graisse sous-péritonéale tend à s'engager, attirant avec elle la séreuse à laquelle elle adhère. Un cul-de-sac péritonéal est ainsi constitué, ébauche de trajet herniaire dans lequel l'épiploon ou l'intestin aura tendance à pénétrer.

Insertions de la ligne blanche. — Ce raphé médian de la paroi musculo-tendineuse de l'abdomen est fixé à ses deux extrémités par un ligament d'attache : le ligament xyphoïdien et le ligament pubien.

Le ligament xyphoïdien est formé de courtes fibres longitudinales qui se perdent après une faible distance dans l'entrecroisement des tendons des muscles larges. Il se fixe tantôt à la pointe même de l'appendice xyphoïde, tantôt un peu au-dessus, sur la face antérieure.

Les insertions des muscles droits se font bien au-dessus de l'extrémité de la ligne blanche, sur la face antérieure du rebord thoracique. La face antérieure de l'appendice xyphoïde se trouve ainsi dans une sorte de loge losangique, formée en avant par la face postérieure des droits, en arrière par le transverse qui se fixe sur le bord de l'appendice. Les côtés sont constitués par les cartilages de la septième côte.

Cette loge xyphoïdienne est remplie de tissu cellulo-graisseux plus ou moins abondant, au milieu duquel on trouve parfois une bourse séreuse.

Le ligament pubien qui constitue l'attache inférieure de la ligne blanche est formé de fibres longitudinales. Il est composé de **deux faisceaux** : un faisceau antérieur étroit, un faisceau postérieur, triangulaire, à base inférieure, qu'on appelle encore adminiculum de la ligne blanche.

Le faisceau antérieur s'attache à la face antérieure de la symphyse pubienne et se trouve caché en grande partie par le ligament suspenseur de la verge ou du clitoris qui se fixe sur lui. Ses faisceaux serrés attachent de court le raphé médian dans lequel ils se perdent.

Le faisceau postérieur ne peut être visible que sur la face postérieure de la paroi abdominale. Ce n'est pas une formation isolée; il se confond sur les côtés avec le feuillet cellulo-fibreux qui ferme en arrière la gaine des droits. Ce faisceau postérieur du ligament pubien est triangulaire. Sa base, large d'un centimètre environ, se fixe au bord supérieur du pubis et de la symphyse. Son sommet se perd dans la face postérieure de la ligne blanche. Il mesure de 2 à 3 centimètres de hauteur. On constate parfois une petite fossette ou un véritable orifice au milieu de sa base.

Tandis que le faisceau antérieur occupe juste l'écartement des muscles droits, le faisceau postérieur déborde sur la face postérieure de ces muscles et en cache en partie le pied.

L'OMBILIC

La définition que l'on doit donner de l'ombilic ne peut pas être la même quand il s'agit du fœtus et quand il s'agit de l'individu venu au jour. Ne pas distinguer, c'est préparer la confusion quand il s'agira d'étudier les lésions pathologiques et en particulier les hernies qui peuvent occuper l'ombilic.

Avant la naissance, l'ombilic est un *orifice* situé dans la paroi abdominale de l'embryon, qui se constitue en même temps que se réunissent sur la ligne médiane les deux lames ventrales. A travers cet orifice passent, dans le cordon ombilical, les éléments qui unissent le fœtus à sa mère et permettent son développement.

Après la naissance, l'ombilic est la *cicatrice* que laisse par sa chute le cordon ombilical et les éléments qu'il contenait.

Il faut donc distinguer, en étudiant l'ombilic au point de vue médico-chirurgical, un stade où il se constitue ou stade de formation, un stade où il est constitué en tant qu'orifice de communication fœto-placentaire ou stade d'état, enfin un stade où il cesse d'être orifice de communication et s'oblitère ou stade de cicatrice.

Ces particularités sont indispensables à connaître pour comprendre les affections pathologiques de cette région. Nous verrons en dernier lieu comment se disposent les plans qui recouvrent l'ombilic en avant et en arrière.

1° Stade de formation. — Ce stade répond aux toutes premières semaines de la vie intra-utérine. Lorsque l'embryon commence à se développer sur la vésicule blastodermique, il est constitué par trois feuillets : un superficiel ou ectoderme, un profond ou endoderme, enfin un feuillet intermédiaire ou mésoderme.

Ces trois feuillets d'ailleurs ne s'arrêtent pas à la limite de l'embryon, mais se continuent au dehors de lui dans la vésicule blastodermique qui aura par conséquent un ectoderme extra-embryonnaire, un endoderme extra-embryonnaire et un mésoderme extra-embryonnaire. La limite entre ces deux parties est marquée par un pli de ces trois feuillets, car l'embryon, d'abord à l'état de plaque, incurve tout son pourtour en dedans, ce qui le transforme en gouttière. Aux deux extrémités, céphalique et caudale, la même incurvation a lieu pour constituer la tête et le pôle postérieur de l'embryon. Ainsi donc, en fin de compte, le corps de l'embryon rappelle assez bien à cette époque la forme du canoë canadien, creux et incurvé, avec un orifice central.

Au pourtour de l'orifice central, l'ectoderme de l'embryon qui formera la peau se continue avec l'ectoderme extra-embryonnaire, devenu l'amnios ; l'endoderme de l'embryon, qui formera l'intestin, se continuera avec l'endoderme extra-embryonnaire, devenu sac vitellin. L'orifice central lui-même devient l'ombilic embryonnaire, orifice très large à cette époque, mais qui va se rétrécir à mesure que se développera la paroi abdominale.

L'embryon va continuer son développement aux dépens du contenu du sac vitellin, en continuité avec l'intestin. A mesure que le développement avance, les réserves du sac vitellin s'épuisent ; le sac diminue et se trouve bientôt réduit à l'état de petite vésicule vitelline, reliée à l'intestin par un long conduit ou canal vitellin. Ce canal vitellin, en continuité avec l'intestin, va sortir par l'orifice ombilical et se trouvera situé entre les enveloppes de l'embryon. Sa persistance, dans certains cas anormaux, constituera le diverticule de Meckel.

Mais pendant que le sac vitellin épuise sa réserve, l'embryon prend un autre moyen de nutrition. Une évagination de l'intestin terminal va pousser son prolongement ou allantoïde à travers l'ombilic embryonnaire, emmenant avec lui les vaisseaux ombilicaux qui vont s'étaler en réseau dans le placenta maternel, chargé dorénavant d'assurer le développement de l'embryon. Ce prolongement allantoïdien s'engage à travers l'orifice ombilical de l'embryon à côté du canal vitellin. Tandis que l'extrémité extra-embryonnaire de l'allantoïde s'étale sur le placenta, l'extrémité embryonnaire se transforme pour devenir la vessie et l'ouraque.

Canal vitellin et canal allantoïdien par conséquent sont tous deux contenus dans l'étui que leur forme l'amnios.

Une grande partie des malformations congénitales de l'ombilic remontent à cette période. Elles peuvent tenir à un arrêt du développement de la paroi, ou à un arrêt de régression du canal vitellin ou du canal allantoïdien.

L'arrêt du développement de la paroi peut se produire, sans qu'on puisse en connaître la cause, à des époques plus ou moins rapprochées du début. Il existe des exemples où la paroi abdominale manque tout entière et le contenu du ventre n'est plus retenu que par l'ectoderme extra-embryonnaire devenu l'amnios. Cette extrophie abdominale totale est incompatible avec la vie.

Plus généralement, l'arrêt du développement s'est fait plus tard. Il se fait alors une *hernie congénitale de la période embryonnaire*. La paroi abdominale incomplètement développée cesse brusquement à une distance plus ou moins grande du point que devrait occuper l'ombilic normal. Les téguments forment un bourrelet circulaire ou ovale assez prononcé, au bord duquel s'attache une membrane peu épaisse, translucide. On voit au travers les viscères abdominaux herniés.

Cette membrane se continue avec les enveloppes du cordon et sert de sac à la hernie. Elle est formée de deux lames, séparées l'une de l'autre par une couche mince de tissu identique à la gélatine de Wharton.

La lame externe ne donne lieu à aucune discussion. C'est évidemment l'ectoderme extra-embryonnaire transformé en amnios.

La lame interne, au contraire, a donné lieu à des interprétations différentes. Pour Cruveilhier, Duplay, Berger, cette lame interne serait la paroi abdominale primitive dans laquelle se développeraient plus tard les éléments musculaires et conjonctifs. Ces hernies, pour ces auteurs, n'auraient pas par conséquent de sac péritonéal et c'est ce qui les différencierait des autres hernies de l'ombilic. Cette opinion n'est pas admise par Curtius, Hertzfeld, Lindfors. Pour eux, cette lame interne ne serait autre chose que le péritoine formant un véritable sac aux organes herniés (voir fig. 13). De fait, sur l'embryon de mammifère de 12 millimètres de long, on voit parfaitement que la couche cellulaire pavimenteuse qui représente le péritoine pariétal, se continue sans interruption en arrière des vaisseaux ombilicaux et repose sur la couche de gélatine de Wharton qui les enveloppe. Ainsi, dès cette époque, le sac péritonéal est complet et fermé, alors que la paroi n'est pas encore développée et que l'orifice ombilical est en voie de formation.

A l'arrêt de régression du canal vitellin, correspondent certains cas de persistance du diverticule de Meckel qui vient s'ouvrir primitivement ou secondairement à travers l'ombilic, en donnant lieu à une fistule stercorale de l'ombilic.

Enfin, les débris du canal vitellin peuvent persister aux alentours de l'ombilic et dans la suite prendre un développement anormal ; c'est ainsi que peuvent s'expliquer toutes les variétés de tumeurs adénoïdes ou de kystes muqueux qui se développent dans cette région.

A l'arrêt de régression du conduit allantoïdien correspond une autre variété de lésions congénitales.

Celui-ci peut rester en communication large avec la vessie. Il se forme ainsi une grande cavité urinaire, souvent en bissac. Mais il est possible que le canal allantoïdien soit obstrué à ses deux extrémités, un endroit quelconque de son trajet conservant une cavité qui peut se développer et devenir la cause d'un kyste de l'ouraque.

Enfin, le canal allantoïdien reste parfois ouvert à l'ombilic. Cette ouverture est tantôt spontanée, tantôt réalisée par la chute du cordon. Cette fistule urinaire de l'ombilic est, dans quelques cas, tapissée d'une muqueuse comme un méat normal et la plus grande partie ou la totalité du contenu de la vessie s'évacue par cet orifice. D'autres fois, l'orifice est une véritable fistule à paroi scléreuse et tend à l'oblitération spontanée.

Ces perturbations profondes du développement de l'ombilic s'accompagnent d'ailleurs souvent d'autres malformations de l'intestin ou du canal rachidien et de la moelle incompatibles avec la vie.

2° Stade d'état. — Dès la quatrième semaine, la paroi abdominale de l'embryon s'est constituée, laissant à son centre un orifice ombilical, étroit maintenant, et par où sortent le canal vitellin, le canal allantoïdien et les vaisseaux ombilicaux. Ces organes sont enveloppés dans un étui formé par l'amnios. L'ensemble prend dorénavant le nom de cordon ombilical.

Le canal allantoïdien et le canal vitellin qui, dans les premiers stades du développement, constituent les parties principales du cordon ombilical, se sont considérablement atrophiés et à la fin de la grossesse ils se trouvent réduits à l'état de minces cordons souvent très difficiles à retrouver dans la gélatine de Wharton.

Les vaisseaux ombilicaux ont, au contraire, pris un développement considérable : on les voit tordus sur eux-mêmes en spirales. Ils sont au nombre de trois : deux artères ombilicales et une volumineuse veine. Au niveau de la traversée de l'orifice ombilical, les deux artères qui se portent en bas vers le pelvis occupent le bord inférieur de l'orifice, l'une à droite, l'autre à gauche. La veine ombilicale, qui va se porter directement en arrière et un peu en haut, occupe le bord supérieur de l'orifice. Les trois vaisseaux ombilicaux occupent donc trois points de l'orifice ombilical, le bord supérieur, le bord latéral droit, le bord latéral gauche. Cette disposition explique la forme trilobée de certaines hernies de l'ombilic sur lesquelles nous reviendrons plus loin.

Entre les deux artères ombilicales, le canal allantoïdien, qui se continue par l'ouraque et la vessie, repose également sur le bord inférieur de l'orifice ombilical.

Le canal vitellin, implanté sur l'anse intestinale primitive, sort entre les artères et la veine.

Tous ces organes sont enveloppés dans un tissu muqueux, gélatineux, formé de fines fibrilles élastiques, que l'on appelle la gélatine de Wharton. Le tissu, d'abord lâche, s'unit rapidement aux parois de l'étui amniotique que forme la gaine du cordon.

L'amnios ou plutôt la gaine amniotique est en continuité avec la peau de l'embryon, dérivée comme elle de l'ectoderme. Au voisinage de l'ombilic, l'épithélium de l'amnios devient stratifié, tandis que, dans tout le reste de son étendue, il est pavimenteux simple. Aussi l'enveloppe du cordon paraît-elle plus épaisse et moins transparente au pourtour de l'orifice ombilical.

Une couche conjonctive double la couche épidermique. Elle est mince et se continue, sans qu'on puisse constater de modification à ce niveau, avec le derme cutané de l'embryon.

La nutrition du cordon ombilical est une question fort intéressante, car elle est connexe de celle de la chute du cordon et de la cicatrisation de l'ombilic. Nous empruntons à Lignerolles, qui a spécialement étudié cette question, les notions qui vont suivre.

Il existe autour de l'ombilic du nouveau-né un très fin cercle artériel. Celui-ci est constitué par les anastomoses de branches venues de quatre sources différentes.

Les deux artères épigastriques donnent chacune un ramuscule interne qui vient s'anastomoser autour de l'ombilic avec celui du côté opposé.

Les artères ombilicales donnent, par leur segment intra-abdominal, trois ou quatre rameaux à la vessie et à l'ouraque, reste de l'allantoïde. Ces rameaux, du reste, ne dépassent pas l'ombilic et ne se prolongent pas, par conséquent, dans l'épaisseur du cordon.

Enfin Sappey a signalé une petite artériole venue de l'hépatique avec la veine ombilicale. Ce rameau fournit aux parois de la veine, mais est exclusivement réservé à la portion intra-abdominale de la veine ombilicale.

Ainsi donc toute la longueur du cordon, traversé par de gros vaisseaux artériels et veineux, est dépourvue de vaisseaux qui lui soient propres. Il est donc probable que sa vitalité est assurée par osmose, tant qu'il plonge dans le milieu liquide de l'amnios. Mais du jour où l'enfant vient au monde, le cordon privé de toute vascularisation se trouve aussi privé de moyens de nutrition. Ainsi comprend-on facilement la mortification et la chute du cordon après la naissance, sans qu'il soit nécessaire d'invoquer la présence d'un anneau de contraction faisant, pour ainsi dire, une ligature physiologique.

A ce stade, encore, correspond une variété spéciale de hernie, c'est la hernie congénitale de la période fœtale. A cette époque, l'orifice est bordé en haut par la veine, de chaque côté et en bas par les artères. Le péritoine ferme l'orifice. Aussi ces hernies ont-elles, de l'avis de tous, un sac péritonéal. L'anse herniée s'insinue entre la veine et les artères ombilicales, en repoussant le péritoine au milieu des éléments de la gélatine de Wharton. Ainsi s'explique la forme trilobée de beaucoup de ces hernies fœtales. Généralement l'anse intestinale rentre dans l'abdomen dans les derniers mois de la vie intra-utérine ; mais il n'en est pas toujours ainsi et l'on peut voir à la naissance une anse contenue encore au milieu des éléments du cordon. Aussi est-il recommandé de ne jamais lier celui-ci trop près de l'ombilic, dans la crainte de pincer dans la ligature une anse intestinale herniée.

3º Stade de cicatrice. — Le cordon une fois détaché, il reste au niveau de son point d'implantation une petite plaie granuleuse, bourgeon cicatriciel qui peu à peu s'épidermise et laisse à sa place le mamelon ou tubercule mamillaire qui occupe le centre de la dépression cutanée du nombril. Nous ne reviendrons pas sur ces détails étudiés précédemment.

Il nous faut connaître ce que sont devenus : l'orifice ombilical maintenant oblitéré, les vaisseaux ombilicaux, enfin les débris vitellins et allantoïdiens qui traversaient cet orifice.

1º *L'orifice ombilical.* — Au stade de cicatrice, l'orifice ombilical n'a pas entièrement disparu, mais il est considérablement retréci et se trouve comblé à peu près entièrement par la cicatrice des vaisseaux et de l'allantoïde qui se fixent à son pourtour et par du tissu fibreux.

Cependant, après avoir enlevé la cicatrice cutanée et les vaisseaux oblitérés et adhérents qui traversaient primitivement cet orifice, on arrive à le retrouver (voir fig. 18).

Il mesure chez l'adulte de 5 à 7 millimètres de diamètre dans le sens de la hauteur et un peu moins dans sa largeur. De fait cet orifice est légèrement oblong, à grand axe vertical. De plus, son bord inférieur paraît sur un plan légèrement antérieur au bord supérieur.

Cet orifice est ménagé entre les faisceaux des fibrilles tendineuses de la ligne blanche. Or ces faisceaux s'entrecroisent en angle droit comme le cannage d'une chaise. L'orifice qu'ils délimitent devrait donc *a priori* être quadrilatère. C'est en effet ce qui a lieu. Mais le pourtour de l'orifice, aussi bien sur sa face antérieure que sur sa face postérieure, est doublé d'une couche de tissu conjonctivo-fibreux qui arrondit les angles formés par les faisceaux tendineux et rend circulaire l'orifice.

Cette couche de tissu conjonctivo-fibreux commence en pointe au-dessus de l'orifice ombilical, à 12 ou 15 millimètres, s'élargit à mesure qu'il approche l'ombilic, se dédouble en deux faisceaux qui passent de chaque côté de lui et se reconstituent au-dessous en une couche unique qui se termine en pointe à quelques millimètres plus bas. En somme, il forme une sorte de boutonnière qui circonscrit l'orifice ombilical et l'oblitère même en partie.

Chez les sujets maigres et à ombilic bien cicatrisé, ce bourrelet fibreux ferme presque entièrement l'orifice qu'il circonscrit. Chez les sujets gras, on voit assez souvent un petit peloton adipeux, fortement adhérent au bourrelet fibro-conjonctif, occuper le centre de l'orifice.

Nous avons déjà vu que, sous l'influence de la distension de la cavité abdominale, la paroi se laisse distendre ; c'est ainsi que se dilate l'orifice ombilical dans les cas d'ascite ou de tumeur du ventre, dans les cas d'adipose, dans les cas de grossesse. Mais dans cette dernière circonstance, la paroi abdominale revient sur elle-même après l'accouchement et l'orifice ombilical se resserre. Il n'en est cependant pas toujours ainsi et soit par faiblesse du tissu, soit par répétition des grossesses, l'orifice ombilical reste anormalement élargi et devient par ce fait une voie toute ouverte aux hernies du contenu de l'abdomen.

2° *Les vaisseaux ombilicaux.* — La veine et les deux artères ombilicales se sont oblitérées dès la naissance, deviennent fibreuses et commencent à se rétracter, tout en conservant cependant leurs rapports avec le pourtour de l'orifice qu'elles traversaient.

Mais au cours de cette atrophie, il est rare qu'elles conservent leur aspect de cordons indépendants. Le plus souvent, en effet, elles ne paraissent plus que comme des tractus fibreux, plus ou moins étalés, véritable *réseau filamenteux* de l'ombilic. Ainsi s'expliquent les descriptions si diverses qu'ont données les différents auteurs.

Les dispositions que peuvent affecter les débris rétractés des artères et de la veine ombilicales peuvent se ramener à deux types.

1° Les vaisseaux sont restés à l'état de cordons plus ou moins isolés. Dans ce cas, les deux artères ombilicales se fixent au bord inférieur de l'orifice ombilical en formant un léger bourrelet auquel vient adhérer également l'ouraque qui se fixe entre les deux artères. La veine ombilicale aborde le pourtour supérieur de l'orifice par rapport auquel elle peut affecter deux dispositions.

Tantôt elle se fixe à ce pourtour en se dédoublant en deux petits cordonnets qui suivent les bords latéraux de l'orifice auquel ils

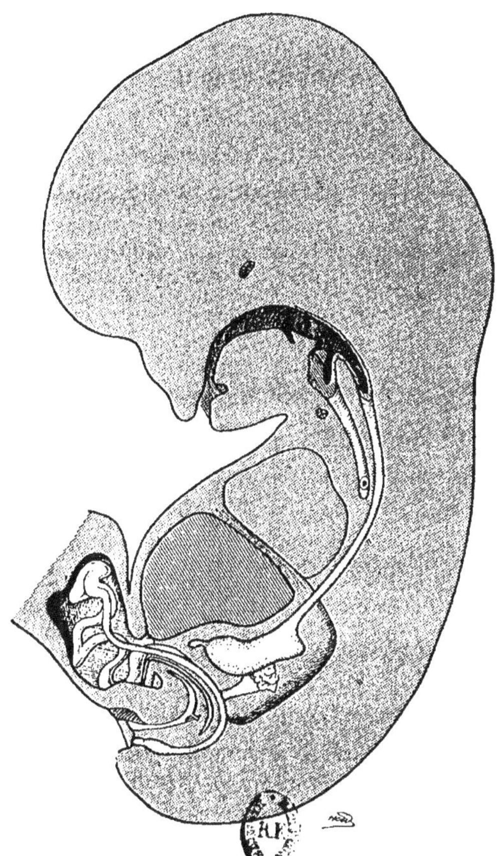

Fig. 13. — Coupe d'embryon passant par l'orifice ombilical au stade de formation
On voit parfaitement qu'à cette époque, le sac péritonéal se continue dans l'intérieur
du cordon ombilical et contient l'anse intestinale primitive encore en partie extra-
embryonnaire (d'après Keibel).

adhèrent, pour venir se terminer sur le bourrelet que forme la cicatrice des deux artères.

Tantôt la veine ne se fixe pas au pourtour supérieur de l'orifice, mais s'attache directement au bourrelet d'insertion des artères. Ainsi l'orifice ombilical se trouve divisé en deux parties. La partie inférieure est complètement oblitérée par la cicatrice adhérente des vaisseaux ombilicaux, la partie supérieure reste ouverte, prend la forme d'une voûte ou d'une gueule de four. Ce type, décrit par Blandin, est tout à fait exceptionnel chez l'adulte.

2° Les vaisseaux sont réduits à l'état de filaments scléreux. Dans ce cas, ces vaisseaux sont généralement fortement rétractés et leur attache au pourtour de l'orifice semble comme étirée. Les deux artères et l'ouraque, collées contre la gaine des droits, se sont confondues en un réseau de fibrilles qui montent vers l'ombilic, sans qu'il soit possible de les individualiser à ce niveau. L'ensemble adhère au pourtour de l'anneau et s'étale en éventail sur sa lumière. La veine ombilicale affecte généralement, dans ces cas, la même disposition. En sorte qu'au niveau de l'orifice ombilical, il se forme une sorte de réseau fibreux inextricable, fermant complètement sa lumière. Il nous a paru que c'était là la disposition la plus habituelle dans les cas d'ombilic bien cicatrisé.

3° *Les débris du canal vitellin et de l'allantoïde.* — Dans l'immense majorité des cas, toute trace de débris vitellin a disparu au cours de l'évolution. Ce n'est qu'à titre d'anomalie que l'on peut voir persister la partie intra-abdominale du canal vitellin. Elle prend alors le nom de diverticule de Meckel. Celui-ci, attaché au bord libre de la terminaison de l'iléon, n'est cependant pas toujours en connexion avec l'ombilic. Il est tantôt libre, tantôt adhérent en un point quelconque de l'abdomen ; tantôt enfin, il reste fixé à la cicatrice ombilicale par laquelle il sortait jadis.

Les restes du canal vitellin sont parfois beaucoup plus réduits encore. Ils peuvent n'être représentés que par des nids cellulaires inclus dans la cicatrice ombilicale. Ce sont alors des formations microscopiques, invisibles à l'œil nu et qui, si généralement, elles restent absolument latentes durant toute la vie, peuvent aussi, dans certains cas, prendre un développement anormal et devenir le point de départ de tumeurs déanoïdes ou de kystes muqueux de cette région.

L'allantoïde intra-abdominal n'a pas disparu en tant qu'élément anatomique ; il s'est transformé pour devenir le réservoir urinaire et l'ouraque qui prolonge la vessie jusqu'à l'ombilic.

Cette dernière portion a cependant subi une profonde transformation. De canal qu'il était à l'origine, l'ouraque n'est plus chez l'adulte qu'un cordon fibreux sans lumière généralement. Son extrémité supérieure se fixe à l'ombilic entre les deux artères ombilicales, c'est-à-dire sur le pourtour inférieur de l'orifice. Comme les artères, c'est tantôt un cordonnet assez net et indépendant des restes fibreux des artères, tantôt un lacis filamenteux qui confond ses fibrilles avec celles qui représentent les artères atrophiées.

Dans quelques cas, la régression de l'ouraque est beaucoup moins complète. Il est possible que sa lumière primitive persiste en quelque point de son trajet. On constate alors dans l'intérieur du cordon ouracal une petite cavité plus ou moins allongée, contenant du liquide et qui peut, dans certains cas, devenir le point de départ de kystes de l'ouraque. D'autres fois, la lumière persiste d'un bout à l'autre, en sorte que son extrémité inférieure communique avec la vessie et son extrémité supérieure oblitérée s'attache à l'ombilic. Il existe même des exemples où cette extrémité reste ouverte et déverse de l'urine par l'orifice ombilical.

Les plans qui recouvrent en avant et en arrière l'orifice ombilical. — L'orifice ombilical est recouvert en avant par la peau et sa cicatrice, en arrière par le péritoine et sa doublure fibreuse ou fascia ombilicalis.

Nous ne reviendrons pas ici sur la description de la cicatrice cutanée et nous renvoyons page 8 où l'étude de la conformation extérieure de la paroi abdominale et ces détails ont déjà été envisagés.

Péritoine. — Le péritoine qui recouvre la face postérieure de la cicatrice ombilicale passe généralement en arrière d'elle, en formant une nappe lisse, brillante et régulière. Il n'en est cependant pas toujours ainsi. Dans certains cas, le péritoine se déprime à ce niveau en formant une petite fossette péritonéale que Charpy compare à celle qui existe au niveau de l'orifice profond du canal inguinal. D'autres fois encore, la séreuse, au lieu de présenter l'aspect lisse et brillant que nous signalons, est blanchâtre, épaissie et légèrement rugueuse, donnant en un mot l'aspect d'un tissu de cicatrice.

A deux ou trois centimètres au-dessus de la cicatrice ombilicale, le péritoine est détaché de la paroi abdominale par le cordon de la veine ombilicale, qui soulève ainsi la séreuse pour former la **grande faux du péritoine**. Très souvent à ce niveau encore, la séreuse péritonéale forme un repli qui s'invagine le long de la veine vers la cicatrice ombilicale.

Ainsi donc, le péritoine péri-ombilical présente assez souvent aux abords de l'ombilic deux dépressions, l'une en regard même de la cicatrice ombilicale, l'autre à deux ou trois centimètres au-dessus, le long de la veine et dans la direction aussi de la cicatrice ombilicale. Ces dispositions, ou l'une ou l'autre des deux, se rencontrent, à notre avis, dans un tiers des cas environ. Elles peuvent donc exister en dehors de toute apparence de hernie ; mais il n'est pas douteux aussi qu'elles les puissent favoriser.

Les connexions du feuillet séreux péritonéal avec la cicatrice ombilicale ont été envisagées par les auteurs de façon fort différente. Pour les uns, le péritoine est mobile à ce niveau, pour les autres, il adhère. C'est cette dernière disposition qui nous a paru la plus habituelle tant sur le cadavre au cours de dissection, que sur le vivant, au cours d'intervention sur la région ombilicale.

De fait, le péritoine ne peut être décollé facilement et encore moins mobilisé sur la face postérieure de la cicatrice ombilicale. En outre, il adhère fortement au-dessus et au-dessous, au point qu'il est impossible de le disséquer sans le perforer. En effet, la séreuse est fortement adhérente à la terminaison du cordon de la veine ombilicale et aussi à la terminaison des artères et de l'ouraque, c'est-à-dire à tout ce tissu fibreux que nous avons vu disposé en boutonnière au pourtour de l'orifice ombilical. Sur les deux côtés, droit et gauche, au contraire, le péritoine conserve une certaine mobilité et peut être décollé, mais il faut beaucoup de précautions.

Cette adhérence, au moins partielle, du péritoine au pourtour de l'ombilic, explique la minceur du sac dans les hernies ombilicales de l'adulte. Contrairement à ce qui se passe dans les hernies acquises de la région inguinale, par exemple, où le péritoine glisse pour s'invaginer, dans les hernies de l'ombilic, il est comme distendu et tiraillé parce qu'il est fixé aux environs de l'orifice.

Fascia ombilicalis. — Au-dessous du péritoine ombilical, le tissu cellulo-fibreux ou fascia transversalis s'est considérablement épaissi. Il forme une véritable bande fibreuse, plus ou moins individualisée suivant les sujets, et que l'on a désignée sous le nom de **fascia ombilicalis.** Ce renforcement fibreux est disposé transversalement en arrière de l'extrémité de la veine ombilicale qu'il applique plus ou moins contre la ligne blanche.

Il est de forme à peu près quadrilatère, mais à limite imprécise (voir fig. 14, 15, 16).

Ses bords, droit et gauche, se perdent à un centimètre environ de la ligne médiane sur la face postérieure de la gaine des droits, à laquelle il adhère en se fusionnant.

Ses bords supérieur et inférieur sont souvent peu nets. A 3 ou 4 centimètres au-dessus de l'ombilic, le fascia s'amincit considérablement et il est rare qu'il présente un bord supérieur nettement visible. Son bord inférieur est parfois tout à fait net et forme un repli à concavité inférieure au-dessous duquel le péritoine se déprime plus ou moins en fossette.

Les auteurs allemands attachent une grande importance à la disposition de ce bord inférieur pour expliquer les prédispositions plus ou moins grandes aux hernies ombilicales. Au dire de Sachs, trois dispositions peuvent se rencontrer : 1° le bord inférieur du fascia descend au-dessous de l'orifice ombilical qu'il voile et protège, rendant ainsi impossible le passage d'une hernie ; 2° le bord inférieur du fascia reste très au-dessus de l'orifice ombilical, la prédisposition aux hernies est faible ; 3° le bord inférieur du fascia affleure l'orifice ombilical, le péritoine se déprime en fossette au-dessous de lui. Il se fait ainsi une amorce de diverticule qui favorise grandement la formation des hernies.

Mais ce n'est pas là le rôle que faisait jouer à ce fascia, le professeur Richet qui l'a si parfaitement décrit.

Cette bande quadrilatère, adhérente par ses deux bords latéraux à la gaine des droits et par sa face antérieure au cordon de la veine ombilicale, reste libre de toute adhérence avec la ligne blanche, large à ce niveau de 12 à 15 millimètres. Il se fait donc entre le

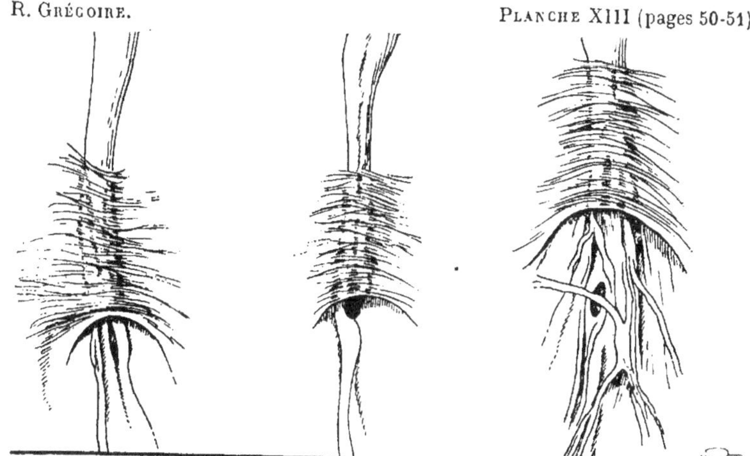

FIG. 14 à 16. — Le fascia ombilicalis (d'après SACHS).

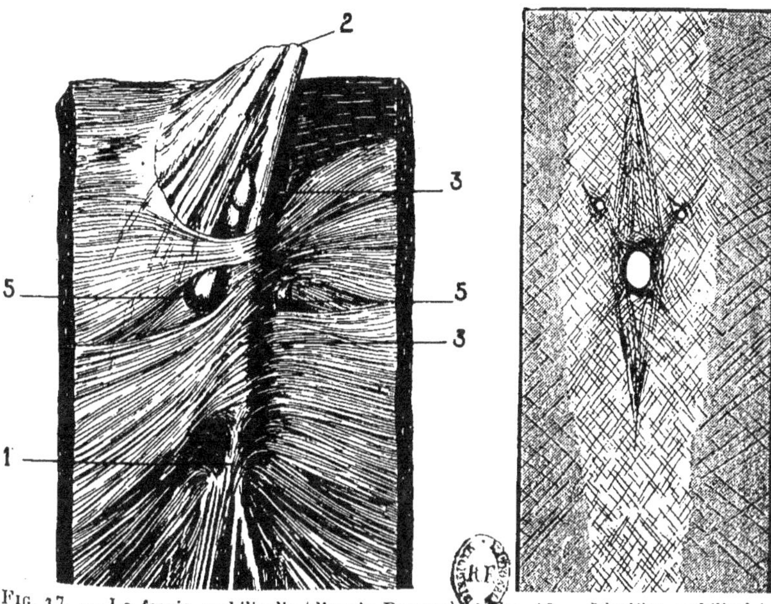

FIG. 17. — Le fascia ombilicalis (d'après RICHET).
1. L'ouraque et les artères ombilicales soudées à la cicatrice ombilicale. — 2. La veine ombilicale. — 3. Ouverture par laquelle la veine ombilicale pénètre dans la gouttière ou canal ombilical. — 4. Fascia ombilicalis dont les fibres forment, en arrière, la gouttière ombilicale. — 5. Hernie graisseuse s'échappant à travers les éraillures du facia ombilicalis.

FIG. 18. — L'orifice ombilical à la période de cicatrice. La paroi, vue par devant, a été débarrassée des plans superficiels. La cicatrice cutanée a été enlevée. L'orifice, très réduit, normalement quadrilatère, est arrondi par la bordure en forme de boutonnière que lui forme une couche de tissu conjonctivo-élastique. On voit, au-dessus et de chaque côté de l'orifice ombilical, deux petits orifices de passage de filets nerveux.

VII. Page 50.

fascia et cette ligne blanche une sorte de conduit fibreux dans lequel s'engage le cordon de la veine ombilicale.

Ce canal aplati d'avant en arrière est limité en avant par la face postérieure de la ligne blanche, en arrière par la face antérieure du fascia ombilicalis. Ses bords latéraux sont formés par la soudure du fascia avec la gaine des droits (voir fig. 17).

Les deux extrémités de ce canal sont l'une supérieure, l'autre inférieure. L'extrémité supérieure est représentée par le bord supérieur, mal défini, du fascia. Il répond au point où la veine ombilicale quitte la paroi abdominale pour s'engager dans la grande faux du péritoine et gagner la face inférieure du foie. Souvent, nous avons vu le péritoine se déprimer légèrement en fossette à ce niveau, tantôt à droite, tantôt à gauche de la veine ombilicale.

L'extrémité inférieure répond à l'adhérence de la veine ombilicale avec le pourtour de l'orifice.

Si, pour une raison quelconque, les viscères abdominaux dépriment le péritoine au niveau de l'extrémité supérieure du fascia, il se fait un véritable canal ombilical, une amorce de hernie capable de sortir par l'anneau ombilical si celui-ci est distendu. Il y aurait ainsi chez l'adulte une variété de hernie indirecte à opposer aux hernies directes de l'ombilic.

LE CANAL INGUINAL

Tout le long du bord externe du muscle droit antérieur de l'abdomen, le tendon large et plat du grand oblique présente une série d'orifices par où sortent, pour gagner la peau, les terminaisons *perforantes antérieures* des nerfs intercostaux. Le plus inférieur de ces orifices et aussi le plus large sert en même temps de passage chez l'homme au cordon spermatique, chez la femme au ligament rond. On lui donne le nom de canal inguinal.

Ses dimensions, son importance au point de vue chirurgical, la nature des éléments qui le traversent, font de ce canal inguinal une région anatomique qui a été l'objet d'études de beaucoup d'auteurs. On a multiplié les plans fibreux et aponévrotiques. On a décrit et figuré comme constantes, des formations exceptionnelles ou hypothétiques. Aussi les descriptions, sous prétexte d'être plus complètes, sont-elles devenues de plus en plus confuses.

Le canal inguinal n'a pas de parois propres; c'est bien plutôt un interstice ménagé dans l'épaisseur de la paroi abdominale, par où émergent les terminaisons de l'abdomino-génital, du génito-crural et les éléments du cordon chez l'homme, le ligament rond chez la femme.

Il occupe la partie interne de la région inguinale, entre l'épine du pubis et la partie moyenne de l'arcade crurale.

Néanmoins il n'est pas parallèle à l'arcade, mais sa direction fait avec elle un angle ouvert en dehors. Tandis que son extrémité interne aboutit à l'épine du pubis comme l'arcade crurale, son extrémité externe est située à 18 millimètres environ au-dessus de la partie moyenne de l'arcade. Le canal inguinal fait avec l'horizontale un angle de 45° environ; il est donc, dans le sens transversal, fortement oblique en bas et en dedans.

Dans le sens antéro-postérieur, le canal inguinal est également oblique. De fait, il traverse d'arrière en avant et de dehors en dedans la paroi abdominale antérieure. Pour cette raison, son extrémité externe est profonde et son extrémité interne au contraire superficielle, sous-cutanée.

Sur la peau, le canal inguinal répond à l'intervalle qui sépare le pli inguinal du pli sus-inguinal. Son trajet peut être très exactement tracé par une ligne que l'on pourrait dire **ligne d'incision du trajet inguinal** (voir fig. 19).

Cette ligne s'étend de l'épine pubienne à un centimètre en dedans de l'épine iliaque antéro-supérieure. Prenez le milieu de cette ligne et incisez la peau de ce milieu jusqu'à l'épine du pubis, vous mettez à nu le canal inguinal sur toute sa longueur.

Cette ligne d'incision est notablement différente des données classiques. Il m'a paru cependant qu'elle répondait mieux que toute autre au canal inguinal.

Ce tracé méritait d'être précisé et l'on s'en rend facilement compte à regarder la direction souvent fantaisiste des cicatrices de cures radicales de hernies inguinales.

Nous prendrons comme type de notre description le canal inguinal de l'homme parce qu'il est toujours plus précis et plus nettement constitué que chez la femme.

Constitution du canal inguinal. — C'est, avons-nous dit, un interstice ménagé dans l'épaisseur de la paroi abdominale plutôt qu'un véritable canal. Aussi ne faut-il pas s'attendre à trouver des parois nettes et précises comme en doit avoir un véritable conduit. Mais pour la facilité de la description, on a l'habitude de lui décrire des parois et un orifice à chaque extrémité. Nous décrirons donc quatre parois : une paroi antérieure, une paroi postérieure, une paroi inférieure et une paroi supérieure. Nous verrons ensuite les deux orifices dont l'un est superficiel ou cutané, l'autre profond ou péritonéal. Il faut perdre l'habitude de les appeler externe et interne, car ces termes prêtent à une regrettable confusion.

Paroi antérieure. — En raison de l'obliquité d'arrière en avant et de dehors en dedans du canal, la paroi antérieure est épaisse dans sa partie externe, mince au contraire dans sa partie interne.

De fait, elle est constituée en dehors par la superposition du tendon aponévrotique du grand oblique et des fibres charnues du petit oblique et du transverse.

En dedans, au contraire, le tendon aponévrotique seul du grand oblique forme la paroi antérieure. Nous décrirons donc à cette paroi antérieure deux plans, un superficiel et un profond.

Les fibres tendineuses du grand oblique constituent le *plan superficiel* de la paroi antérieure. Elles viennent du faisceau charnu qui se détache de la huitième côte. Elles sont parallèles entre elles, jusqu'à un travers de pouce en dehors de l'épine du pubis. A ce niveau, on voit les fibres tendineuses commencer à s'écarter en deux faisceaux l'un supérieur et interne, l'autre inférieur et externe. Aussi la paroi antérieure du canal inguinal devient-elle plus mince à ce niveau. Les fibres tendineuses sont cependant réunies par une trame conjonctive résistante et aussi par d'autres fibres brillantes et nacrées, dites fibres d'union ou fibres arciformes. Au voisinage de l'épine du pubis, les fibres tendineuses du grand oblique se séparent franchement en deux bandes qui vont former dans leur intervalle l'orifice cutané ou superficiel du canal inguinal. Nous y reviendrons dans un instant.

Les fibres arciformes ou d'union n'ont pas la même importance chez tous les sujets. Chez quelques-uns, elles sont volumineuses et nettement visibles ; chez d'autres, elles sont minces et difficiles à mettre en évidence (voir fig. 20).

Ces fibres, placées sur la face antérieure du tendon aponévrotique du grand oblique, décrivent des courbes à concavité dirigée en dehors, d'où le nom de fibres arciformes. Elles passent en travers des fibres du tendon plat du grand oblique et semblent les unir entre elles, comme la chaîne d'une étoffe réunit les fils de la trame, d'où le nom de fibres d'union. Chez les sujets très musclés, ces fibres arciformes ou d'union semblent, dans certains cas, partir du bord interne de l'épine iliaque antéro-supérieure où elles naissent en un faisceau qui bientôt s'étale en éventail en se portant en dedans et un peu en haut. Au niveau de la paroi antérieure du canal inguinal, elles sont donc espacées les unes des autres et se perdent plus en dedans avant d'atteindre la ligne médiane.

On a longuement discuté sur la nature et l'origine de ces fibres, ce qui est de peu d'intérêt pour le chirurgien. Mais ce qui est plus important : c'est que leur ténuité ou leur absence coïncide généralement avec une certaine faiblesse de la paroi abdominale. Aussi n'est-il pas ordinaire de les rencontrer quand on intervient sur le canal inguinal pour traiter les hernies qui ont pu s'y engager.

Le *plan profond* de la paroi antérieure est constitué par les fibres charnues du petit oblique et du transverse. Il est difficile sinon impossible à ce niveau de faire la distinction de ce qui revient à chacun de ces deux muscles, car les faisceaux musculaires se trouvent si intimement accolés qu'ils sont pour ainsi dire confondus.

Ce plan profond n'occupe d'ailleurs pas toute la largeur de la paroi antérieure du canal, mais seulement son tiers ou sa moitié externe, ce qui fait, comme nous l'avons dit, que cette paroi est plus épaisse dans sa partie externe.

Les fibres inférieures du petit oblique et du transverse en effet s'attachent à l'arcade crurale sur une longueur un peu variable suivant le degré de la musculature des sujets. Tantôt ces attaches descendent jusqu'à la partie moyenne, tantôt jusqu'au tiers interne de l'arcade crurale et comme ces fibres se dirigent presque horizontalement en dedans, elles doublent, par conséquent, dans sa moitié ou ses deux tiers externes le plan formé par le tendon aponévrotique du grand oblique.

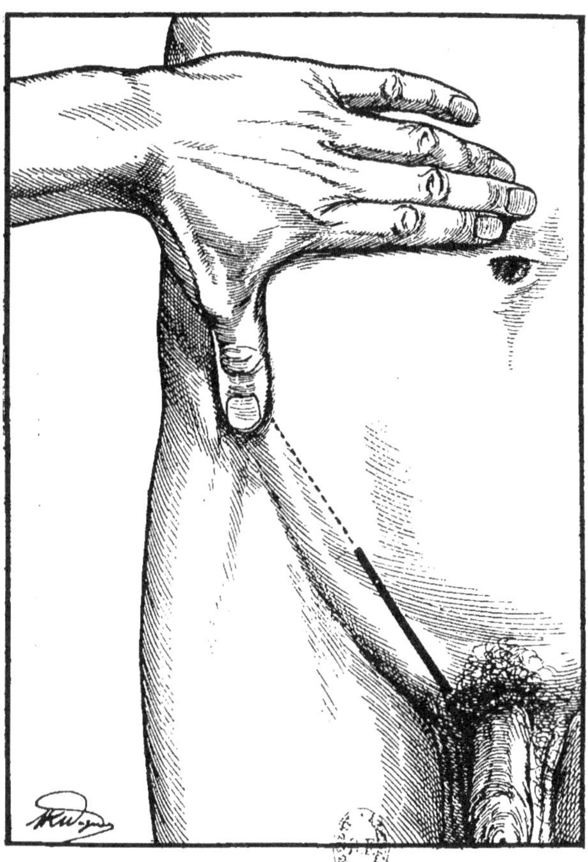

Fig. 19. — La ligne d'incision du trajet inguinal. — De l'épine du pubis à un travers de doigt et en dedans de l'épine iliaque antéro-supérieure. Inciser du milieu de cette ligne à l'épine du pubis.

VII*. Page 54.

Paroi postérieure. — Cette paroi est la plus difficile et aussi la plus intéressante à connaître, car faute d'en avoir saisi les particularités, il est impossible de rien comprendre à l'histoire des différentes hernies de la région (voir fig. 21 et 22).

Comme la paroi antérieure, la paroi postérieure du canal a une épaisseur graduellement décroissante, mais, contrairement à elle, celle-ci est mince en dehors, plus épaisse en dedans. Cela se conçoit aisément, si l'on se rappelle l'obliquité du canal en avant et en dedans.

De fait, cette paroi est constituée en dedans par la superposition des fibres croisées du grand oblique, du tendon commun du petit oblique et du transverse, de l'expansion latérale du grand droit antérieur, enfin du fascia transversalis. En dehors, la paroi est formée exclusivement par le fascia transversalis légèrement épaissi en ce point.

Nous décrirons donc quatre plans à cette paroi postérieure en faisant remarquer de suite que chacun de ces plans est mince, fibreux et souvent intimement accolé aux plans voisins.

1° Les fibres croisées du grand oblique forment le premier plan. Elles viennent du muscle du côté opposé, après avoir croisé la ligne médiane à un ou deux travers de doigt au-dessus du pubis. Elles vont se fixer, en bas, au bord supérieur du pubis jusqu'à l'épine et de l'épine du pubis jusqu'à 12 ou 15 millimètres plus en dehors sur la crête pectinéale. Ces fibres croisées constituent une formation anatomique très apparente dans la partie interne de la paroi postérieure du canal.

Elle est de forme triangulaire à sommet dirigé en haut. La base répond à la ligne d'insertion que nous venons de décrire sur l'épine du pubis et la crête pectinéale. Le bord interne se confond avec le feuillet antérieur de la gaine du muscle droit. Le côté externe est libre, oblique en bas et en dehors. Il apparaît net et tranchant entre les deux piliers de l'orifice superficiel du canal inguinal.

Je ne sais pourquoi on donne parfois à cette formation le nom de troisième pilier de l'orifice cutané du canal, puisqu'il fait nettement partie de la paroi postérieure. On la désigne plus souvent et plus justement sous le nom de ligament de Colles, qui le premier l'a décrit.

2° Le tendon commun du petit oblique et du transverse, plus

ordinairement appelé *tendon conjoint*, double en arrière le ligament de Colles et le déborde en dehors. Il représente le tendon plat et étalé des fibres inférieures confondues du petit oblique et du transverse.

Ces fibres, nées de l'arcade crurale, se portent en dedans en passant par dessus les éléments du cordon chez l'homme, le ligament rond chez la femme. A petite distance du bord externe du muscle grand droit, les fibres charnues du petit oblique et du transverse se continuent par des fibres tendineuses dont l'ensemble forme le tendon conjoint (voir fig. 21).

Ces fibres tendineuses s'inclinent en dedans et en bas en décrivant une courbe à concavité tournée en dehors. Elles viennent enfin se fixer à la partie supérieure du pubis, suivant une ligne qui s'étend de dehors en dedans : sur toute la longueur de la crête pectinéale, sur le versant interne de l'épine du pubis en arrière du pilier de Colles, enfin à la face antérieure du pubis entre le pilier de Colles et la gaine des droits. Ces trois plans sont à ce niveau intimement appliqués les uns contre les autres. Mais en dehors de la gaine des droits, les fibres du tendon conjoint forment un plan isolé en partie, nettement visible. La paroi postérieure du canal inguinal est à ce niveau formée par le tendon conjoint, doublé en arrière par le fascia transversalis.

L'ensemble, formé par les dernières fibres unies du petit oblique et du transverse et par les fibres tendineuses qui leur font suite et que l'on désigne sous le nom de tendon conjoint, décrit donc un trajet assez spécial dans le canal inguinal. En effet, les fibres charnues, nées de l'arcade crurale, occupent le plan profond de la paroi antérieure ; les fibres tendineuses, terminées sur l'épine pubienne et la crête pectinéale, occupent la paroi postérieure. Cet ensemble forme, au-dessus de la gouttière de l'arcade crurale et les éléments du cordon ou du ligament rond, comme un pont jeté en oblique au-dessus d'une route. Plus les points d'appui seront éloignés l'un de l'autre, plus la portée sera grande et la voûte large. Quand cette disposition existe pour le tendon conjoint, il reste entre les deux extrémités du pont un orifice, point faible par lequel le contenu du ventre pourra s'engager sous l'arceau.

L'importance du plan formé par ce tendon conjoint est très variable suivant les sujets et aussi chez le même sujet, d'un côté à

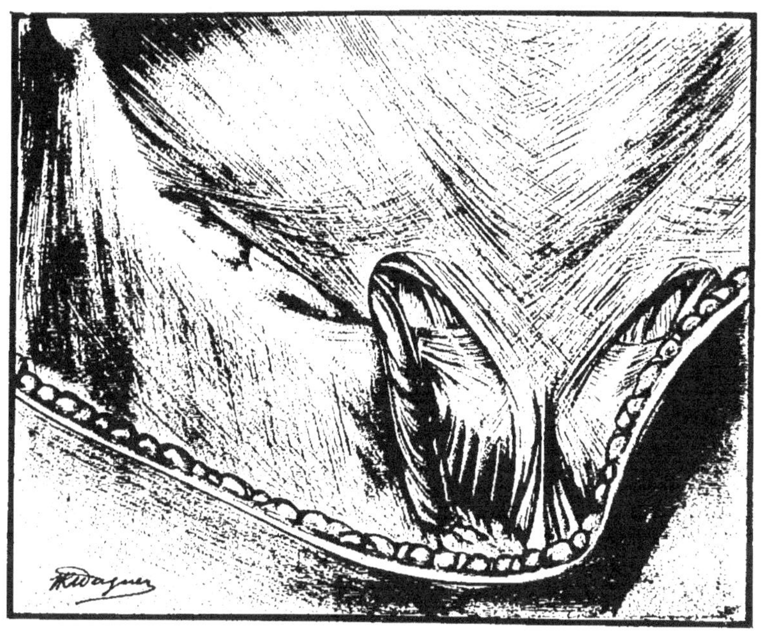

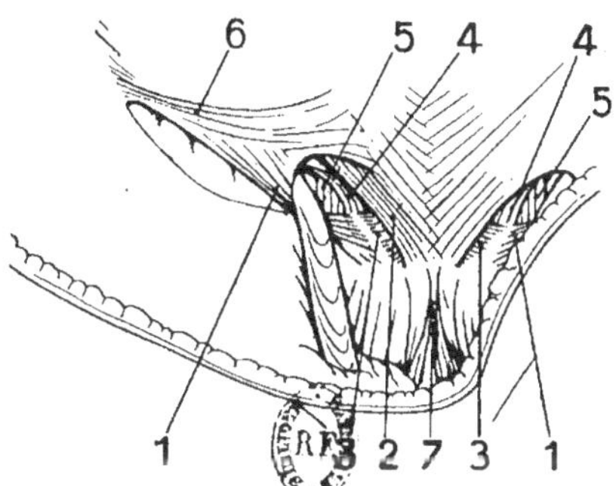

Fig. 20. — La paroi antérieure du canal inguinal. — Plan superficiel.

1. Pilier externe. — 2. Pilier interne. — 3. Pilier de Colles. — 4. Tendon conjoint. — 5. Expansion latérale de la gaine du droit ou ligament de Henle. — 6. Fibres arciformes ou d'union. — 7. Ligament suspenseur de la verge.

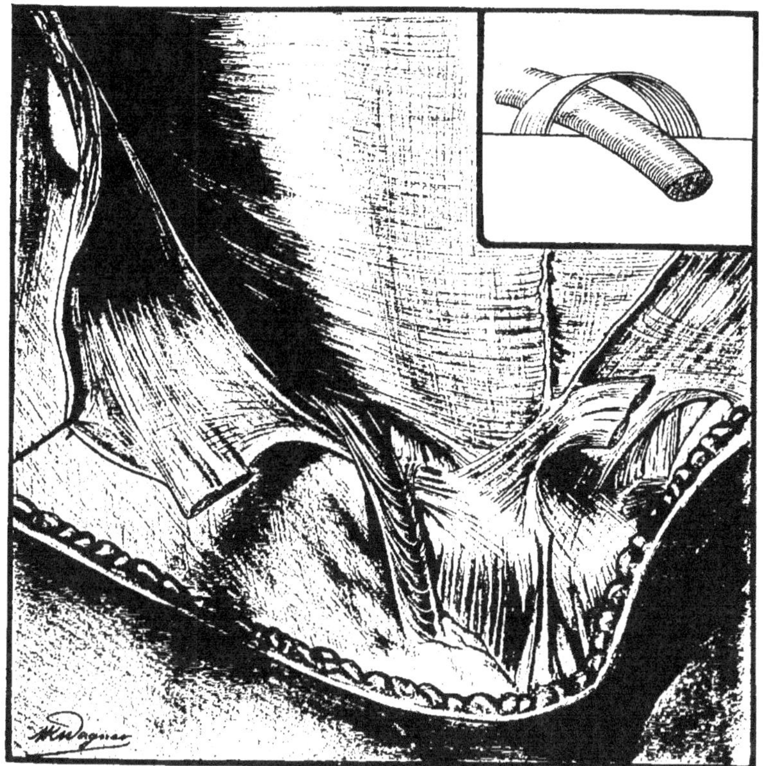

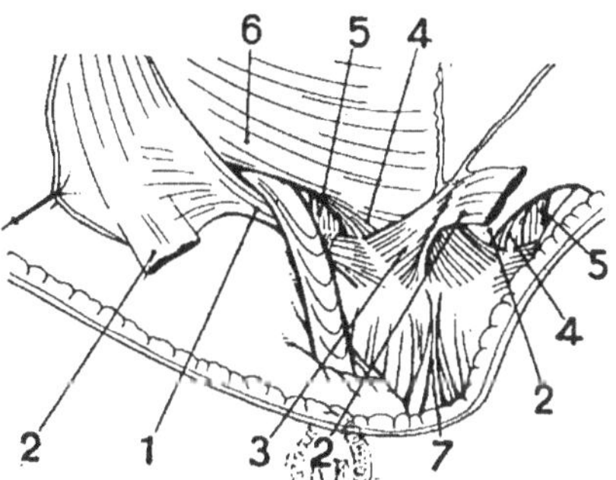

Fig. 21. — La paroi postérieure du canal inguinal. — La paroi antérieure a été sectionnée. On voit (2) le pilier interne sectionné et rabattu en dehors et en dedans. Le pilier
externe (1) est resté intact.

Le plan profond de la paroi antérieure (6) se continue avec (4) le tendon conjoint que
recouvre (3) le pilier de Colles. Sous le tendon conjoint, on aperçoit (5) l'expansion
latérale de la gaine du droit ou ligament de Henle, (7) le ligament suspenseur de
la verge. Le schéma, en haut, représente le pont formé par dessus le cordon par le
tendon conjoint venu du petit oblique et du transverse. Il fait comprendre comment
ceux-ci font partie de la paroi antérieure, celui-là de la paroi postérieure du canal
inguinal.

l'autre. Chez certains individus, ce plan tendineux est formé de fibres solides et serrées ; chez d'autres, il devient mince et lâche ; chez d'autres enfin, le tendon conjoint se trouve très réduit et ne dépasse qu'à peine l'épine du pubis.

La résistance ou la faiblesse de la paroi postérieure du canal inguinal dépend en grande partie de la conformation du tendon conjoint. Il n'est pas rare qu'on le trouve bien conformé dans la hernie congénitale de l'enfant, mais, dans la hernie acquise de l'adulte, l'insuffisance congénitale de son développement est un fait constant auquel, comme nous le verrons, viennent souvent s'ajouter d'autres malformations.

3° En dehors du tendon conjoint, la paroi postérieure est formée par une languette fibreuse de forme triangulaire que nous désignerons sous le nom d'*expansion latérale de la gaine du droit*. On lui donne souvent à tort le nom de ligament de Henle à la description duquel cette formation ne répond qu'imparfaitement.

Quand on a décollé et sectionné le tendon conjoint, on voit en dehors et aussi en arrière de lui une formation fibreuse de forme triangulaire à sommet supérieur.

Sa base, inférieure, se fixe sur la crête pectinéale dans sa partie la plus externe, presque jusqu'au bord postérieur de la branche horizontale du pubis.

Son bord externe, en général assez nettement individualisé, semble se confondre avec le fascia transversalis qui lui fait suite. Il monte vertical de la crête pectinéale au bord externe du droit qu'il atteint à cinq ou six centimètres plus haut.

Son bord interne suit le bord extérieur du muscle droit. Gilis dit que ce bord se confond avec le tendon du muscle droit, dont il ne serait qu'une expansion. Mes dissections ne me permettent pas d'arriver à la même conclusion. A mon avis, le bord interne de cette formation se continue en dedans avec le feuillet antérieur de la gaine du droit. Le bord de ce muscle est, en effet, libre au-dessous et l'on peut se rendre compte que l'expansion décrite sous le nom de ligament de Henle passe en avant du droit et n'a aucune connexion avec son tendon.

Le développement de l'expansion latérale de la gaine du droit est très variable suivant les sujets. Tantôt elle forme une couche fibreuse très nettement visible, tantôt, au contraire, elle est réduite à quelques minces faisceaux. Cela explique jusqu'à un certain point les opinions si diverses qui ont été données comme interprétation.

On peut difficilement admettre l'opinion de Henle qui en faisait une dépendance du fascia transversalis, car cette formation est antérieure à ce fascia. On ne peut davantage la considérer comme un prolongement externe du tendon du droit pour la raison que nous avons dite. L'opinion de Blaise me paraît plus acceptable : pour cet auteur, le ligament de Henle serait le prolongement, en dehors, du tendon conjoint et viendrait des dernières fibres du transverse. A la vérité, la continuité n'est pas toujours très nettement visible, mais toujours cette expansion fait partie du feuillet antérieur de la gaine du muscle droit et c'est pour cette raison que nous lui avons donné le nom d'expansion latérale de la gaine du droit.

4° Le fascia transversalis forme le quatrième et dernier plan de la paroi postérieure du canal inguinal. C'est vraiment là un plan bien faible, si développé soit-il, et qui ne peut opposer qu'une insignifiante barrière à la poussée des viscères profonds. Son développement est, en outre, infiniment variable, au point que chez certains individus, il est à peine visible.

Le fascia transvresalis double la face antérieure du péritoine. Après avoir tapissé la face postérieure du muscle droit, puis de l'expansion latérale de sa gaine, il se continue en dehors jusqu'à l'orifice profond du canal inguinal et au delà. Entre cet orifice et le bord externe de l'expansion de la gaine du droit, la paroi postérieure du canal inguinal est donc formée exclusivement par ce fascia.

La minceur de cette couche et la difficulté qu'on éprouve à la disséquer expliquent la divergence des descriptions qui en ont été données.

Au niveau du point où le canal déférent chez l'homme, le ligament rond chez la femme, pénètre dans le canal inguinal, les fibres du fascia transversalis se trouvent, pour ainsi dire, tassées et forment un léger épaississement arciforme, à concavité externe. C'est à ce tassement de fibres que l'on donne le nom de *ligament de Hesselbach* (voir fig. 22).

Ce ligament, en forme d'anse, offre par conséquent deux branches

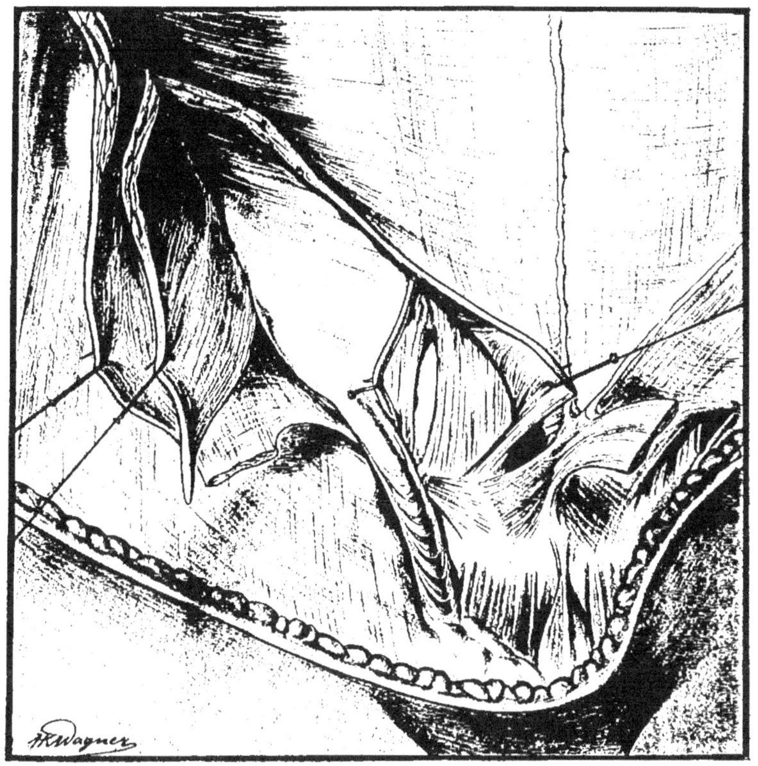

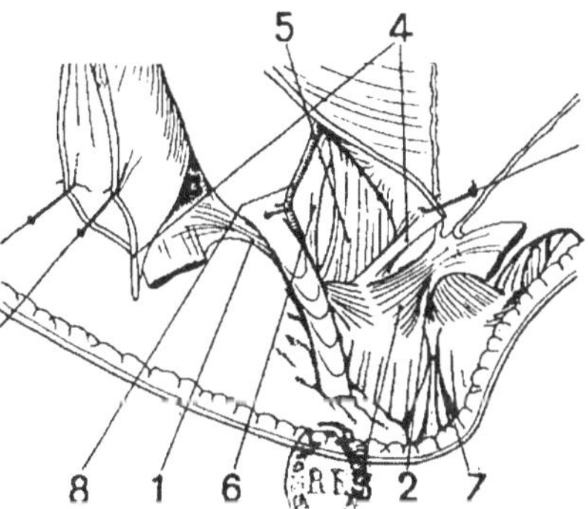

Fig. 22. — La paroi postérieure du canal inguinal. — Plan profond.

La paroi antérieure a été sectionnée et rabattue en dehors et en dedans. Le pilier externe (1) est resté intact. Le pilier interne (2) est divisé. Le pilier de Colles (3) cache en partie (4) le tendon conjoint, coupé ici pour montrer (5) l'expansion latérale de la gaine du droit et (6) le ligament de Hesselbach, en avant duquel monte (8) l'artère épigastrique ; (7) est le ligament suspenseur de la verge.

VII*. Page 58.

à étudier : une branche ascendante, une branche horizontale.

La branche ascendante est parallèle aux vaisseaux épigastriques
en arrière desquels elle se trouve placée. Elle contourne en dedans
l'orifice profond du canal inguinal. Il est assez difficile de suivre
en haut l'épanouissement supérieur de cette branche. Gilis dit
qu'elle se dissocie en haut, en se confondant en partie avec l'arcade
de Douglas. Or les fibres qui composent les arcades de Douglas
traversent la ligne blanche et se fondent dans l'aponévrose du transverse du côté opposé. Le ligament de Hesselbach apparaît dès lors
comme essentiellement constitué par des fibres qui émanent des
arcades de Douglas du côté correspondant, mais qui proviennent
de l'aponévrose du transverse du côté opposé, après entrecroisement sur la ligne médiane. J'ai cherché avec assiduité cette continuité sans arriver à la mettre en évidence.

La branche horizontale passe au dessous des éléments du cordon
et suit le bord supérieur de la bandelette ilio-pubienne. Dans quelques cas, il est possible de la suivre jusqu'au voisinage de l'épine
iliaque antéro-supérieure. Les éléments du cordon ou du ligament
rond passent au-dessus d'elle et la croisent de dehors en dedans et
d'arrière en avant.

Entre le ligament de Hesselbach et le ligament de Henle ou
expansion de la gaine du muscle droit, le fascia transversalis est
réduit à une mince toile fibreuse. C'est certainement là le point le
plus faible de la paroi postérieure du trajet inguinal. C'est cette zone
que Gilis' décrit sous le nom de **point faible,** que Mac Clellan avait
appelée l'espace triangulaire d'Hesselbach. Cet espace est en effet
délimité en dedans par le ligament de Henle, en dehors par le ligament de Hesselbach, en bas enfin par l'arcade crurale.

Le point faible de Gilis est un peu plus étroit encore. De fait, le
tendon conjoint empiète quelque peu sur la partie externe du
triangle de Hesselbach. C'est donc le côté externe concave en bas et
en dehors qui limitera, avec le ligament de Hesselbach et l'arcade
crurale, la petite zone où le mince fascia transversalis constituera
seul et sans renforcement la paroi postérieure du canal inguinal.
C'est là aussi que, sous l'influence de l'effort, le contenu abdominal
s'engagera dans le trajet inguinal en cas de hernie de force.

On peut dire qu'au point de vue pratique le fascia transversalis ne joue qu'un rôle très secondaire tant dans la contention des organes abdominaux, que dans la pathogénie des étranglements herniaires ou enfin dans la restauration du canal inguinal effondré par le passage d'une hernie.

Paroi inférieure. — Nous avons dit plus haut que le canal inguinal était plus oblique que l'arcade crurale, puisque son orifice profond est à 18 millimètres environ au-dessus de la partie moyenne de l'arcade, alors que son extrémité superficielle est un peu au-dessous du bord supérieur du pubis.

La paroi inférieure du canal inguinal n'est donc constituée par l'arcade crurale que dans la partie interne de son trajet. Dans la partie externe, les éléments du cordon ne reposent pas sur l'arcade crurale, mais en sont séparés par les insertions des dernières fibres du petit oblique et du transverse. Ceci ne doit pas surprendre, puisque le canal inguinal est, comme nous l'avons dit, non un véritable canal, mais un interstice de la paroi abdominale, parcouru par les éléments du cordon ou le ligament rond.

L'arcade crurale, dans sa partie interne, forme une gouttière concave en haut, car les fibres de l'arcade s'enroulent sur elle-même d'avant en arrière ou, pour mieux dire, les fibres de l'arcade s'attachent, à leur extrémité interne, suivant une ligne oblique en arrière et en dehors.

En effet, les faisceaux tendineux inférieurs du grand oblique, qui s'en vont former l'arcade crurale, se tassent et se resserrent les uns contre les autres dans sa moitié externe, résistante et tendue. Elle répond à ce niveau au muscle psoas iliaque qu'elle croise.

Dans sa partie interne, l'arcade est moins résistante et moins tendue, elle répond aux vaisseaux fémoraux qu'elle croise. Dès ce moment les fibres qui la constituent commencent à se séparer, à s'étaler d'avant en arrière. C'est cet étalement qui va former la concavité de l'arcade ou, si l'on préfère, la paroi inférieure du canal inguinal.

Les fibres les plus superficielles s'attachent à l'épine du pubis en formant un assez fort trousseau qui limitera ainsi l'orifice externe du canal inguinal.

Les fibres plus profondes, n'ayant plus de place pour se fixer à l'épine, vont s'attacher sur cette crête oblique en arrière et en dehors, qui part de l'épine et se continue par la crête pectinéale. Ces fibres profondes vont donc s'étaler d'avant en arrière, pour aller les unes à côté des autres se fixer à la crête dont nous venons de parler. C'est cet étalement que l'on décrit sous le nom de ligament de Gimbernat, comme si ce ligament représentait une formation isolée et indépendante de l'arcade crurale. Il n'est en réalité que l'attache des fibres profondes de l'arcade.

Sur le sujet debout, ce ligament de Gimbernat est dans un plan sensiblement horizontal et sur lui reposent les éléments du cordon. C'est lui que l'on met à nu, quand au cours de l'opération de la hernie, on isole et soulève le paquet formé par le sac et le cordon.

La paroi inférieure du canal inguinal présente donc deux moitiés différentes dans leur constitution anatomique.

La moitié externe est concave en haut : elle répond à la veine fémorale qu'elle surcroise. Elle est large de 7 à 8 millimètres en moyenne. Elle est formée par l'écartement des divers faisceaux tendineux de l'arcade crurale jusque-là tassés en une formation épaisse et solide.

La moitié interne est formée par la face supérieure du ligament de Gimbernat, c'est-à-dire par ces mêmes fibres de l'arcade crurale qui s'écartent davantage encore les unes des autres pour former ce plan horizontal et triangulaire intermédiaire à la racine de la cuisse et au canal inguinal.

Par son bord antérieur, la gouttière que forme l'arcade crurale se continue avec le tendon aponévrotique du grand oblique dont elle fait partie.

Par son bord postérieur, cette gouttière ou paroi inférieure du canal inguinal adhère au fascia transversalis en dehors, à la crête pectinéale en dedans, et, par conséquent, aux insertions du tendon conjoint et de l'expansion de la gaine du droit.

Paroi supérieure. — Dans sa partie supérieure, le canal inguinal ne présente aucune délimitation précise, si ce n'est dans sa partie toute externe.

Dans cette région, la paroi supérieure est constituée par le passage des fibres du petit oblique et du transverse qui vont se continuer par le tendon conjoint. Ces fibres, en effet, passent en pont au-dessus des éléments du cordon et, par conséquent, forment comme une ébauche de paroi supérieure.

Dans tout le reste de son étendue, le canal inguinal n'a pas de paroi supérieure, le cordon répond à l'interstice celluleux qui sépare les plans musculaires de leur paroi abdominale; aussi la hernie qui s'est engagée dans le trajet peut-elle dédoubler ces plans musculaires et s'insinuer entre eux plus ou moins haut vers l'ombilic. Elle forme la hernie interstitielle qui toujours, dans la partie externe du canal, passera par un orifice dont les fibres du petit oblique et du transverse et le tendon conjoint formeront le pourtour supérieur, le ligament de Hesselbach le pourtour inférieur.

Orifice superficiel ou cutané. — L'orifice superficiel du trajet inguinal répond à l'épine du pubis. Il est de forme allongée et oblique en haut et en dehors. Il est délimité par les deux piliers du grand oblique écartés l'un de l'autre. Les fibres arciformes, en réunissant ces piliers, limitent la partie supéro-externe de l'orifice. Le bord supérieur du pubis, dans l'écartement des deux piliers, en limite la partie inféro-interne.

Les dimensions de cet orifice sont extrêmement variables suivant les individus. Naturellement très étroit chez la femme, puisqu'il ne donne passage qu'à l'extrémité antérieure du ligament rond, il est constamment plus large chez l'homme. En dehors des cas pathologiques, où il laisse passer une hernie, ses dimensions sont en raison directe du développement musculaire.

En règle générale, chez l'individu normal, l'extrémité de l'index peut être introduite dans l'orifice externe, sans que pour cela on puisse conclure à une dimension exagérée. Dans la contraction musculaire, il se rétrécit par rapprochement et tension des piliers, mais cette contraction ne peut être que de courte durée, comme la contraction du muscle strié lui-même, et contrairement à ce que l'on a cru jadis, ne peut être la cause de l'étranglement d'une hernie qui aurait franchi le trajet inguinal.

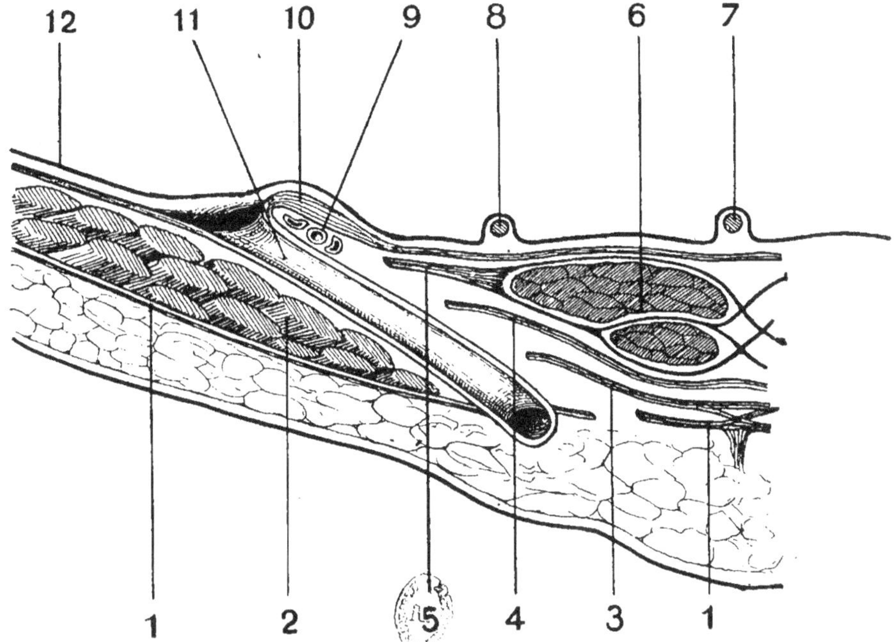

Fig. 23. — Coupe horizontale schématique du canal inguinal. — 1 et 2. Les deux
plans de la paroi antérieure : 1. Tendon aponévrotique du grand oblique, limitant
l'orifice cutané. — 2. Fibres musculaires confondues du petit oblique et du transverse. — 3, 4, 5, 10. Les divers plans de la paroi postérieure. — 3. Pilier de Colles.
— 4. Tendon conjoint. — 5. Expansion latérale de la gaine du droit (6). — Le fascia
transversalis (10) est épaissi en ligament de Hesselbach, en arrière de (9) l'artère
épigastrique. Il se déprime en (11) pour former la fibreuse commune des éléments
du cordon.

Le péritoine (12) est soulevé par (7) l'ouraque et par (8) le cordon de l'artère
ombilicale. On voit nettement que l'artère épigastrique est sur un plan antérieur
à ces deux organes dont le fascia transversalis la sépare.

Orifice profond ou péritonéal. — A la vérité, il n'y a pas d'orifice profond nettement individualisé. Les éléments du cordon dépriment à ce niveau le fascia transversalis qui s'invagine avec eux. Nous avons déjà vu qu'en ce point, il se fait un léger tassement des fibres de ce fascia, ce qui constitue le ligament de Hesselbach. Cet orifice profond est donc plutôt une sorte de fente disposée en croissant, dont la concavité est tournée en haut et en dehors.

Mais si, en temps normal, cet orifice ou cette fente n'a que des contours imprécis et sans résistance, au contraire, quand une hernie, par son passage, a irrité et épaissi le tissu fibreux du fascia transversalis, il se fait à ce niveau un véritable anneau fibreux autour du pédicule herniaire. Cet anneau devient résistant et inextensible, il peut devenir l'agent de l'étranglement de la hernie et c'est sur lui que devra porter le débridement.

Disposition du péritoine en arrière du trajet inguinal. — Le péritoine tapisse la paroi postérieure du trajet inguinal, sans lui être cependant appliqué d'une façon intime. Il en est séparé en effet par une couche cellulo-adipeuse d'autant plus prononcée que le sujet est plus gras. — De toute façon, cette couche graisseuse est constamment plus épaisse en dedans où elle se continue directement avec la graisse périvésicale.

Le feuillet péritonéal n'est d'ailleurs pas collé à plat, il est soulevé verticalement par deux cordons qui montent à la face profonde de la paroi abdominale : l'artère épigastrique et ses veines en dehors, l'artère ombilicale oblitérée et fibreuse en dedans.

L'artère épigastrique et ses deux veines suivent le côté interne de l'orifice profond du canal inguinal et montent par conséquent à la face profonde de la partie faible de la paroi postérieure. Elle fait saillie sous le péritoine, dont elle est séparée cependant par le fascia transversalis.

Le cordon de l'artère ombilicale monte obliquement en haut et en dedans et croise le bord supérieur du pubis à un niveau qui répond à l'épine du pubis quand la vessie est vide, un peu plus en dehors quand elle est distendue. Elle croise donc le canal inguinal au niveau de son orifice superficiel ou cutané.

Entre le cordon de l'artère ombilicale et l'artère épigastrique, le feuillet pariétal du péritoine se déprime en une large fossette : *fossette inguinale moyenne*. En dehors de l'artère épigastrique, le péritoine fait une petite dépression dont le fond répond aux éléments des cordons, c'est la *fossette inguinale externe*. Enfin, en dedans du cordon de l'artère ombilicale, le péritoine se déprime encore en une dernière fossette que le cordon de l'ouraque sépare de celle du côté opposé : c'est la *fossette inguinale interne*, ou pour mieux dire vésico-pubienne.

Le fond de la fossette moyenne répond donc à la presque totalité de la longueur du trajet inguinal. Or nous avons vu qu'au niveau du triangle de Hesselbach, cette paroi est extrêmement mince et peu résistante. Sur un individu normal, heureusement, ce triangle de Hesselbach ou point faible s'appuie sur la paroi antérieure, résistante, du trajet. Mais si la paroi antérieure est faible, si l'orifice superficiel ou cutané du canal inguinal est anormalement long et dilaté, le fond de la fossette péritonéale moyenne et le point faible de la paroi postérieure correspondent à une paroi antérieure faible ou même à l'orifice superficiel lui-même. On conçoit que, dans ces conditions, la poussée abdominale se fasse particulièrement sentir à ce niveau et les viscères ont tout naturellement tendance à pousser une hernie directement d'arrière en avant à travers l'orifice cutané du canal inguinal, en dehors du cordon de l'artère ombilicale, en dedans de l'artère ombilicale et de ses veines. C'est ainsi que se constituent les *hernies inguinales directes*.

Le fond de la fossette inguinale externe répond à l'orifice profond du trajet inguinal. Elle est toujours assez nettement indiquée, d'autant que le péritoine retenu à ce niveau par le cordon de Cloquet, reliquat du conduit péritonéo-vaginal qui s'engage dans le trajet inguinal avec les éléments du cordon, tire un peu le fond de la fossette et l'immobilise. Par conséquent, même en dehors des cas où le conduit péritonéo-vaginal persiste, il existe toujours, au niveau de l'orifice profond du trajet inguinal, une dépression que la poussée des viscères pourra accentuer et transformer en un sac herniaire qui trouvera devant lui le trajet inguinal tout prêt à le conduire vers les bourses. La *hernie inguinale oblique externe* sera donc très souvent congénitale, mais elle pourra être aussi acquise, en raison des dispositions que nous venons de décrire. Toujours aussi pour

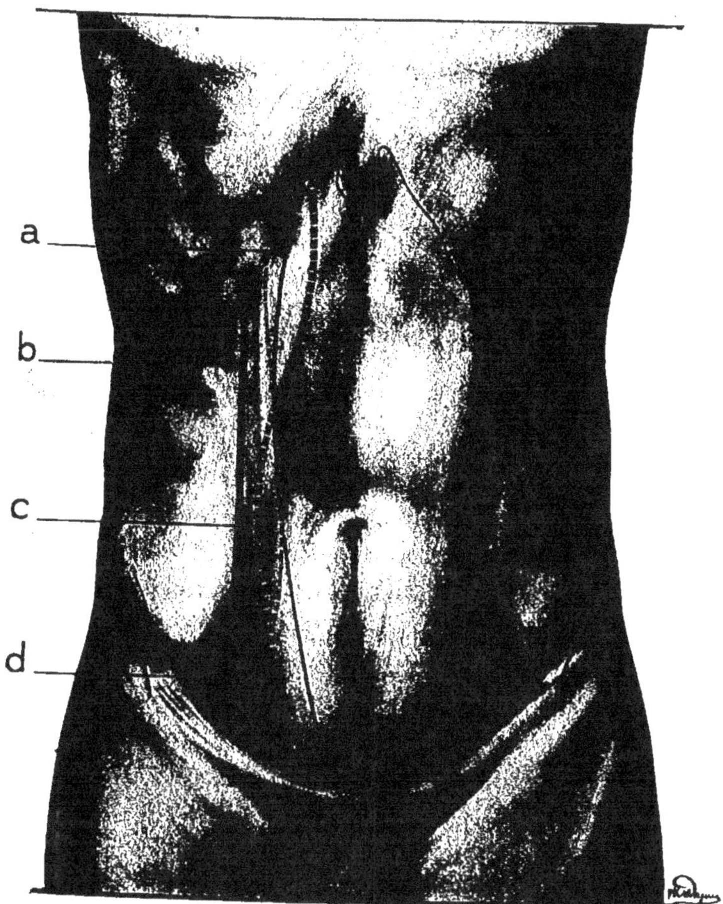

Fig. 24. — Le sillon latéral de l'abdomen, il répond à l'intervalle des corps charnus du grand droit antérieur (a) et du grand oblique (b). Le fond en est formé par le petit oblique (d) et le transverse (c) dans la région où leurs fibres musculaires deviennent tendineuses.

C'est à tort qu'on a donné à cette région le nom de ligne de Spigel.

les mêmes raisons, elle aura en dedans d'elle le cordon formé par l'artère épigastrique et ses veines.

Le fond de la fossette inguinale interne ou vésico-pubienne ne répond pas au canal inguinal, mais à la face postérieure du tendon du muscle droit. Il faut déprimer la faux péritonéale que soulève le cordon de l'artère ombilicale et par conséquent le bord externe de la fossette pour arriver, en se dirigeant en bas et en dehors, jusque sur la face postérieure du trajet inguinal. Encore à ce niveau, la paroi est-elle assez résistante, puisque le fascia transversalis, le ligament de Henle et le tendon conjoint la constituent. Dans certains cas très exceptionnels, l'intestin peut suivre cette direction et venir sortir par l'orifice cutané du trajet inguinal. Certains auteurs vont même jusqu'à nier la possibilité et par conséquent l'existence de pareilles hernies.

LE SILLON LATÉRAL DE L'ABDOMEN

La paroi antéro-latérale de l'abdomen présente une dernière région faible et susceptible de laisser passer les organes contenus dans la cavité du ventre. Cette région est comprise entre la saillie du muscle droit en dedans et celle des muscles larges (grand oblique, petit oblique et transverse) en dehors. Elle forme un sillon vertical, qui commence en haut au niveau du rebord costal et se termine en bas, en s'élargissant, vers le milieu du pli de l'aîne et la région inguinale.

On lui donne quelquefois, à tort, le nom de ligne de Spigel (et non Spiegel). Comme le disent fort bien Terrier et Lecène, cette dénomination consacre une double erreur.

D'abord, parce que pour beaucoup la ligne de Spigel correspond à l'union des fibres musculeuses du muscle transverse avec son tendon aponévrotique. Ceci ne ressort nullement de la description de Spigel.

Ensuite, parce que la ligne courbe que décrit Spigel correspondrait à la transition des fibres musculeuses en fibres tendineuses du grand oblique, du petit oblique et du transverse en un même point ou à peu près. Ce qui, évidemment, est une erreur anatomique, car la transition se fait pour chacun d'eux à des niveaux différents.

Le grand oblique devient tendineux suivant une ligne brisée. Celle-ci descend d'abord verticalement, à 11 ou 12 centimètres de la ligne médiane, depuis le rebord costal jusqu'à une ligne unissant les deux épines iliaques antéro-supérieures. A ce niveau, cette ligne devient horizontale et se termine au niveau de l'épine iliaque antéro-supérieure (voir fig. 24). La transition se fait donc ici suivant un angle droit. Entre la saillie du muscle droit et la saillie des fibres charnues du grand oblique, il existe un espace déprimé ou sillon vertical de 4 centimètres de large environ où la première couche de la paroi du ventre n'est formée que de fibres tendineuses.

Le petit oblique devient tendineux suivant une ligne courbe à convexité interne. Celle-ci commence en haut au niveau du rebord costal à 10 centimètres environ de la ligne médiane, c'est-à-dire à peu près au même niveau que le grand oblique. De là, elle se porte en dedans, se rapproche du bord externe du muscle droit, qu'elle atteint à la hauteur de l'ombilic. Elle va se terminer enfin à peu près au milieu de l'arcade crurale.

Donc, pour le petit oblique, la transition des fibres musculaires aux fibres tendineuses se fait notablement plus en dedans que pour le grand oblique. Les deux lignes de transition ne se correspondent nullement, comme semble le croire Spigel. Le sillon latéral du ventre présente déjà un premier plan qui est aponévrotique. Le second plan est musculaire dans sa partie moyenne, aponévrotique à ses deux extrémités.

Le transverse devient tendineux suivant une ligne courbe à concavité interne. Celle-ci commence en haut au rebord costal à trois ou quatre centimètres en dehors de l'appendice xyphoïde, s'incline en dehors jusqu'à la hauteur de l'ombilic, puis revient en dedans et se termine au pied du tendon du muscle droit. Le point culminant de la courbe est à 10 centimètres environ de la ligne médiane et répond au bord externe du grand droit antérieur de l'abdomen, à la hauteur de l'ombilic.

Donc, la transition des fibres musculaires en fibres tendineuses du transverse se fait très en dedans de celle du grand oblique et en dehors de celle du petit oblique. Le troisième plan de la paroi abdominale, au niveau du sillon latéral du ventre, est donc entièrement charnu.

La ligne demi-lunaire, telle que la comprenait Spigel, n'existe donc pas.

Néanmoins, il persiste ce fait qu'au niveau de ce sillon latéral, la paroi est moins résistante. Aussi, dans les cas de faiblesse congénitale, voit-on, sous l'influence de l'effort, une longue voussure verticale se dessiner à ce niveau, formant, avec le relâchement de la ligne blanche, le ventre à triple saillie dont parlait Malgaigne. C'est aussi à ce niveau que viennent se montrer certaines hernies dites à tort hernies de la ligne de Spigel, puisque cette ligne n'existe pas et qu'il vaut mieux appeler pour cette raison : laparocèles latérales ou hernies ventrales latérales.

Ces hernies apparaissent presque toujours à la hauteur de l'ombilic ou entre ce niveau et le rebord costal. Elles n'existent à peu près jamais au-dessous du niveau de l'ombilic.

Cette situation que les divers auteurs paraissent s'expliquer difficilement trouve, à notre avis, sa raison d'être dans l'état anatomique de la paroi abdominale à ce niveau. En effet, au-dessous de l'ombilic, le sillon latéral du ventre est formé par trois plans : le premier, fibreux, le tendon aponévrotique du grand oblique, les deux autres musculaires, corps charnu du petit oblique et du transverse.

Au-dessus de l'ombilic, le sillon est formé de deux plans fibreux : tendons aponévrotiques du grand et du petit oblique et d'un plan charnu, fibres musculaires du transverse. Ce dernier est d'ailleurs mince et les fibres souvent espacées.

Normalement, tout le long du muscle grand droit émergent de la profondeur des vaisseaux et des nerfs, qui sont les perforants antérieurs des intercostaux. C'est à travers ces petits orifices que s'engagent les pelotons adipeux sous-péritonéaux, derrière lesquels poussent le cul-de-sac péritonéal et la hernie. La partie sus-ombilicale du sillon latéral du ventre offre donc, à ce point de vue, moins de résistance que la partie sous-ombilicale.

ARTÈRES DE LA PAROI ABDOMINALE

Au point de vue médico-chirurgical, les artères qui irriguent la paroi abdominale ne présentent pas un intérêt très particulier.

Il n'en est pas de même des veines, comme nous le verrons plus loin.

Il existe, au niveau de la paroi abdominale, trois plans artériels· Le premier, superficiel, est formé de fines artérioles qui se distribuent dans la peau et son pannicule. Le second, moyen, se place dans l'épaisseur même de la musculature de la paroi. Le troisième, enfin, occupe la face postérieure de la paroi abdominale, en avant du péritoine et la terminaison seule des rameaux artériels pénètre dans la musculature.

Le **plan superficiel** est formé par la tégumenteuse abdominale et la circonflexe iliaque superficielle.

La *tégumenteuse abdominale* naît de la fémorale commune, à un ou deux centimètres au-dessous de l'arcade crurale. Elle traverse l'aponévrose fémorale à travers l'un des trous du fascia crébriformis et devenant ascendante, elle croise l'arcade de Poupart à un travers de pouce de l'épine du pubis. Elle passe alors au-devant du canal inguinal, dont elle croise perpendiculairement la direction, et, se portant un peu en dedans, elle monte sous la peau dans la direction de l'ombilic. Mais avant d'y atteindre, l'artère s'est divisée en une série de rameaux de plus en plus petits qui se perdent dans la peau ou s'anastomosent avec les terminaisons de la mammaire interne, de l'épigastrique et des lombaires.

A la hauteur du canal inguinal, la tégumenteuse abdominale donne constamment une collatérale d'un assez fort volume qui se porte en dedans. Elle est assez grosse pour paraître une bifurcation de l'artère. Souvent même la bifurcation se fait dès l'origine de la tégumenteuse sur la fémorale, en sorte qu'il semble exister deux tégumenteuses.

La *circonflexe iliaque superficielle* naît également de la fémorale, souvent par un tronc commun avec la tégumenteuse. Elle perfore l'aponévrose fémorale au niveau du fascia crébriformis en passant généralement dans le même orifice que l'artère précédente. Mais dès ce moment, elle se porte en dehors presque parallèlement à l'arcade crurale, qu'elle croise en son milieu. Elle se dirige vers l'épine iliaque antéro-supérieure et se perd à ce niveau en se divisant en fins rameaux qui s'épuisent dans la peau de la paroi abdominale pour la plupart, ou s'anastomosent avec les rameaux terminaux des artères lombaires.

Le **plan moyen** est représenté par les artères lombaires et la terminaison des deux dernières artères intercostales.

Les *artères lombaires*, nées de l'aorte lombaire, pénètrent sous le psoas, tout près de leur origine, en passant à travers les arcades fibreuses que le muscle envoie d'un bord à l'autre des corps vertébraux lombaires. Elles croisent les branches du plexus lombaire à travers lequel elles passent pour devenir plus profondes que lui et gagner le bord interne du muscle carré des lombes.

Très souvent les deuxième et troisième artères lombaires s'engagent au-dessous du carré des lombes et, après avoir donné le rameau dorso-spinal, elles s'épuisent dans la masse sacro-lombaire et le carré des lombes. Il est rare qu'elles soient assez volumineuses pour atteindre la région du flanc.

Au contraire, la première, la quatrième lombaire sont le plus ordinairement de volume beaucoup plus considérable. Elles passent parfois en arrière, plus souvent en avant du carré des lombes et arrivées à son bord externe, elles s'engagent entre les fibres du transverse, courent entre celui-ci et le petit oblique en leur donnant des rameaux. Elles traversent enfin le petit oblique sur la ligne axillaire postérieure et s'épuisent dans le grand oblique.

Les *deux dernières intercostales* sont assez volumineuses. Arrivées à l'extrémité de l'espace intercostal, elles se placent entre le transverse et le petit oblique, qu'elles traversent plus loin pour arriver enfin à la face profonde du grand oblique dans lequel elles se terminent.

Le **plan profond** est situé à la face péritonéale de la paroi antérieure. Il est formé par les épigastriques et le rameau descendant de la mammaire interne.

L'*épigastrique* naît de l'artère iliaque externe sur le bord postérieur de l'arcade crurale. Dès son origine, elle se porte en bas et en dedans, parallèlement à l'arcade qu'elle suit sur une longueur de 8 à 10 centimètres environ. Elle se redresse alors et monte oblique en haut et un peu en dedans pour gagner la gaine du muscle grand droit antérieur de l'abdomen (voir fig. 22 et 23).

Dans la partie horizontale de son trajet, l'épigastrique, collée derrière l'arcade crurale, est prise entre la veine iliaque externe qui la croise perpendiculairement en dessous et la crosse du ligament

rond ou du canal déférent qui passe au-dessus. Le fascia transversalis descend derrière elle vers la fosse iliaque.

Dans la partie ascendante de son trajet, l'artère épigastrique
croise d'abord la paroi postérieure du canal inguinal dans l'épaisseur de laquelle elle se trouve comprise, puis elle aborde la gaine du
droit antérieur.

Au niveau du canal inguinal, l'artère occupe la partie la plus
externe de la paroi postérieure, elle borde en dedans l'orifice péritonéal. Un grand nombre d'auteurs classiques la placent derrière le
fascia transversalis. Ce n'est pas ce que m'ont démontré de très
nombreuses dissections.

L'épigastrique est collée sur la face antérieure du fascia transversalis et restera sur cette face antérieure jusqu'à ce qu'elle pénètre sous l'arcade de Douglas. Le fascia transversalis formant la
portion externe de la paroi postérieure du canal inguinal, l'artère,
placée en avant du fascia, fait donc partie de cette paroi postérieure. Le ligament de Heisselbach, qui n'est qu'un épaississement
du fascia, est situé en arrière de l'épigastrique comme le montre
parfaitement le schéma ci-joint (fig. 23). L'artère est prise dans la
réflexion du fascia transversalis s'engageant dans le canal inguinal pour former la fibreuse commune des éléments du cordon.
Cela explique fort bien pourquoi l'artère funiculaire qu'elle donne
à ces éléments est placée en dehors de cette fibreuse commune.

Au-dessus du canal inguinal, l'artère, d'abord à distance du bord
externe du muscle droit antérieur, s'en rapproche de plus en plus, le
croise enfin et vient se mettre sur sa face postérieure, entre lui et
le fascia transversalis. Elle pénètre enfin sous l'arcade de Douglas
et continue à monter vers l'ombilic à la hauteur duquel elle se
termine.

Toutes ses branches, la funiculaire, l'anastomose avec l'obtura-
ratrice, la petite sus-pubienne, seront placées comme elle-même, en
avant du fascia transversalis.

Elle donne au muscle grand droit antérieur des rameaux nombreux jusqu'à sa terminaison. Celle-ci se fait à la hauteur de l'anneau ombilical. Lignerolles a décrit à ce niveau un véritable cercle
artériel, formé de rameaux ascendants qui s'anastomosent avec
des terminaisons de l'hépatique et de la mammaire interne, des ra-

meaux transversaux anastomosés avec ceux du côté opposé, des rameaux descendants enfin qui vont suivre sur le cordon fibreux de l'artère ombilicale.

Le *rameau abdominal de la mammaire interne* pénètre dans la paroi abdominale en passant entre les faisceaux xyphoïdiens et costaux du diaphragme; il traverse donc sur le côté externe de l'appendice xyphoïde la petite région xyphoïdienne. Il faut désigner sous ce nom une sorte de logette, limitée en avant par le feuillet postérieur de la gaine des droits, en arrière par le péritoine. L'appendice descend dans cette petite région au milieu d'une graisse fluide que traverse le rameau abdominal de la mammaire interne. Il donne même à ce niveau un ou deux petits ramuscules artériels qui s'anastomosent avec ceux du côté opposé, en passant soit devant, soit derrière la pointe de l'appendice.

L'artère court ensuite entre la face postérieure du muscle droit et le feuillet postérieur de sa gaine qu'il a traversé à la hauteur de la pointe de l'appendice. Il descend alors jusqu'à la hauteur de l'ombilic, en donnant des rameaux au droit et se termine en s'anastomosant avec les rameaux terminaux de l'épigastrique.

Ainsi se trouve établie une longue anastomose entre la circulation artérielle sus et sous-cardiaque. De plus, les trois plans artériels de la paroi abdominale s'envoient par leurs terminaisons de nombreuses et fines anastomoses qui les solidarisent.

VEINES DE LA PAROI ABDOMINALE

La disposition des veines de la paroi abdominale est, au point de vue médico-chirurgical, bien autrement intéressante à connaître, car elles deviennent, en cas d'oblitération des gros vaisseaux, une voie de retour importante et dessinent alors sous la peau leur trajet généralement invisible.

Peu développées à l'état normal, où on n'aperçoit sous la peau aucun réseau appréciable, elles prennent une importance considérable dans certains cas pathologiques, grâce à la richesse de leurs anastomoses avec des territoires veineux très différents.

On doit diviser le système veineux de la paroi abdominale en trois plans : un plan superficiel ou sous-cutané, un plan profond ou sous-musculaire, enfin un plan moyen formé par les veines collatérales des artères lombaires.

1° Plan superficiel sous-cutané. — Le réseau superficiel est immédiatement situé sous la peau, au-dessus des formations aponévrotiques. Ce sont elles, qui, dilatées, se dessinent à la vue.

Braüne, dont nous suivrons la description, a isolé un certain nombre de troncs dans le véritable plexus qu'elles forment en réalité. Il faut distinguer : de chaque côté, trois veines sous-cutanées abdominales : une moyenne, une interne, une externe; sur la ligne médiane sus-ombilicale existe une veine impaire : la médiane xyphoïdienne (voir fig. 25).

La veine moyenne sous-cutanée abdominale prend naissance dans la partie moyenne de la paroi, à la hauteur de l'ombilic. Elle est formée par la réunion des troncs qui amènent le sang des régions de l'épigastre et des flancs. Elle descend obliquement en bas et un peu en dehors et va se terminer soit dans la crosse de la saphène interne, soit directement dans la veine fémorale au-dessous de l'arcade crurale, après avoir croisé la paroi antérieure du canal inguinal. C'est ce tronc que l'on coupe toujours au cours de l'opération de la hernie inguinale.

Elle reçoit dans son trajet les veines de la région hypogastrique et souvent s'anastomose en haut avec la veine thoracique longue. La réunion de ces deux veines, quand elle existe, constitue la veine thoraco-épigastrique longue tégumenteuse.

La veine interne sous-cutanée abdominale est située en dedans de la précédente et parallèle à elle. Elle ramène à la crosse de la saphène interne ou au tronc sous-cutané moyen le sang de la région hypogastrique. Elle est courte, peu développée et s'anastomose au devant du pubis avec les veines honteuses externes superficielles dont elle est indépendante, quoi qu'en disent certains auteurs.

La veine externe sous-cutanée abdominale, encore appelée parfois veine circonflexe iliaque externe, est située en dehors des précédentes. Elle apparaît dans la région du flanc, descend verticalement jusqu'au voisinage de l'épine iliaque antéro-supérieure, puis s'incline en dedans et en bas, parallèlement à l'arcade crurale et va se jeter généralement dans le tronc de la veine moyenne à la hauteur de l'arcade,

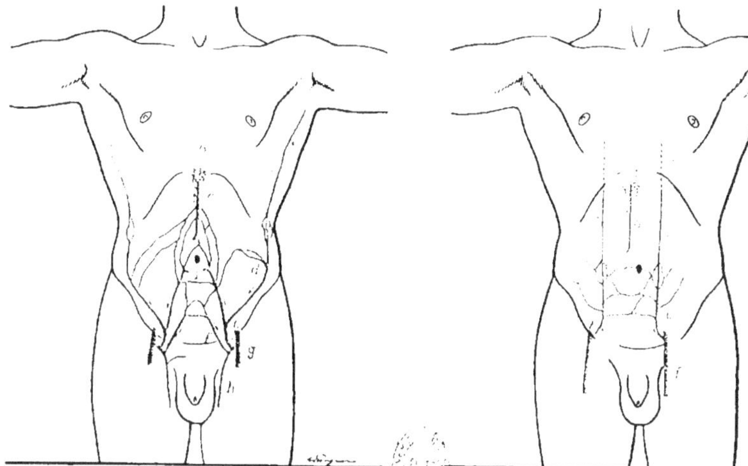

Fig. 25. — Le plan superficiel des veines de
la paroi abdominale. — *a*) La veine mammaire externe ou thoracique longue. —
b) Le réseau transverse xyphoïdienne. —
c) La veine médiane xyphoïdienne. — *d*) La
veine tégumenteuse externe. — *e*) La tégumenteuse moyenne. — *f*) La tégumenteuse interne. — *g*) La fémorale. — *h*) La
saphène interne.

Fig. 26. — Le plan profond des veines de
la paroi abdominale. — *a*) La veine para-
ombilico-xyphoïdienne. — *b*) La veine épigastrique supérieure, continuation de *c*)
la veine mammaire interne. — *e*) La veine
épigastrique inférieure : simple ici, en
réalité double. — *f*) La veine iliaque externe.

VIII*. Page 72.

En haut, cette veine s'anastomose avec la terminaison de la thoracique longue, formant ainsi un second type de veine thoraco-épigastrique longue superficielle si apparente dans certains cas pathologiques.

La veine médiane xyphoïdienne naît au niveau de la région ombilicale, se porte verticalement en haut et, arrivée à la base de l'appendice xyphoïde, elle se jette dans la veine transverse xyphoïdienne que nous verrons plus tard.

2° Plan profond, sous-musculaire. — Le réseau profond est situé à la face postérieure de la paroi abdominale, au-dessous des muscles et en avant du feuillet qui forme en arrière la gaine aponévrotique des droits. Il est beaucoup moins étendu et beaucoup moins large que le réseau superficiel, puisqu'il ne dépasse pas la gaine des droits (voir fig. 26).

Il faut distinguer de chaque côté deux veines épigastriques : une inférieure, une supérieure ; sur la ligne médiane et au-dessus de l'ombilic existe une veine impaire, la veine para-ombilico-xyphoïdienne.

La veine épigastrique inférieure est double. Ses deux branches flanquent l'artère du même nom, dont elles sont les collatérales. Elles commencent au-dessus de l'ombilic, dans l'épaisseur du muscle droit. Obliques en bas et en dehors, elles reposent d'abord sur la face antérieure du feuillet profond de la gaine du muscle, puis au-dessous de l'arcade de Douglas sur la face antérieure du fascia transversalis. Elles croisent la face profonde du canal inguinal, comme la tégumenteuse moyenne avait croisé sa face antérieure. A ce niveau, les deux collatérales se fusionnent et le tronc qui en résulte se termine enfin dans la partie interne de la veine iliaque externe, derrière l'arcade crurale. Ce tronc s'anastomose derrière le ligament de Gimbernat avec la veine obturatrice et reçoit près de sa terminaison les veines funiculaires.

La veine épigastrique supérieure, collatérale au rameau épigastrique de la mammaire interne, monte à la face profonde du muscle droit, dans l'épaisseur duquel elle a pris naissance. Elle passe à travers le diaphragme sur les côtés de l'appendice xyphoïde, entre les faisceaux xyphoïdiens et costaux de ce muscle, et constitue alors la

5*

veine mammaire interne par réunion avec le rameau thoracique.

La veine para-ombilico-xyphoïdienne naît du réseau périombilical et de la veine para-ombilicale de Sappey. Elle court dans l'écartement des feuillets de la grande faux du péritoine contre la paroi abdominale et va se terminer en arrière de l'appendice xyphoïde, dans la veine transverse xyphoïdienne.

Il existe en effet en arrière de cet appendice une ou deux veinules horizontales anastomosant les deux épigastriques supérieures. Ces veines transverses rétro-xyphoïdiennes reçoivent en avant la veine médiane xyphoïdienne sous-cutanée et en arrière la veine para-ombilico-xyphoïdienne profonde. Elles deviennent ainsi des voies d'anastomoses importantes dans certains cas pathologiques.

Plan moyen. — Les veines de ce plan ne présentent rien de bien particulier.

Entre le plan veineux superficiel et le plan veineux profond existe encore, dans l'épaisseur même de la paroi musculo-aponévrotique, toute une série de veines parallèles et collatérales des branches artérielles intercostales et lombaires dont le trajet est superposable à celui des artères. En faire la description nous entraînerait pour cette raison à d'inutiles redites.

Les deux plans veineux superficiel et profond et les veines intrapariétales sont largement anastomosés.

Chaque plan constitue un vaste réseau ou plexus par anastomose des diverses branches entre elles.

D'un autre côté, le plexus superficiel s'anastomose largement avec le plexus profond, de sorte que la paroi abdominale contient en réalité un vaste plexus veineux clivé en deux plans par les formations musculo-aponévrotiques.

Ces anastomoses se font par des veines perforantes très nombreuses, réparties sur toute la surface de l'abdomen et qui traversent le plan musculo-aponévrotique. Les plus volumineux de ces rameaux perforants émergent le long du bord externe de la gaine de droite, à côté des terminaisons des nerfs intercostaux.

Enfin les veines de la paroi abdominale s'anastomosent avec les territoires veineux voisins.

Ces anastomoses sont importantes à considérer, car c'est à cause d'elles que le plexus abdominal apparaît comme une voie de passage entre des systèmes extrêmement différents.

En haut : le système veineux abdomino-pariétal s'anastomose avec les veines de la paroi thoracique par l'intermédiaire des mammaires internes et des veines thoraciques longues et de là, par conséquent, avec le système veineux du membre thoracique, et par son intermédiaire, de la veine cave supérieure.

En bas : le système veineux abdomino-pariétal s'anastomose avec la veine iliaque externe et la fémorale par l'intermédiaire de la saphène interne et de là, par conséquent, avec le système de la veine cave inférieure.

Par l'intermédiaire des veines intercostales et lombaires, il se trouve encore anastomosé avec le système cave et même, par les veines de Retzius, avec le système porte.

Mais c'est surtout autour de l'ombilic que cette anastomose de la circulation pariéto-abdominale devient importante. Par l'intermédiaire de la veine para-ombilicale de Sappey et des autres veines du ligament suspenseur du foie, les connexions avec le système porte deviennent nombreuses et dans certains cas très importantes.

Ainsi donc, en connexion en haut avec le système cave supérieur, en bas avec le système cave inférieur et au milieu avec le système porte, le plexus pariéto-abdominal sert puissamment au rétablissement de la circulation, quand une de ces trois voies se trouve obturée. La dilatation de ses branches prendra un type différent suivant le siège de l'obturation.

Avec Gilbert et Villaret, on peut envisager trois types purs de circulation collatérale : un type cave inférieur, un type cave supérieur et un type porte.

Il peut enfin exister des types mixtes : porto-caves, et même des types localisés exceptionnels.

Dans le type cave inférieur, c'est-à-dire dans les obturations ou gêne circulatoire de la veine cave inférieure, le sang reflue des veines fémorales et iliaques externes dans les tégumenteuses qui offrent par la veine thoraco-épigastrique une voie de retour vers le système cave supérieur. Une circulation identique s'établit des veines profondes vers les mammaires internes. La circulation complémentaire est dans ce cas sous-ombilicale et latérale, la veine médiane xyphoïdienne est peu ou pas distendue et le sens du courant se fait de bas en haut.

Dans le type cave supérieur, le plexus thoracique se dilate d'abord et d'une façon prédominante. Secondairement se dilatent les veines thoraco-épigastriques longues superficielles. Le sens du courant se fait de haut en bas.

Enfin, dans le type porte, le sang reflue de la profondeur vers la surface par le système para-ombilical. Les veines para-ombilicales sont fortement dilatées, les valvules deviennent insuffisantes. Les veines para-ombilico-xyphoïdiennes se dilatent et la veine médiane xyphoïdienne se dessine tortueuse sous la peau ainsi que la partie supérieure des veines tégumenteuses et la thoracique longue. La circulation est surtout sus-ombilicale et se fait de bas en haut. Ces dilatations variqueuses réalisent ainsi autour de l'ombilic l'enchevêtrement de veines auquel on a donné le nom de tête de Méduse.

Dans les types mixtes où la circulation est gênée à la fois dans le système porte et la veine cave inférieure, la totalité des veines de la paroi peut se trouver dilatée.

II. — LA PAROI PROFONDE DE L'ABDOMEN

La paroi profonde de la région sous-thoracique de la cavité du ventre est formée au milieu par la forte saillie des quatrième et cinquième vertèbres lombaires, flanquées de chaque côté par les psoas. Sur les côtés, elle est constituée par les deux fosses iliaques et confine à la paroi lombaire. Les deux premières vertèbres lombaires font partie de la région thoraco-abdominale, comme nous l'avons déjà vu (Tome I).

Les deux dernières vertèbres lombaires, très saillantes en avant, offrent avec les disques qui les unissent entre elles ainsi qu'aux vertèbres sus et sous-jacentes une sorte de surface plane de 5 à 6 centimètres de large, car la partie antérieure du pourtour de ces deux vertèbres est fortement aplatie. D'un autre côté, la quatrième vertèbre lombaire étant la plus saillante, cette surface aplatie est fortement oblique en bas et en arrière et va se continuer avec la saillie du promontoire et de la face inférieure du sacrum.

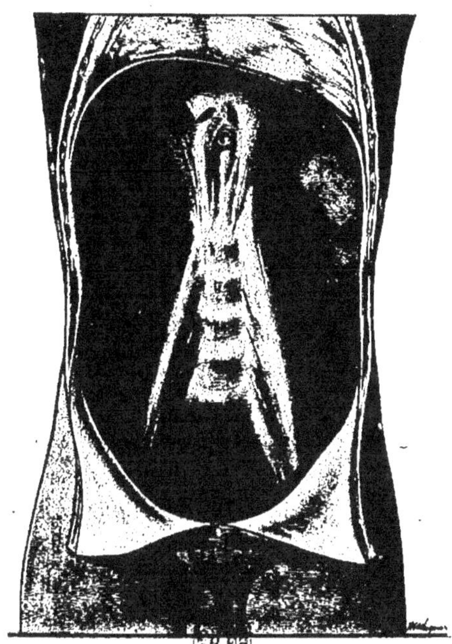

Fig. 27. — La paroi profonde de l'abdomen. Tous les organes ont été enlevés de façon à montrer la saillie médiane et verticale formée par les corps vertébraux lombaires flanqués des psoas et des deux fosses latérales lombo-iliaques. Entre les deux psoas, s'ouvre la cavité du petit bassin.

La proéminence que font dans l'abdomen la troisième et la quatrième vertèbre lombaire est d'ailleurs variable suivant les individus. Elle est normalement plus considérable chez la femme que chez l'homme. De fait, elle est en rapport direct avec le degré de la courbure lombaire.

Chez un individu de corpulence moyenne et dont l'intestin n'est pas distendu par les gaz, on ne peut arriver facilement à déprimer la paroi abdominale antérieure au niveau de l'ombilic et à l'amener au contact de la saillie vertébrale. Sur des coupes faites sur des sujets congelés, j'ai pu calculer que la distance de la paroi abdominale à la saillie vertébrale était en moyenne de 7 centimètres au niveau de l'ombilic.

Cette distance change considérablement d'un sujet à l'autre et chez le même sujet suivant les circonstances. Sur les individus fortement adipeux, la quantité de graisse peut être telle qu'il devient impossible d'arriver à palper la face antérieure de la colonne lombaire. Chez les individus maigres, au contraire, et à courbure lombaire prononcée, la paroi abdominale vient presque au contact de la quatrième lombaire. C'est au point que l'on peut aisément sentir et même voir à travers la paroi abdominale les battements de l'aorte, comme si aucune anse intestinale n'avait la place de s'interposer entre la colonne et la paroi.

Est-il besoin d'ajouter que le degré de vacuité ou de distension de l'intestin est capable de modifier d'un moment à l'autre cette distance.

Le psoas iliaque. — La saillie vertébrale est flanquée de chaque côté par les muscles psoas, de sorte qu'à la hauteur du disque qui sépare la quatrième de la cinquième vertèbre lombaire la proéminence formée par le corps vertébral et les deux psoas mesure de 11 à 12 centimètres de largeur, suivant les individus. Le muscle iliaque est sur un plan plus postérieur et forme une mince couche musculaire qui tapisse la paroi abdominale postérieure sur les parties latérales. De fait, c'est à la hauteur de la quatrième lombaire que le ventre du psoas est le plus volumineux. Il s'amincit à ses deux extrémités.

Le *psoas* naît en haut de la douzième vertèbre dorsale et de la colonne lombaire, s'unit au niveau de l'articulation sacro-iliaque au *muscle iliaque,* et le psoas-iliaque ainsi formé va se fixer hors de l'abdomen à la saillie du petit trochanter fémoral.

Sur la douzième dorsale, le psoas se fixe par un étroit faisceau à la face latérale du corps vertébral, et aussi sur le disque qui la sépare de la première lombaire.

Sur la colonne lombaire, les insertions se font différemment. Elles constituent deux plans superposés ; l'un, antérieur, forme un corps charnu continu qui prend attache sur les parties latérales de la colonne formée par les corps vertébraux et les disques ; l'autre, postérieur, est formé de faisceaux isolés et aplatis qui se détachent des costoïdes.

Le plan antérieur se fixe sur les quatre premières vertèbres lombaires et sur les disques intermédiaires. La cinquième sert rarement d'attache. Le muscle naît, directement charnu, des bords supérieur et inférieur des faces latérales des corps vertébraux. Entre ces deux insertions, une arcade fibreuse saute en pont par-dessus la gouttière que présente le pourtour du corps vertébral. Le psoas prend insertion sur toute la longueur de cette arcade, au-dessous de laquelle passent des branches artérielles lombaires et des rami communicantes que le grand sympathique envoie aux troncs du plexus lombaire. Au niveau des disques intervertébraux, le psoas naît directement charnu de toute la hauteur de la face latérale du disque.

Il arrive assez souvent qu'en passant sous l'arcade que lui fournit le diaphragme, le psoas se fixe par quelques faisceaux charnus à la concavité de cette formation.

Le plan postérieur est formé d'une série de languettes charnues qui se détachent de chacun des costoïdes lombaires. Les fibres naissent directement charnues de la base et du bord inférieur du costoïde dans toute sa longueur jusqu'au voisinage de la pointe. La pointe et la partie avoisinante du bord inférieur sont réservées aux insertions du carré des lombes.

Ces faisceaux se portent en bas et légèrement en avant. Tantôt indépendants les uns des autres, ces cinq chefs vont se jeter dans le plan antérieur du muscle ; tantôt ils se réunissent et se fusionnent avant d'atteindre le plan antérieur avec lequel ils se fusionnent, Ces cinq faisceaux forment donc entre eux une série d'espaces angulaires à sommet inférieur, à ouverture supérieure regardant en arrière. Nous verrons plus loin que c'est dans ces espaces que viennent se loger les diverses branches du plexus lombaire (voir fig. 28).

Le *muscle iliaque* est une mince lame musculaire d'un centimètre environ d'épaisseur. Il recouvre toute la fosse iliaque interne. Il se fixe en effet à toute la longueur du versant interne de la crête iliaque et à la moitié supérieure de la face interne de l'ilium. En arrière, il s'attache encore par quelques faisceaux, qui d'ailleurs ne sont pas constants, à la face antérieure des ligaments ilio-lombaires, à la partie la plus externe de l'aileron sacré et sur les ligaments antérieurs de l'articulation sacro-iliaque. Ces dernières insertions se font par conséquent derrière le corps du muscle psoas qui les recouvre.

Toutes les fibres du muscle iliaque se dirigent en bas, en dedans et en avant, en formant dans leur ensemble un large triangle dont le sommet répond à la face postéro-externe du faisceau psoas.

Très fréquemment, mais non d'une façon constante, l'iliaque dépasse les limites de la fosse iliaque interne sur laquelle il se fixe et on le voit s'attacher jusqu'au bord antérieur de l'os iliaque et même sur son versant externe, au-dessous et en dehors de l'épine iliaque antéro-supérieure. C'est à cette portion que l'on donne le nom de faisceau extra-pelvien de l'iliaque.

L'union du psoas et de l'iliaque présente d'assez grandes variations. Dans un grand nombre de cas, les fibres de l'iliaque se terminent dans la fosse iliaque sur le tendon inférieur du psoas à la face externe duquel elles se fixent. Le tendon du psoas devient ainsi un tendon commun aux deux muscles.

Souvent aussi le muscle iliaque a un tendon propre, qui passe avec celui du psoas au-dessous de l'arcade crurale. Ce n'est que dans la racine de la cuisse, plus ou moins près de l'insertion terminale, que les deux tendons s'unissent et se fusionnent en un seul, lequel va s'attacher au sommet et au versant postérieur du petit trochanter.

Le psoas-iliaque est un muscle de structure délicate où le tissu fibro-conjonctif est en faible quantité. C'est pour cette raison qu'un fil passé dans son épaisseur coupe aisément les fibres musculaires quand on serre le nœud et que les pexies faites au psoas iliaque ne donnent qu'une sécurité imparfaite.

Il est cependant à ce point de vue des cas favorables ; ce sont ceux où il existe un muscle petit psoas. Ce muscle inconstant double en avant le grand psoas et presque dès son origine il présente un tendon plat et assez large, dont la blancheur nacrée transparaît sous le péritoine. Lorsqu'il existe, on a toute chance pour qu'une pexie faite à son tendon soit une fixation sûre et efficace.

Situation du plexus lombaire dans le psoas iliaque. — La plupart des anatomistes sont assez peu précis sur ce point. Les plus exacts disent : « Le plexus lombaire est situé entre les deux plans, antérieur et postérieur du muscle. »

A vrai dire, les nombreuses dissections que nous avons étudiées, nous ont démontré l'extrême variabilité de cette situation. La description que nous en donnons est, de ce fait, celle d'une « image composite », d'un type, et non la disposition régulière que l'on trouvera réalisée dans tous les cas.

Les branches du plexus lombaire passent, dès la sortie du trou de conjugaison, en avant des faisceaux du plan postérieur ou costoïdes. Mais comme ceux-ci se recouvrent les uns les autres, les branches du plexus lombaire se trouvent placées d'abord entre deux de ces faisceaux, avant d'être recouvertes par le plan antérieur. Ainsi le XII⁰ intercostal passe en avant du premier faisceau costoïde, les abdomino-génitaux en avant du deuxième faisceau et en arrière du premier ; le fémoro-cutané entre le deuxième et le troisième faisceau ; les racines du crural, de l'obturateur et le tronc lombo-sacré entre le troisième et le quatrième, généralement uni au cinquième quand il existe. Mais tandis que les racines et le tronc du crural se portent en dehors, les racines et le tronc de l'obturateur se portent en dedans, comme à cheval sur la face postérieure du plan antérieur du psoas (voir fig. 28 et 29).

Seul le génito-crural traverse directement d'arrière en avant le plan antérieur du psoas à travers lequel il s'engage et émerge à l'union de son quart supérieur avec ses trois quarts inférieurs.

La disposition type que nous venons de décrire présente de très nombreuses variations. Il est cependant un fait constant : c'est le passage du XII⁰ intercostal et des abdomino-génitaux en avant du premier et du second faisceau costoïde. Les abdomino-génitaux passent constamment, par conséquent, dans l'intervalle des deux

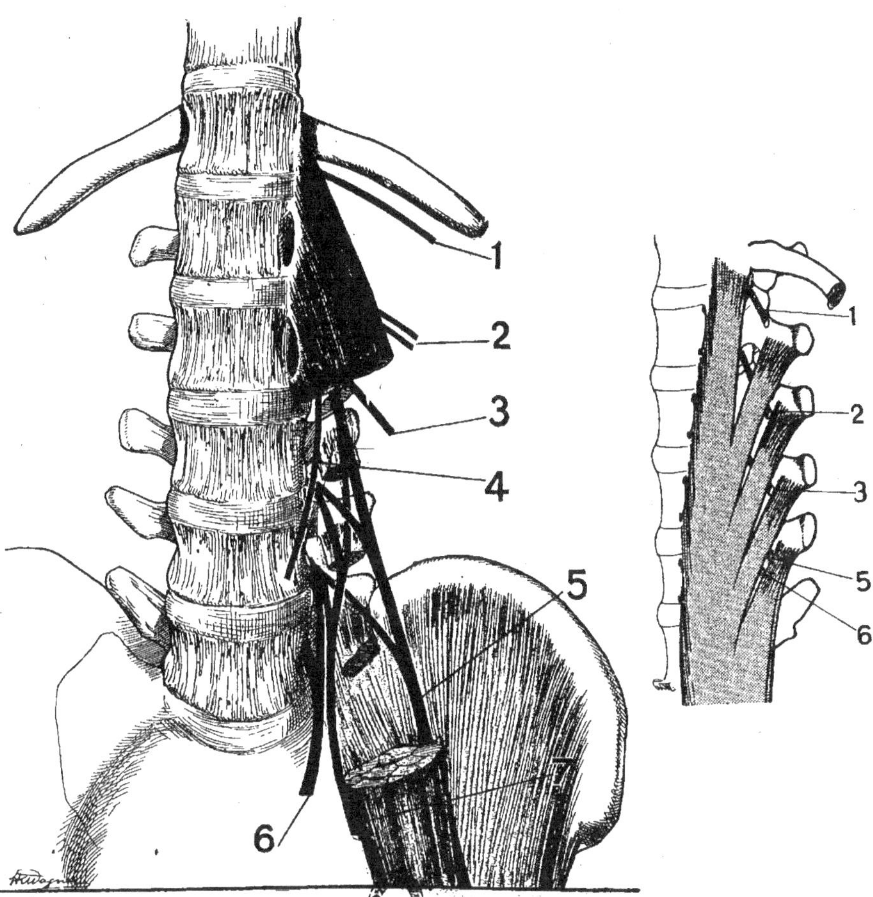

Fig. 28 et 29. — Le muscle psoas iliaque et le plexus lombaire. Remarquer les deux plans du muscle d'inégale importance, séparés par le plexus lombaire.   1. Douzième nerf intercostal. — 2. Nerfs abdomino-génitaux. — 3. Nerf fémoro-cutané. — 4. Nerf génito-crural. — 5. Nerf crural. — 6. Tronc lombo-sacré. — 7. Nerf obturateur.

premiers faisceaux costoïdes. De même, constamment, le génito-crural se porte directement en avant et traverse le plan antérieur du psoas. Quant au fémoro-cutané et aux racines du crural et de l'obturateur, on peut les voir tantôt en avant des trois derniers faisceaux costoïdes réunis en un seul, et dans ce cas ils passent entre le plan antérieur et le plan postérieur du psoas ; tantôt, mais plus rarement, en arrière de ces mêmes faisceaux et, dans ce cas, la totalité du psoas se trouve passer en avant de la partie inférieure du plexus. L'obturateur apparaît en dedans du muscle, le crural entre le psoas et l'iliaque et dès lors le trajet de ces nerfs reste le même dans tous les cas.

Tous ces nerfs suivent à des niveaux différents la paroi postérieure de l'abdomen sur laquelle ils se trouvent appliqués, dès leur émergence du psoas. Les abdomino-génitaux, parallèles, croisent au-dessous d'une mince couche celluleuse la face antérieure du carré des lombes et disparaissent au niveau du bord externe de ce muscle à travers le transverse pour venir se placer entre le petit oblique et le transverse. Le fémoro-cutané croise le muscle iliaque, sous le péritoine et le fascia iliaca, pour gagner l'échancrure qui sépare les deux épines iliaques antérieures. Le génito-crural suit toute la longueur de la face antérieure du psoas, jusqu'au niveau de l'arcade crurale. Quant au nerf crural, il se loge dans le fond de l'angle que font le psoas et l'iliaque. Chez les sujets gras, une couche graisseuse assez épaisse le dissimule tout d'abord. Il traverse donc toute la fosse iliaque au-dessous du fascia iliaca, avant d'émerger du bassin au-dessous de l'arcade crurale. Cette situation du fémoro-cutané et du crural explique peut-être certaines névralgies que l'on observe au cours d'affections du côlon droit en particulier.

L'aponévrose du psoas iliaque. — La disposition et la constitution de l'aponévrose du psoas sont assez particulières pour expliquer un certain nombre de conditions pathologiques et, à ce point de vue, présentent un réel intérêt pratique.

L'enveloppe fibro-conjonctive est très différente pour le psoas et pour l'iliaque. Très mince sur le psoas, elle l'entoure d'une fine toile conjonctive qui se fixe en dedans sur les arcades d'insertion et sur les parties latérales des disques intervertébraux. Au niveau du détroit supérieur, l'aponévrose est à peine visible. Sur le côté interne du muscle cependant, dans la région qui répond au passage des vaisseaux iliaques, elle prend une certaine consistance. Cette aponévrose ne devient résistante qu'un peu au-dessus de l'arcade crurale, c'est-à-dire avant le point où le psoas va passer dans la cuisse.

Au contraire, l'aponévrose de l'iliaque est d'une grande résistance. Ele s'attache à tout le pourtour de la fosse iliaque et se continue en dedans avec celle du psoas, en passant en pont par dessus l'angle que forment les deux muscles en s'accolant. Très mince en haut et en dedans, elle va s'épaississant progressivement, à mesure qu'on s'approche de l'arcade crurale, au bord postérieur de laquelle elle se fixe.

Elle prend à ce niveau la consistance et l'épaisseur d'une véritable lame fibreuse interposée entre le péritoine et le muscle. Une couche cellulo-adipeuse d'épaisseur variable l'isole encore des plans sus et sous-jacents. Il existe ainsi deux espaces lâches l'un au-dessus, l'autre au-dessous de l'aponévrose.

On s'explique ainsi le trajet différent des collections venues de la colonne vertébrale. En effet, les abcès qui ont pris naissance dans la région dorso-lombaire vont descendre au devant du psoas et de son aponévrose; arrivés au niveau de l'arcade crurale, leur migration se trouve arrêtée par la barrière résistante que forment la paroi abdominale et l'aponévrose du psoas-iliaque. Ces collections vont pointer dans la fosse iliaque, en arrière de la région inguinale. L'abcès s'est-il développé au contraire aux dépens de la colonne lombaire inférieure, il va glisser dans le psoas et se couvrir de son aponévrose. Arrivé au niveau de l'arcade crurale, il pourra passer aisément au-dessous d'elle, en suivant le muscle et venir faire saillie à la racine de la cuisse et même plus bas. Il existera une poche dans la fosse iliaque au-dessous de l'aponévrose, une autre dans la cuisse. Un détroit formé par l'arcade crurale et le bord antérieur du bassin les réunit et les fait communiquer.

Dans les inflammations aiguës de la fosse iliaque, l'appendicite par exemple, le fascia iliaca oppose une barrière résistante à l'envahissement du muscle iliaque. Il n'en est pas de même du muscle psoas dont l'aponévrose est si mince qu'elle se laisse traverser. Aussi la psoïtis est-elle loin d'être rare dans les suppurations de la fosse iliaque. Le muscle se contracture et la cuisse, suivant son action, se met en flexion, abduction et rotation externe.

La paroi profonde de l'abdomen présente, comme nous venons de le démontrer, une conformation toute différente de la paroi antérieure; tandis que celle-ci est régulièrement concave dans tous les sens, la paroi profonde, au contraire, offre à considérer une large saillie médiane formée par la colonne lombaire inférieure et les deux psoas; de chaque côté deux dépressions : flancs et fosses iliaques que limitent en dedans la saillie du psoas. Enfin dans l'écartement des deux psoas, s'ouvre l'orifice supérieur du pelvis.

Nous tâcherons de démontrer plus loin que la topographie des viscères abdominaux est en partie commandée par la conformation même de ce plan profond de l'abdomen. Ces données ne présentent sans doute qu'un maigre intérêt pour l'anatomiste qui étudie seulement le cadavre. Cela explique peut-être pourquoi on n'y a jusqu'ici si peu attaché d'importance. Elles sont au contraire fort importantes pour ce qui a trait aux applications médico-chirurgicales et méritent pour cette raison de nous arrêter.

CHAPITRE III

LE CONTENU DE LA RÉGION SOUS-THORACIQUE DE L'ABDOMEN

La région sous-thoracique de l'abdomen contient exclusivement l'intestin. Le gros intestin se dispose à la périphérie de la cavité; l'intestin grêle se place, dit-on, dans le cadre formé par le gros intestin. Nous verrons plus loin que ce schéma classique ne représente, dans sa simplicité, que très imparfaitement la vérité.

La partie transverse du gros intestin, avec son méso, sépare incomplètement la portion thoraco-abdominale de la portion sous-thoracique.

Il n'y a rien de semblable à la partie inférieure de cette région. Aussi, normalement, l'intestin descend-il dans le petit bassin à travers l'orifice du détroit supérieur.

A conclure de ce que l'on peut lire dans l'immense majorité des auteurs et de ce que l'on peut constater tant sur le cadavre qu'au cours des laparotomies, il semble que les anses grêles décrivent dans l'abdomen des méandres inextricables et indescriptibles, alors que le gros intestin trace un cadre précis autour des premières.

Il y a plus de précision qu'on ne le dit dans la topographie des anses grêles et moins qu'on ne croit dans celle du gros intestin.

I. — LES ANSES GRÊLES

Si, au point de vue de l'anatomie descriptive, l'intestin grêle commence nettement au niveau du sillon duodéno-pylorique, au point de vue médico-chirurgical, le duodénum fait avec l'estomac, le pancréas et les voies biliaires, un tout dont on ne peut l'isoler.

Il faut comprendre sous le nom d'anses grêles, la partie mobile de cette portion du tube digestif qui s'étend de l'angle duodénal-jéjunal à la valvule iléo-cæcale. Les lésions tant médicales que chirurgicales qui peuvent les atteindre présentent en effet une allure toute spéciale.

Nous ne dirons rien de l'aspect de l'intestin grêle du cadavre qui, pour le chirurgien, est sans intérêt. Nous n'envisagerons que l'intestin grêle vivant.

Aspect des anses grêles du vivant. — Les anses grêles présentent une forme différente suivant les moments. A l'ouverture de l'abdomen, on les rencontre tantôt vides, tantôt plus ou moins remplies, tantôt enfin contractées. Il arrive que, sur le même sujet, ces trois états se peuvent constater en des endroits différents.

L'intestin grêle, à l'état de vacuité. — Il présente la forme d'un ruban épais et aplati. Les bords sont légèrement en saillie sur la partie centrale qui dessine une sorte de dépression en gouttière. La surface n'est cependant pas lisse, mais légèrement tomenteuse et irrégulière, comme soulevée de points en points par de petites saillies que forment sans doute les valvules conniventes.

La coloration en est rose pâle et les vaisseaux ne sont généralement pas visibles sous la couche brillante et vernissée du péritoine.

Ce ruban intestinal mesure de 20 à 25 millimètres de large et 6 à 8 millimètres d'épaisseur.

La consistance en est régulièrement souple et élastique, et les doigts qui palpent sentent dans la profondeur une sorte de grenu, dû aux valvules de la muqueuse.

L'intestin grêle rempli. — Il devient cylindrique. La surface est régulièrement lisse et uniforme et suivant qu'il contient les liquides ordinaires ou simplement des gaz, sa coloration rosée s'irise de reflets verdâtres ou bleuâtres. Les vaisseaux apparaissent alors plus nettement sous le péritoine.

Si la réplétion correspond à la période digestive, l'aspect est plus différent encore. La coloration s'accentue et tire vers le rouge; les vaisseaux sont nettement visibles ; les lymphatiques dessinent des ramescences d'un blanc laiteux qui courent perpendiculairement à l'axe de l'intestin et gagnent le bord adhérent. Les chylifères ne prennent cet aspect que pendant l'absorption intestinale. Dans l'intervalle, ils ne sont pas visibles.

Le diamètre d'une anse grêle remplie et non distendue mesure de 28 à 30 millimètres environ. Sur le même intestin rempli, cependant, le calibre n'est pas pareil en tous les points de sa longueur. Il peut être légèrement différent d'un endroit à l'autre d'une même anse. C'est affaire de tonicité musculaire.

D'un autre côté, le calibre est toujours plus fort dans la partie moyenne de l'intestin grêle. La première anse jéjunale croît rapidement de calibre et celui-ci va diminuant jusqu'à la dernière anse de l'iléon. A vrai dire, la différence n'est pas sensible à première vue et ne pourrait, en tous cas, servir à reconnaître le niveau de l'anse envisagée.

L'intestin grêle contracté. — Il reste encore cylindrique, mais son calibre se réduit alors considérablement et ne mesure guère plus de 10 à 12 millimètres de diamètre. Cet état de contraction ne se rencontre jamais sur la totalité de l'intestin, ou du moins je ne l'ai jamais constaté. Mais il n'est pas rare de voir de place en place des zones de contraction tantôt réduite à un anneau, tantôt mesurant plusieurs centimètres de longueur. Le calibre de la partie contractée tranche considérablement sur celui des portions sus et sous-jacentes. Il est rarement régulier, le profil paraît au contraire légèrement festonné et la surface finement ridée. La contraction peut être fixe; plus souvent on la voit progresser lentement dans le sens de la longueur de l'intestin. Etudier le détail du mouvement est du domaine de la physiologie et nous renvoyons le lecteur aux traités spéciaux.

Longueur de l'intestin grêle. — On a beaucoup écrit sur la longueur du petit intestin et les conclusions des divers anatomistes sont tellement différentes, qu'il paraît étonnant que de telles variations soient possibles. Cela tient, d'une part, à l'élasticité toute particulière du tube intestinal grêle, d'autre part à la méthode employée par les divers chercheurs.

Le tube intestinal, aussi bien sur le vivant que sur le cadavre, peut être élongé dans des proportions importantes. Une anse d'un mètre que l'on étire peut gagner 8 à 10 centimètres de longueur et même parfois davantage.

La méthode employée pour faire ces mensurations est aussi une des causes de la diversité des résultats obtenus.

L'intestin détaché par section sur le bord mésentérique mesure en moyenne 7 mètres avec des variations allant de 5 à 10 mètres. Meckel donne 5 m. 65, Cruveilhier, 6 m. 80, Chudzinski, 7 mètres, Sappey de 8 à 9 mètres.

L'intestin, mesuré en place sur le cadavre au moyen d'un fil appliqué sur le bord libre, donne des chiffres nettement inférieurs : Poirier trouve 6 mètres 50, Beneke 6 m. 46, Dreske 6 m. 28. Enfin sur le cadavre fixé au moyen du formol ou de l'acide chromique, les chiffres sont plus faibles encore et l'on ne trouve plus qu'une longueur de 5 m. 50 en moyenne. Poirier donne 5 m. 50, Stopnitzki 5 m. 50, Sernoff, 5 m. 32.

Ainsi donc, suivant les méthodes de mensuration employées sur le cadavre, on obtient des différences pouvant atteindre 1 m. 50. Il serait donc du plus haut intérêt de connaître la longueur de l'intestin grêle mesurée sur le sujet vivant, si différent du cadavre, comme nous l'avons maintes fois démontré. Malheureusement ces mensurations ne sont pas aisées, et il n'est guère séant de prolonger, sans bénéfice pour l'opéré, le temps nécessaire à une laparotomie.

Cependant un chirurgien japonais, Miyake, a mesuré une série d'intestins grêles sur le vivant. Sur 14 individus, il a trouvé une longueur moyenne de 6 m. 66 avec des variations allant de 5 m. 50 à 9 m. 10.

Axhausen enlève 4 m. 75 d'intestin grêle ; l'autopsie lui montre qu'il a laissé 1 m. 25 ; la longueur totale était donc de 6 mètres. Bencke en enlève 5 m. 40; à l'autopsie on mesure 1 m. 06; la longueur totale était donc de 6 m. 46. Ces derniers chiffres confirment assez bien ceux de Miyake et l'on peut dire : l'intestin grêle sur le vivant mesure environ 6 m. 50 de longueur.

Cette longueur est-elle susceptible de variations individuelles ? C'est évident et nous venons de le voir.

Mais ces variations ont-elles quelques relations avec le sexe, l'âge, le régime alimentaire ou la race ? Ceci serait encore à démontrer et du reste de peu d'intérêt. Les diverses recherches déjà publiées ne sauraient guère entraîner une conviction.

Il pourrait paraître plus intéressant de savoir si la longueur du grêle est, chez l'adulte, susceptible de varier avec la taille du sujet. Beneke admet que pour un mètre de taille, on doit compter 3 m. 87 d'intestin grêle.

Il n'est pas besoin d'insister longtemps sur l'insuffisance de ce mode d'appréciation. La hauteur d'un sujet n'est nullement en proportion de la dimension de la cavité abdominale. Un seul exemple peut suffire à le démontrer. Brenner réséque 5 m. 40 d'intestin grêle. D'après la taille de l'individu, l'intestin aurait dû avoir 5 m. 75 et il n'en devait rester que 35 centimètres. Or, à l'autopsie, on en trouva 1 m. 06.

D'après les quelques mensurations que nous avons pu faire, il semble que l'intestin grêle soit d'autant plus long que l'on a affaire à un individu à thorax et à bassin plus larges. Il est plus court au contraire chez les individus à thorax et à bassin étroits et cela sans relation avec la hauteur xypho-pubienne. Encore ces différences sont-elles minimes et ne se mesurent guère que par centimètres.

En résumé, comme on pouvait s'y attendre, le chirurgien ne peut compter sur un chiffre exact dans l'appréciation de la longueur de l'intestin grêle. Il doit se contenter d'un à peu près, d'une moyenne qui peut être fixée à 6 m. 50 et c'est sur cette base qu'il peut mesurer ses résections.

De fait, la nature nous a dotés pour chaque organe d'un excès qui peut pathologiquement ou chirurgicalement être retranché et c'est bien cet excès qu'il importe de connaître ou, pour mieux dire, c'est le minimum sans lequel on ne peut vivre, bien plutôt que la longueur totale qu'il importe au chirurgien et au médecin de pouvoir apprécier.

L'expérimentation démontre, tout d'abord, que la résection totale du grêle entraîne rapidement la mort de l'animal. L'importance physiologique de cet organe le pouvait laisser deviner.

Quant aux résections partielles, elles sont possibles chez les animaux, comme chez l'homme, sans entraîner la mort rapide, mais dans certaines proportions. Les classiques sont muets sur ce sujet. Gley cependant écrit : « Malgré la haute signification de l'intestin

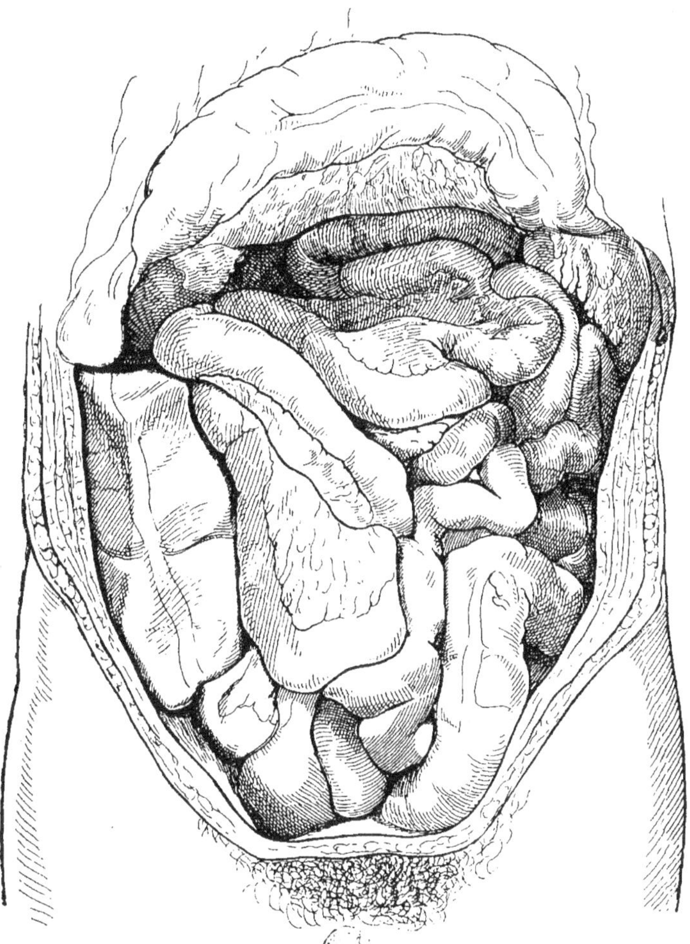

Fig. 30 — Disposition et situation des anses grêles. Le sujet a été durci au formol. On voit que la masse des anses grêles occupe la moitié gauche de l'abdomen et le pelvis. Le côlon descendant est en arrière. Le côlon droit occupe presque toute la moitié droite de l'abdomen.

Les anses grêles supérieures sont sensiblement horizontales. Les anses grêles inférieures se disposent verticalement.

Le côlon transverse, relevé ici, se couche, chez ce sujet, entre la première et la seconde anse grêle horizontale.

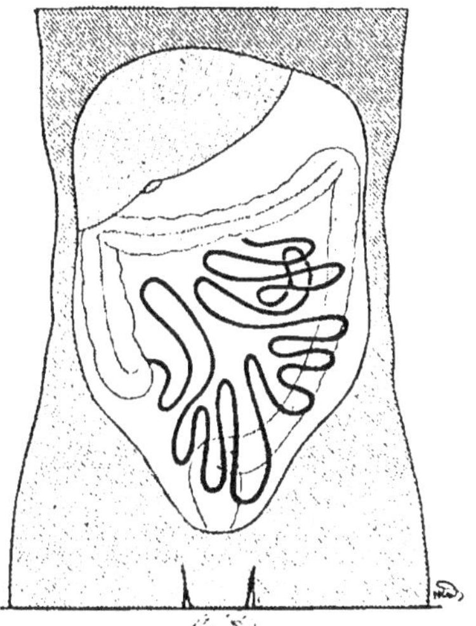

Fig. 31. — Disposition et situation schématique des anses grêles.

Les anses supérieures se disposent horizontalement dans la cavité gauche de l'abdomen, au devant du côlon descendant. La 3ᵉ anse, longue, fait sa courbe derrière les autres, contre le côlon descendant. La 4ᵉ anse, longue, va occuper l'aire de l'angle droit des côlons.

Les anses inférieures sont verticales, et occupent l'espace compris entre les deux psoas et le pelvis. Il arrive que la dernière, longue, vienne se loger dans l'angle droit des côlons.

grêle, comme organe digestif et sa non moindre importance comme organe d'absorption, on peut en enlever un segment très important, sans que les fonctions digestives soient gravement lésées. »

Mais quelle peut être la longueur maxima de ce segment ? Il ne le dit pas. C'est aux chirurgiens qu'il faut le demander.

Certains opérateurs ont poussé l'étendue de leurs résections jus" qu'à des proportions excessives. Axhausen enleva 4 m. 75, Storp 5 m. 10, Nigrisoli 5 m. 20, Brenner 5 m. 40. Tous les malades ont succombé en un temps relativement court dans la cachexie et le marasme, exactement comme succombent les malades qui présentent un anus haut placé sur le grêle.

Denk donne les résultats éloignés de sept opérés à qui on avait dû supprimer 3 mètres d'intestin grêle. Tous survécurent et furent revus en bon état de santé plusieurs années après l'opération.

En résumé, le chirurgien doit compter que l'homme peut vivre sans dommage avec 3 mètres environ d'intestin grêle, c'est-à-dire que l'on peut chirurgicalement en enlever 3 m. 50 environ.

Deux mètres 50 d'intestin grêle ne sont plus suffisants pour assurer la digestion et l'absorption des aliments ingérés et l'opéré est voué dans un temps plus ou moins rapide à la cachexie et à la mort.

Disposition des anses grêles. —A première vue, il semble que les anses grêles se disposent sans aucun ordre dans la cavité du ventre qu'elles remplissent. C'est aussi ce qui ressort des diverses descriptions qu'en donnent la majorité des auteurs classiques.

Tout au plus indiquent-ils que les premières anses intestinales se dirigent de droite à gauche, puis de gauche à droite, horizontalement. Pour quelques-uns même, cette disposition se continuerait jusqu'au dernier segment iléal qui devient horizontal ou légèrement ascendant.

Une telle imprécision n'est cependant pas dans la nature et l'on n'y connaît guère d'exemple où la fantaisie individuelle remplace la règle générale. Mais ici la multiplicité du détail dissimule à première vue la disposition de l'ensemble et déroute tout d'abord l'observateur.

Cette imperfection des descriptions tient peut-être aussi à ce que,

pour l'heure actuelle, médecins et chirurgiens n'ont pas senti la nécessité de connaître comment se dispose et quelle situation
occupe dans l'abdomen la masse des anses grêles. Il n'est pas impossible que cette nécessité se présente un jour.

Déjà cependant un grand nombre d'anatomistes ont tenté de
dégager un type dans les méandres en apparence confus de l'intestin grêle. Weinberg, Henke, Quain, Corning, Schafferdecker,
Sernoff, Mall, Bossy, Guillaume ont fait dans ce sens des recherches
des plus intéressantes, d'où il se dégage que les anses grêles ne sont
pas disposées au hasard, mais au contraire suivant un type, sujet, il
est vrai, à des variations nombreuses. Nos recherches ont porté
sur vingt-cinq sujets adultes soit frais, soit durcis au formol.

C'est le résumé de ces lectures et de ces recherches que nous ex-
posons ici. Nous verrons que les examens radiologiques confirment
entièrement ce que l'étude du cadavre nous fait connaître dans ce
cas.

L'intestin grêle, dans l'ensemble, décrit des anses, c'est-à-dire
qu'un segment pris isolément se replie en décrivant une courbe de
court rayon et de façon que la seconde moitié de ce segment se place
parallèlement à la première. Cette disposition schématique se
retrouve sur toute la longueur du grêle.

Mais il arrive fréquemment que chacune des branches de l'anse
décrit pour son compte des sinuosités secondaires et c'est pour avoir
méconnu ce détail que certains anatomistes ont pu écrire : « Les
anses intestinales s'arrangent entre elles sans aucun ordre métho-
dique », ce qui est une erreur.

On peut compter ainsi de 14 à 16 anses en moyenne, cela dépend
de la longueur de l'intestin.

Longueur. — Les anses ne présentent pas la même longueur sur
tous les individus. Elles ont généralement 20 à 22 centimètres de
long. Cependant, il en existe toujours trois ou parfois quatre dont
la longueur est beaucoup plus considérable et atteint 30 ou 40 centimètres. Ce sont, d'ordinaire, la troisième, la cinquième et la septième.

Direction. — Les anses grêles, ainsi juxtaposées et parallèles, occupent deux directions différentes, suivant que l'on envisage la
première ou la seconde moitié de l'intestin grêle(voir fig. 31).

Les premières anses grêles se placent horizontalement les unes au-dessous des autres. Elles se superposent ainsi de droite à gauche et de gauche à droite jusqu'au niveau de la cinquième lombaire et de la saillie du psoas gauche. Il semble que ce soit lui qui établisse le point du changement de direction. On compte généralement six ou sept anses disposées ainsi horizontalement.

A partir de la saillie du psoas gauche, les anses grêles changent de direction. D'horizontales, elles deviennent verticales et se superposent non plus de haut en bas, mais d'avant en arrière. Toutes ces anses verticales ont sensiblement la même longueur, ou du moins il n'en existe pas qui tranche nettement sur les autres par la différence de ses dimensions, si ce n'est la dernière, qui remonte alors jusque dans l'angle droit des côlons.

On peut ainsi compter 5 à 6 anses verticales généralement.

Cette disposition en anse ne se poursuit pas jusqu'au niveau de la terminaison de l'iléon. Les dix ou quinze derniers centimètres de l'iléon sont à peu près toujours rectilignes et se rapprochent considérablement de l'horizontale.

Ainsi donc les anses grêles occupent, vues d'ensemble, deux directions. Les anses de la moitié supérieure se placent horizontalement, les anses de la moitié inférieure se placent dans le sens vertical.

Puisqu'en somme personne n'a pu arriver à préciser où finit le jéjunum et où commence l'iléon, il nous est permis de dire que les anses jéjunales sont horizontales et les anses iléales, verticales. Le croisement du psoas établit la séparation.

Situation des anses grêles. — La situation, dans la cavité du ventre, d'organes aussi mobiles que les anses intestinales, est le résultat d'une sorte d'équilibre qui s'établit entre les parois de la cavité, le volume et la situation des autres viscères. Et cela se conçoit aisément : la déformation ou le déplacement de ces organes doit forcément entraîner le déplacement de tout ou partie des autres.

Sur un individu normal, les anses grêles occupent le côté gauche de l'abdomen et le pelvis ; c'est-à-dire la place laissée libre par les autres organes (voit fig. 30 et 34).

Le côlon droit remplit, en effet, tout le côté droit du ventre, fosse iliaque et flanc droits. Le méso-côlon transverse ferme l'abdomen supérieur. Quant au côlon descendant, il occupe peu de place. Toujours étroit et rétracté, il se loge dans le fond du côté gauche de l'abdomen, en arrière des anses grêles. Le côlon iliaque remplit généralement la fosse iliaque gauche, comme le cæcum remplit la fosse iliaque droite. Enfin le côlon pelvien et le rectum se tassent dans le fond du pelvis.

En haut, les anses grêles vont donc occuper la gouttière du flanc gauche que limite en dedans la saillie du psoas et de la colonne lombaire.

Elles couvriront aussi la saillie médiane, colonne lombaire et psoas. Elles sont là horizontales.

En bas, les anses grêles se peletonnent dans le petit bassin. Elles occupent l'espace laissé libre au-dessus du côlon pelvien entre les saillies des deux psoas. Elles sont ici verticales.

Le groupe supérieur est formé d'anses, dont la situation est la plus aisée à préciser. La première anse jéjunale, à partir de l'angle duodéno-jéjunal, se porte de gauche à droite, au-dessous de l'attache du méso-côlon transverse qui la recouvre directement.

Arrivée au contact du fond de la gouttière lombaire, cette anse revient sur elle-même de gauche à droite.

La seconde anse est un peu plus longue que la précédente. Souvent entre celle-ci et la précédente se couche le côlon transverse.

La troisième anse, longue également, se porte très à gauche et même se replie en dedans, derrière les autres anses, jusqu'au bord gauche de la colonne vertébrale.

La quatrième anse, longue, va former sa courbe à droite de la ligne médiane, dans l'angle droit du côlon dont elle remplit l'aire.

La septième anse, intermédiaire entre les anses horizontales et les anses verticales, remonte souvent très haut en dedans des anses horizontales, parallèlement au côlon droit (voir fig. 30, 32).

Le groupe inférieur, formé d'anses verticales, occupe le bassin. Toutes ces anses ont à peu de chose près la même hauteur. Elles ont du reste une disposition beaucoup plus variable que celles du groupe supérieur. Il paraît cependant assez constant qu'elles se superposent d'avant en arrière et de gauche à droite.

Le dernier segment, c'est-à-dire les quinze derniers centimètres

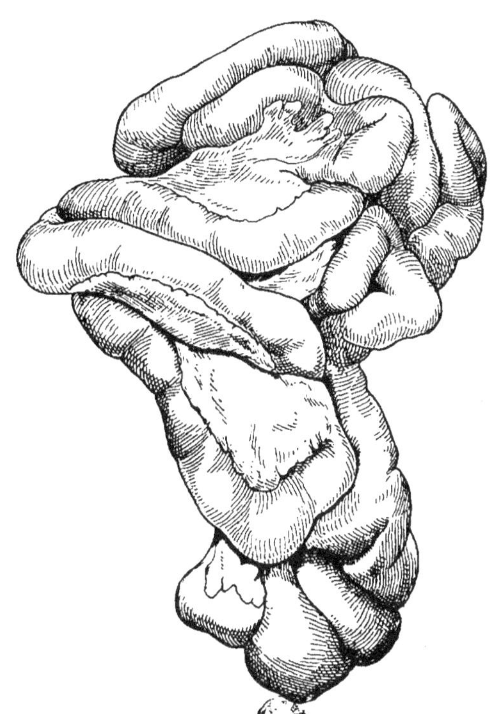

Fig. 32. — Disposition et situation des anses grêles. Le sujet a été durci au formol. Le paquet intestinal grêle enlevé en masse.

En comparant la figure ci-jointe, dessinée d'après nature, à la précédente, on peut retrouver la disposition schématique.

Les anses supérieures sont horizontales.

La 3e anse, longue, fait sa courbe derrière les autres, contre le côlon ascendant. La 4e anse, longue, va occuper l'aire de l'angle droit des côlons.

Les anses inférieures, logées entre le psoas, sont verticales. On voit la dernière remonter très haut à côté de la 4e dans l'angle droit des côlons.

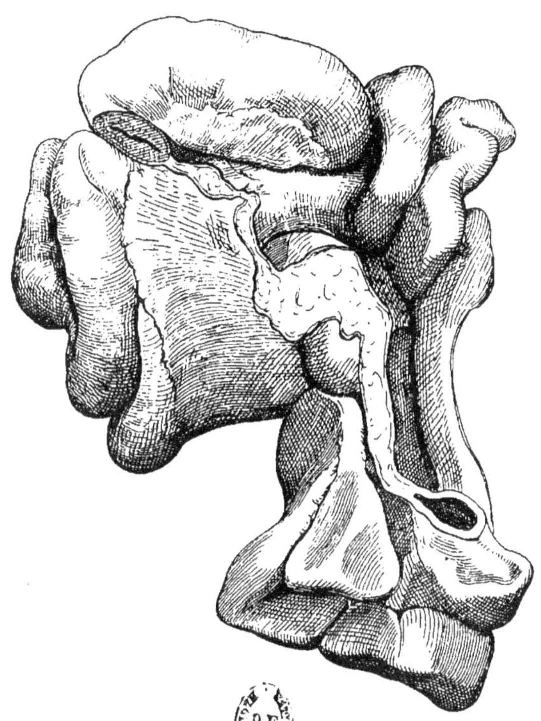

Fig. 33. — Disposition et situation des anses grêles. Le sujet a été durci au formol. C'est le même paquet intestinal grêle que celui de la figure précédente, mais vu par derrière.

On voit la section de l'attache mésentérique.

A gauche, on remarque le trajet ascendant de la 3e anse grêle, en arrière des autres et le long du côlon ascendant.

A droite, on voit la dernière anse grêle remonter vers la 4e, dans l'angle droit du côlon.

de l'iléon, devient rectiligne et suit la paroi postérieure depuis le promontoire sur lequel elle repose jusqu'au cæcum où elle vient s'ouvrir. Il est soit horizontal, soit légèrement ascendant.

Variations de direction et de situation des anses grêles. — Les variations que l'on peut rencontrer dans la situation ou dans la direction des anses grêles, pour nombreuses qu'elles soient, portent généralement sur les anses supérieures.

La première et la seconde anse, dans quelques cas, au lieu de se diriger de droite à gauche, puis de gauche à droite et d'occuper la partie haute de l'hypocondre gauche, se dirigent en sens inverse, croisent la ligne médiane et viennent se placer dans l'angle droit du côlon, à droite de la ligne médiane. Cette variation se rencontre dans 13 p. 100 des cas environ.

La quatrième anse, longue et à droite de la ligne médiane généralement, peut dans un assez grand nombre de cas, être repoussée à gauche par un côlon droit anormalement développé. Dans ce cas, il n'y a pas d'anse grêle à droite de la colonne vertébrale. Cette variation, assez fréquente, se rencontre dans 30 p. 100 des cas.

Il arrive enfin que ce soit la septième anse qui, particulièrement développée, vienne prendre la place de la quatrième dans l'angle droit du côlon et occupe à elle seule tout l'espace réservé aux anses grêles, à droite de la ligne médiane.

Il existe enfin des cas exceptionnels, pour lesquels il est impossible d'expliquer le mécanisme qui a présidé à la variation extrême de la position. Dans un de nos cas, par exemple, le jéjunum décrivait ses deux premières anses, puis descendait jusque dans le petit bassin, remontait alors à droite de la ligne médiane, passait à gauche, devenait sinueux et se terminait par un iléon haut placé sous le côlon et dont le segment terminal, vertical et descendant, gagnait le cæcum en suivant le côté interne du côlon droit. Mall, Weinberg, Henke ont décrit des anomalies assez identiques à celle-ci (voir fig. 35).

Influence des contractions et de la position sur la situation des anses grêles. — La disposition et la situation des anses intestinales dans la cavité du ventre sont beaucoup plus fixes qu'on ne serait tenté de le penser au premier abord. Il semblerait que leur long méso puisse leur permettre des déplacements incessants et étendus. Il n'en est cependant rien. Tous les organes abdominaux sont, en effet, tassés les uns contre les autres, sans qu'il y ait le moindre espace entre eux, à moins qu'il se soit fait un épanchement dans l'abdomen. Dans ces conditions, les déplacements ne sont guère possibles dans des proportions étendues.

Sous l'influence des contractions propres de l'intestin, il se fait bien des déplacements, mais ils sont limités et ne modifient pas la situation générale des anses.

On pourrait croire que le changement de situation du corps soit susceptible de modifier la disposition et la situation des anses grêles. Sur l'abdomen fermé, les déplacements sont peu importants. On s'en rend compte dans une laparotomie, lorsqu'on observe les anses grêles à travers le péritoine non encore incisé. La radioscopie le montre d'une façon plus nette encore, comme nous le verrons plus loin. Ce que l'on constate, c'est un déplacement en masse de tout le paquet intestinal, ou pour mieux dire de la presque totalité des viscères qui suit l'action de la pesanteur, remonte vers le diaphragme en position inverse, tombe à droite ou à gauche si le sujet se couche sur le côté droit ou sur le côté gauche.

Il n'en est plus de même si l'incision de la paroi a permis l'entrée de l'air dans la cavité péritonéale. Alors on voit se produire des modifications importantes dans la disposition et la situation de l'intestin grêle. Les déplacements ne sont plus limités; ils deviennent très étendus et le chirurgien s'en sert journellement quand il opère dans la cavité du ventre.

On est en droit de se demander ce que deviennent ces anses ainsi mélangées et déplacées, lorsqu'on les a remises dans la cavité péritonéale et qu'on a refermé l'abdomen. Les anses vont-elles garder la situation sans ordre dans laquelle on les a placées au hasard ? Vont-elles au contraire reprendre la place et la direction qu'elles doivent occuper normalement ?

Mall a tenté par l'expérimentation sur le chien de donner une solution à cette question. Chez cet animal, l'intestin grêle s'enroule d'une façon très régulière au-dessous de l'estomac et l'ensemble des anses est recouvert par le large épiploon. Il est aisé par une laparotomie de mélanger anses et épiploon et de les remettre ensuite au

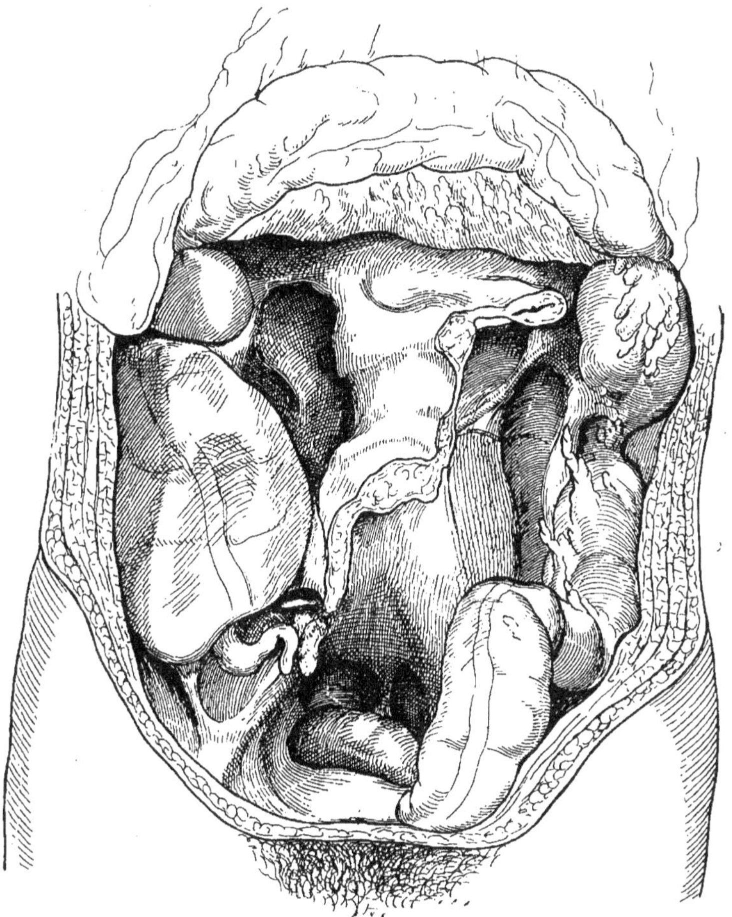

Fig. 34. — Disposition et situation des anses grêles. Même sujet que sur les figures 30, 31, 32.

Le paquet des anses grêles a été enlevé. On voit les loges de l'étage sous-thoracique de l'abdomen dans lesquelles viennent se placer les anses grêles. Le côlon droit occupant presque tout le côté droit de l'abdomen, les anses grêles horizontales se logent presque en totalité à gauche, en avant du côlon descendant qui est étroit et très postérieur. Les anses verticales sont reçues entre les deux psoas et dans l'excavation pelvienne.

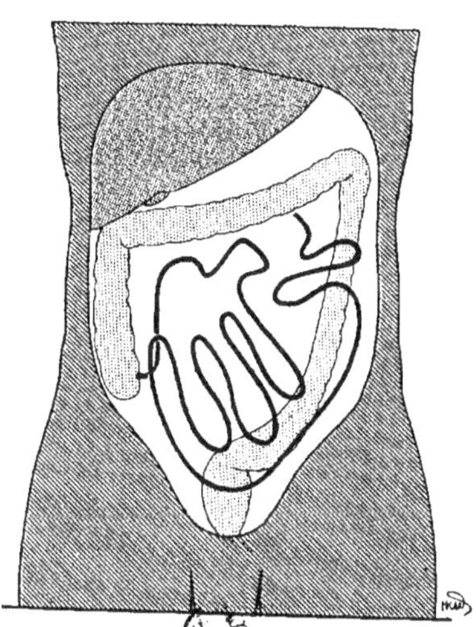

Fig. 35. — Anomalie dans la disposition et la situation des anses grêles. Cette conformation, qui n'est pas exceptionnelle, n'a aucune ressemblance avec le type que nous venons de représenter et montre à quel point les variations peuvent être grandes en cette matière.

hasard dans le ventre. Or, chez le chien, l'intestin et l'épiploon re-
prennent dans la suite leur position normale. La même expérience
pourrait être refaite chez l'homme où, grâce à la radioscopie, il est
possible de suivre le trajet des anses. Il est fort probable que, comme
chez le chien, l'intestin reprend sa place après les manœuvres
obligées d'une laparotomie.

Dans certains cas pathologiques, on peut voir des modifications
considérables se faire dans la situation des anses grêles, en raison
même de la longueur du pédicule et de la facilité avec laquelle les
anses glissent les unes sur les autres. C'est ce qui se produit dans tous
les cas de tumeur de l'abdomen, ou même lorsqu'un épanchement
séreux, par exemple, a écarté les unes des autres les anses normalement accolées.

Aspect et situation des anses grêles vues à l'écran. — Il est
difficile, sinon impossible, de prendre une idée de l'ensemble de
l'intestin grêle vu à l'écran radiologique. En effet, lorsque la·to-
talité des anses est injectée, leurs ombres se superposent et l'on ne
voit plus qu'une masse opaque indéchiffrable. On pourrait arriver à
dissocier ces images en injectant un gaz dans le péritoine. Je n'ai
pas osé recourir à ce moyen.

L'image est différente pour la partie proximale du jéjuno-iléon
et pour la terminaison de l'iléon.

Ici comme pour tous les viscères creux, l'ombre radiologique ne
donne que le contour de la cavité de l'organe et non sa forme extérieure. Aussi la forme de l'intestin grêle vu à l'écran est-elle très
différente de celle de l'intestin du vivant et à plus forte raison du
cadavre.

Le jéjuno-iléon se montre sous forme de raies noires de 12
à 15 millimètres de long, parallèles et écartées les unes des autres
d'un demi-centimètre. Toutes ces raies sont réunies en leur milieu
par une bande opaque qui paraît les enfiler comme la corde enfile
les bouchons d'un filet de pêche.

Béclère compare volontiers cet aspect de stries parallèles aux
barbes de plume. Quoi qu'il en soit, il est dû à la saillie que font dans
la cavité intestinale les valvules conniventes écartées par la bouillie
bismuthée (voir fig. 36).

La terminaison de l'iléon ne se montre pas sous la même forme. En effet, ces ombres, d'abord espacées et distinctes, se confondent à mesure qu'elles représentent des anses plus éloignées de l'estomac. Les stries se fusionnent ou plutôt disparaissent, de sorte qu'à la partie terminale de l'iléon, on ne voit plus que des ombres rubanées et continues. Leur largeur atteint celle d'un pouce, leurs bords sont plus nets et l'on n'y peut plus voir les dentelures ou les stries qui caractérisent les valvules conniventes, puisque la portion terminale de l'iléon en est dépourvue (Béclère).

Enfin, quel que soit le siège, on ne voit jamais, à moins de cause pathologique, coexister dans la même anse la présence de substance opaque et de poches gazeuses, comme cela se voit si habituellement dans le côlon.

Il est rare qu'on puisse voir sur l'écran les contractions de l'intestin grêle dans leur détail. C'est par intervalle, d'un mouvement rapide et discontinu, que l'on voit se remplir les diverses anses intestinales.

Les premières ombres apparaissent en haut et à gauche de l'abdomen, environ vingt minutes ou une demi-heure après le repas opaque. A mesure que les anses se remplissent, l'hypocondre gauche devient de plus en plus opaque. C'est donc bien la confirmation de ce que montre le cadavre : les premières anses grêles occupent le côté gauche de la cavité abdominale, l'hypocondre gauche.

Quand, enfin, la totalité des anses se trouve injectée, ou qu'une grande partie de la bouillie bismuthée a passé dans le cæcum, on voit nettement que la partie haute du pelvis se trouve remplie d'une masse noire qui, à première vue, pourrait être prise pour une injection du côlon pelvien ou de l'ampoule rectale. La terminaison du grêle est donc bien, comme nous le disions plus haut, dans le petit bassin.

Cette situation dans l'hypocondre gauche et dans le pelvis a depuis longtemps frappé les radiologues et ils ne manquent pas d'indiquer « l'ectopie des anses à droite » quand le hasard les met en regard d'un cas où cette anomalie existe.

Les nécessités de la clinique exigent encore que l'on sache la durée de la traversée d'un bol bismuthé, autrement dit le temps pendant lequel l'intestin grêle doit être visible à la suite d'un repas opaque.

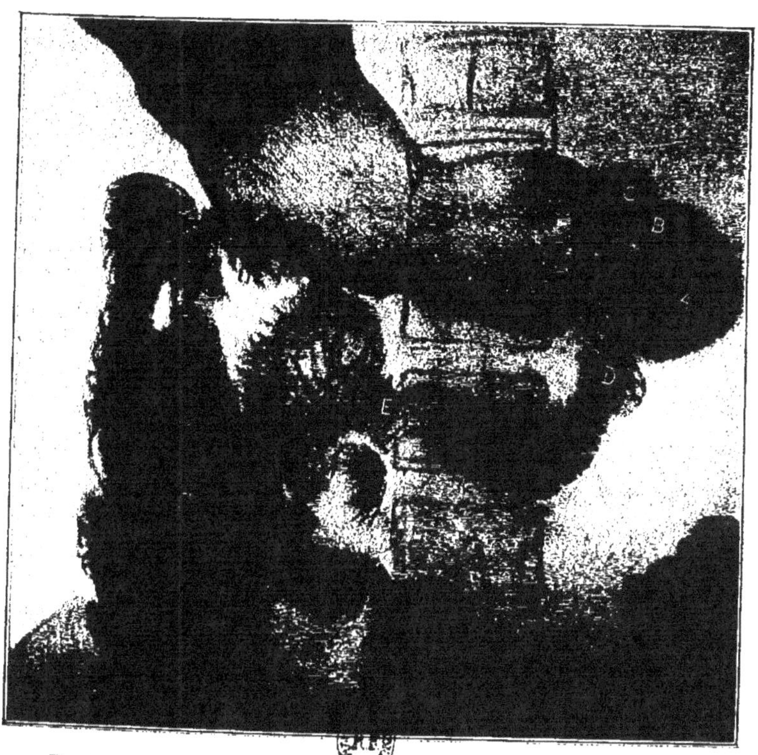

Fig. 36. — Aspect radiologique des anses grêles, après un repas opaque.

La radiographie a été prise d'arrière en avant. Le sujet est donc supposé vu par derrière.

A. Antre pylorique. — B. Pylore. — C. Bulbe duodénal. — D. Deuxième portion du duodénum. — E. Quatrième portion. — F. Paquet des anses grêles.

Une traversée plus lente ou plus rapide est toujours le signe d'un état pathologique.

Sur un individu normal, les anses grêles se vident de leur contenu en huit heures. A la première demi-heure, les anses supérieures commencent à être apparentes. L'image sombre, après quatre heures, n'occupe plus que la fin de l'iléon et déjà remplit manifestement le cæcum. Après six heures, elle montre seulement la dernière partie de l'iléon, remplit le cæcum, le colon ascendant et s'étend jusqu'au côlon transverse. Enfin, après huit heures, l'intestin grêle a complètement évacué son contenu, il est redevenu invisible (Béclère).

LE MÉSENTÈRE

L'intestin grêle est attaché à la paroi postérieure de l'abdomen par un large pédicule vasculo-nerveux, situé entre deux feuillets péritonéaux accolés. L'ensemble forme le méso vasculaire de l'intestin grêle ou mésentère.

On dit généralement que le mésentère est une large cloison péritonéale de forme triangulaire. A vrai dire, c'est plutôt un long feston, plus haut à sa partie moyenne qu'à ses deux extrémités. Le bord adhérent est court et presque rectiligne. Le bord libre est au contraire cinq ou six fois plus long que le précédent et se plisse comme un volant de robe, de sorte, comme le dit Fredet, qu'il ne peut être développé sur un plan. On peut dire que, dans son ensemble, il rappelle la forme d'un éventail largement ouvert.

Hauteur. — Le mésentère présente une forme telle qu'elle impose, pour ainsi dire, la disposition des anses grêles, telle que nous l'avons décrite.

A sa partie supérieure, la hauteur du mésentère est très petite. Elle s'accroît rapidement au point qu'au niveau de la troisième anse, elle mesure déjà 12 à 15 centimètres de haut. Cette hauteur reste la même jusqu'au niveau de la septième ou huitième anse, c'est-à-dire au point de changement de direction des anses intestinales.

En effet, au point où le bord libre du mésentère croise le psoas gauche, sa hauteur diminue légèrement. Il ne mesure plus que 8 à 10 centimètres de haut. Nous avons déjà vu que le croisement du psoas correspond à la septième ou huitième anse grêle, c'est-à-dire au segment intermédiaire aux anses horizontales et aux anses verticales.

La hauteur du mésentère remonte à 12 ou 15 centimètres au niveau des anses verticales, contenues, comme nous l'avons vu, entre les deux psoas. Cette hauteur reste la même jusqu'au niveau du dernier segment de l'iléon ou segment rectiligne. Dès ce moment, le mésentère diminue rapidement de hauteur au point de devenir nul à l'angle iléo-cæcal.

Ces constatations que nous avons pu faire sur vingt-cinq cadavres correspondent parfaitement à celles de Stopnitzki. Cet auteur avait observé que le mésentère augmente rapidement de hauteur depuis l'angle duodéno-jéjunal jusqu'à 150 ou 180 centimètres au delà; il a acquis à ce niveau 15 centimètres de haut. Vers le milieu de sa longueur, il ne mesure plus que 10 centimètres de hauteur, atteint 15 à 16 centimètres de haut dans sa seconde moitié et devient nul au niveau de l'angle iléo-cæcal.

Sa hauteur présenterait donc deux maxima, correspondant à peu près à chacune des deux moitiés de sa longueur. C'est, vu sous un autre angle, ce que nous avons constaté.

Racine du mésentère. — Le mésentère, disent les classiques, s'attache obliquement de haut en bas et de gauche à droite à la paroi postérieure de l'abdomen. Cette base commence à 2 ou 3 centimètres à gauche de la colonne vertébrale, à la hauteur du disque qui sépare la première vertèbre lombaire de la seconde. Elle répond au bord inférieur du méso-côlon transverse et au bord externe de la portion ascendante du duodénum.

Elle croise la colonne lombaire au niveau des troisième et quatrième vertèbres et se termine, à droite de la colonne vertébrale, un peu au-dessus du détroit supérieur, au droit de l'articulation sacro-iliaque droite, c'est-à-dire à 4 ou 5 centimètres de la ligne médiane.

Cette ligne d'attache est en réalité une véritable surface dont la largeur mesure en moyenne 18 à 20 millimètres, c'est-à-dire la largeur de l'artère et de la veine mésentérique supérieure qui se logent habituellement dans la racine même du mésentère (voir fig. 34).

Il nous a semblé cependant que cette attache de la racine du mésentère n'était pas rectiligne, mais au contraire brisée, et présentait trois parties étroites et verticales séparées par deux parties larges et horizontales.

La première partie, étroite, croise presque horizontalement le bord gauche de la colonne vertébrale; elle contient les vaisseaux de la première et de la deuxième anses grêles.

La deuxième partie, large, horizontale, croise la face antérieure de la troisième vertèbre lombaire. Elle contient trois ou quatre grosses artères et veines destinées aux anses horizontales du grêle.

La troisième partie, étroite et verticale, descend au devant de la colonne vertébrale sur la ligne médiane. Elle ne contient guère de vaisseaux.

La quatrième partie, large et horizontale, croise la quatrième vertèbre lombaire. Elle contient l'ensemble des artères qui vont se rendre aux anses verticales du grêle.

Enfin la cinquième partie, étroite, verticale ou fortement oblique, descend à droite de la colonne lombaire et est à peu près avasculaire.

Il semble donc que les artères de l'intestin grêle se disposent en deux paquets : le supérieur pour les anses horizontales, l'inférieur pour les anses verticales. Ces deux paquets correspondent aux deux moitiés du mésentère, dont la hauteur, avons-nous dit, est plus considérable.

Bord intestinal du mésentère. — Très épais et très large à son attache pariétale, le mésentère va s'amincissant de plus en plus jusqu'au point où il répond à l'intestin. Mais en même temps, il s'élargit considérablement, car il mesure environ 12 à 15 centimètres à son insertion pariétale et atteint 6 m. 50 à son insertion intestinale.

Arrivés au niveau du bord adhérent de l'intestin grêle, les deux feuillets péritonéaux du mésentère s'écartent pour envelopper le tube digestif. Cet écartement commence à un ou deux centimètres du bord intestinal. Comme l'a fort bien montré Monks, de place en place, des lobules graisseux infiltrent cette partie du mésentère et se prolongent même sur les faces de l'intestin. En d'autres points, la graisse manque et les deux feuillets se trouvent écartés par les branches artérielles et les veines qui se détachent des dernières arcades vasculaires pour gagner les deux faces de l'intestin.

Comme on l'a fort bien dit, le mésentère ne peut être étalé sur un plan en raison même de sa forme festonnée. Néanmoins le mésentère se couche normalement sur le côté gauche, de telle façon que de ses deux faces, la droite regarde en avant, la gauche en arrière.

Dans un cas cependant, sur les 25 sujets que nous avons examinés à ce point de vue, le mésentère était dirigé en sens inverse ; sa face gauche regardait en avant. Dans ce cas, du reste, la totalité des anses grêles occupait le côté droit de l'abdomen et recouvrait le côlon droit. Il semblait que cette disposition anormale reconnut pour cause une largeur excessive du côlon descendant et du côlon iliaque qui décrivait des anses considérables et remplissait le côté gauche de l'abdomen.

Entre les deux feuillets du mésentère se trouvent placés les vaisseaux lymphatiques et sanguins tributaires de l'intestin et l'important réseau nerveux qui se rend à ses tuniques.

ARTÈRES DE L'INTESTIN GRÊLE

L'intestin grêle et les côlons, c'est-à-dire les huit mètres environ du tube intestinal, sont irrigués par deux artères seulement : la grande mésentérique et la petite mésentérique.

La grande mésentérique vascularise à elle seule tout l'intestin grêle et le côlon droit. La petite mésentérique se distribue au côlon gauche et au rectum en partie.

Aucune anastomose susceptible de servir de voie de retour n'existe entre leurs territoires et les territoires voisins. Les troncs de ces artères ne peuvent donc être oblitérés sans que mort s'ensuive par anémie et gangrène de l'intestin.

Les branches qui en naissent s'anastomosent entre elles tout le long du tube intestinal. Mais ces anastomoses sont longues et grêles et si une de ces branches secondaires, à la rigueur deux, peuvent être oblitérées sans danger, le sphacèle partiel de l'intestin serait la conséquence d'une suppression plus étendue.

De ces anastomoses ou arcades para-intestinales naissent les rameaux destinés au tube intestinal. Ces derniers rameaux sont terminaux et ne s'anastomosent plus que d'une façon précaire par le réseau intrapariétal. Ils ne peuvent donc être oblitérés qu'en très petit nombre sans dommage pour l'intestin.

On conçoit de suite toute l'importance médico-chirurgicale de ces canaux sanguins. Elle fait comprendre les graves lésions qu'entraîne leur thrombose. Elle explique les déboires d'une chirurgie qui ne tiendrait pas un compte exact de leur disposition.

L'artère grande mésentérique. — Le tronc de cette artère, très volumineux à son origine, diminue rapidement de calibre. C'est le seul vaisseau de l'organisme où la forme conique qui est commune à toutes les artères soit aussi nettement visible. De fait, bien qu'il ait à son origine le calibre de la fémorale, c'est-à-dire 10 à 12 millimètres de diamètre, au niveau de sa bifurcation terminale, c'est-à-dire à 18 ou 20 centimètres de là, il ne mesure plus que 2 à 3 millimètres de diamètre.

La situation de l'artère mésentérique supérieure est fixe. Elle occupe à peu près la ligne médiane. Dans les deux tiers de sa longueur, elle est collée contre la paroi postérieure de l'abdomen, d'abord derrière le pancréas, puis dans l'attache pariétale du mésentère. Elle est donc particulièrement fixe dans une grande étendue de sa longueur. Si les déplacements imprimés au mésentère peuvent mobiliser ses branches, les attaches conjonctives et nerveuses qui l'unissent à la paroi dorsale ne permettent guère la mobilisation du tronc, si ce n'est dans le dernier tiers de son trajet (voir fig. 37).

Son origine sur l'aorte se fait à des niveaux assez variables ; aussi comprend-on le désaccord apparent des divers auteurs.

Les uns, comme Okinczyc, la font naître à la hauteur du disque qui sépare la deuxième de la troisième lombaire. Pour Poirier, Testut, elle émerge de l'aorte au niveau du disque intervertébral compris entre la douzième dorsale et la première lombaire. C'est aussi l'opinion de Corsy et Aubert et nos recherches personnelles nous permettent d'adopter les mêmes conclusions.

La mésentérique supérieure émerge donc de l'aorte tout à côté du tronc cœliaque, mais tandis que celui-ci est à peu près horizontal, celle-là est presque verticale et cette disposition rend assez difficile la mesure de la distance qui les sépare. En général, on peut estimer à un centimètre environ la longueur de l'aorte qui sépare ces deux origines. Encore cette distance peut-elle varier en plus ou en moins et la mésentérique naître du même tronc que le tronc cæliaque.

La terminaison de l'artère mésentérique supérieure se fait dans le mésentère en regard de l'intestin grêle à 60 ou 90 centimètres de l'angle iléo-cæcal. A ce point de vue, les données classiques doivent être modifiées. La plupart des auteurs en effet considèrent que cette artère se termine dans l'angle iléo-cæcal, par un épanouissement en bouquet de branches qui vont au côlon ascendant, au cæcum, à l'appendice et à l'iléon.

Lardennois et Okinczyc ont rectifié cette erreur d'interprétation. La véritable terminaison de l'artère mésentérique supérieure se fait sur l'iléon, à 60 ou 90 centimètres du cæcum. L'anatomie embryologique montre en effet que l'artère de l'anse primitive se termine sur le canal vitellin au sommet de l'anse et non sur le renflement cæcal qui en occupe la branche ascendante.

Chez l'adulte, le sommet de l'anse primitive répondra à une coudée environ de l'angle iléo-cæcal. D'ailleurs, la persistance chez l'adulte du pédicule de la vésicule ombilicale, devenu le diverticule de Meckel, permet de démontrer le bien fondé de cette affirmation. Okinczyc, dans un cas de persistance du diverticule de Meckel, a noté les relations qui existent entre ce diverticule et la terminaison de l'artère mésentérique supérieure. Corsy a publié un cas analogue où une artère diverticulaire naissait directement de la bifurcation de l'artère.

C'est en effet par bifurcation que se termine la mésentérique supérieure. La branche ascendante continue la série des branches de l'intestin grêle. La branche descendante s'anastomose avec la première des branches du gros intestin ou artère iléo-cæcale.

Trajet. — Au point de vue médico-chirurgical, l'artère mésentérique présente dans son trajet deux segments : le segment supérieur est fixe et l'artère est adhérente au plan dorsal ; le second segment est mobile ; l'artère est contenue dans l'épaisseur du mésentère et mobile avec lui.

Dans son **premier segment**, l'artère s'écarte légèrement de la face antérieure de l'aorte, juste assez pour laisser passer la grosse veine rénale gauche, qui s'insinue par conséquent dans la fourche étroite que font ces deux artères. Sur sa face antérieure passe, parallèlement à la veine rénale, le volumineux tronc formé par l'union de la veine splénique et la veine petite mésaraïque. Ainsi donc, à son origine, l'artère mésentérique supérieure est prise entre deux veines qu'elle croise à angle droit : en arrière la veine rénale, en avant la veine splénique. Une aiguille enfoncée à ce niveau, à travers le pancréas, traverserait successivement la veine splénique, l'artère mésentérique supérieure, la veine rénale gauche, enfin l'aorte. Il y a là une superposition de troncs vasculaires d'un volume considérable et l'on se rend difficilement compte de leur importance sur le cadavre dont les vaisseaux n'ont pas tout d'abord été injectés.

En avant, le pancréas s'applique sur elle et la cache entièrement. On peut dire que le chirurgien ne voit jamais la mésentérique supérieure au niveau de ses cinq ou six premiers centimètres, c'est-à-dire jusqu'au point où elle émerge au-dessous du col du pancréas et ce que nous venons de dire de ses rapports vasculaires fait aisément comprendre qu'il soit difficile de s'y hasarder.

La veine mésentérique supérieure est, jusqu'à ce niveau, placée sur le côté droit de l'artère et tout contre elle, mais à ce moment, tout en continuant à monter vers l'origine de la veine porte, elle s'écarte de l'artère de plus en plus et reste en même temps sur un plan antérieur à elle. Aussi, n'y a-t-il plus de contact entre l'artère et la veine mésentérique supérieure en arrière du pancréas.

Quand elle émerge du bord inférieur du col du pancréas, l'artère, toujours oblique en bas et en avant, est soulevée par la troisième portion du duodénum et le bec pancréatique. Elle les croise perpendiculairement à leur direction, puis s'applique à nouveau à la paroi postérieure de l'abdomen ou plus exactement à la face antérieure de l'aorte, au niveau de sa bifurcation. Ainsi donc, dans sa partie adhérente, l'artère mésentérique supérieure, née de l'aorte, vient en bas se coller à l'aorte, après avoir passé par-dessus la veine rénale, le bec pancréatique et le duodénum. Elle forme comme un arceau par dessus ces organes.

Dans toute cette première portion, l'artère est entourée d'un réseau de filets nerveux qui lui vient du plexus solaire. D'ailleurs, à son origine même, ce réseau se pelotonne en un véritable ganglion nerveux, ɪᴇ ganglion mésentérique. Elle est encore accompagnée par plusieurs lymphatiques qui aboutissent au groupe supérieur des ganglions lymphatiques supérieurs échelonnés le long de l'artère.

Dans tout ce trajet, l'artère est recouverte par le péritoine pariétal au moment où il va se continuer avec le feuillet droit du mésentère ; car le mésentère est couché vers la gauche et l'artère mésentérique supérieure occupe l'attache même de ce méso, mais elle n'est pas dans le méso, comme le laisseraient croire certaines descriptions.

Dans son **second segment**, l'artère mésentérique quitte le plan dorsal de l'abdomen et pénètre dans le mésentère. Elle est alors comprise entre les deux feuillets péritonéaux de ce méso, dans la partie où il est le plus haut. L'artère est déjà considérablement réduite de calibre et quand on la cherche à ce niveau, il est absolument impossible de la distinguer, quant au volume, des branches qu'elle donne à l'intestin. Elle est intermédiaire à la dernière branche iléale et à l'artère iléo-cæcale. Okinczyc et Lardennois disent « qu'à son extrémité, l'artère mésentérique supérieure se bifurque en deux petits troncs qui s'anastomosent ensuite formant un anneau artériel allongé ». J'ai souvent cherché cet anneau et je n'ai rien vu qui le distinguât des nombreuses arcades anastomotiques que l'on trouve à ce niveau.

La veine grande mésentérique. — Dans la plus grande partie de son trajet, l'artère est accompagnée par sa veine collatérale, la grande veine mésentérique ou grande mésaraïque. Née par réunion de deux ou trois veines, venues de la terminaison de l'iléon, dans la zone où se termine l'artère, la veine monte à côté d'elle et un peu en avant. Mais dans la partie fixe de l'artère, c'est-à-dire dans la racine du mésentère, la veine se place au côté droit de l'artère qu'elle touche jusqu'au point où toutes deux disparaissent sous le pancréas.

A ce niveau, l'artère est profonde, la veine reste superficielle et s'abouche presque aussitôt dans le tronc de la splénique pour former l'origine de la veine porte. La veine est donc un peu moins longue que l'artère qui naît à deux ou trois centimètres au-dessus de la terminaison veineuse.

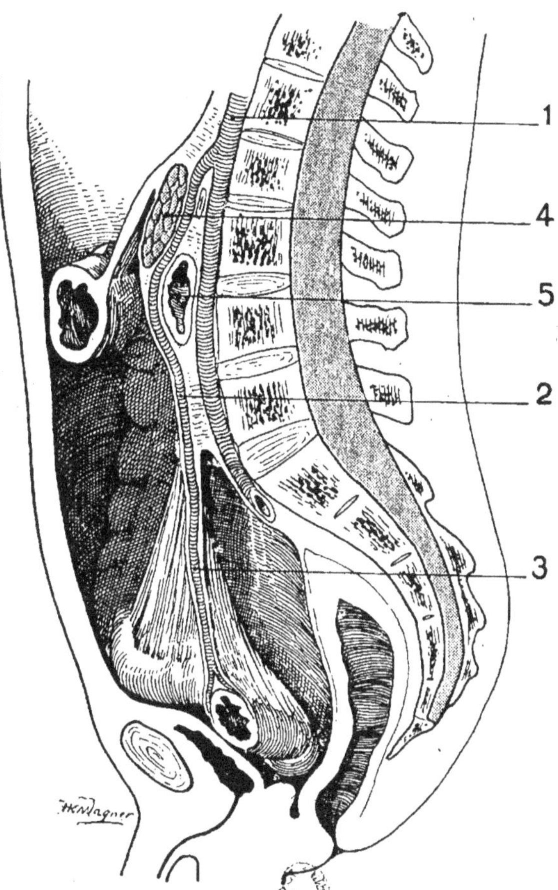

Fig. 37. — Disposition schématique de l'artère mésentérique supérieure.

Sa portion fixe passe en arceau par dessus le duodénum. Sa portion mobile est libre dans le mésentère.

1. Aorte. — 2. Artère mésentérique supérieure. — 3. Sa portion mobile. — 4. Pancréas. — 5. Duodénum.

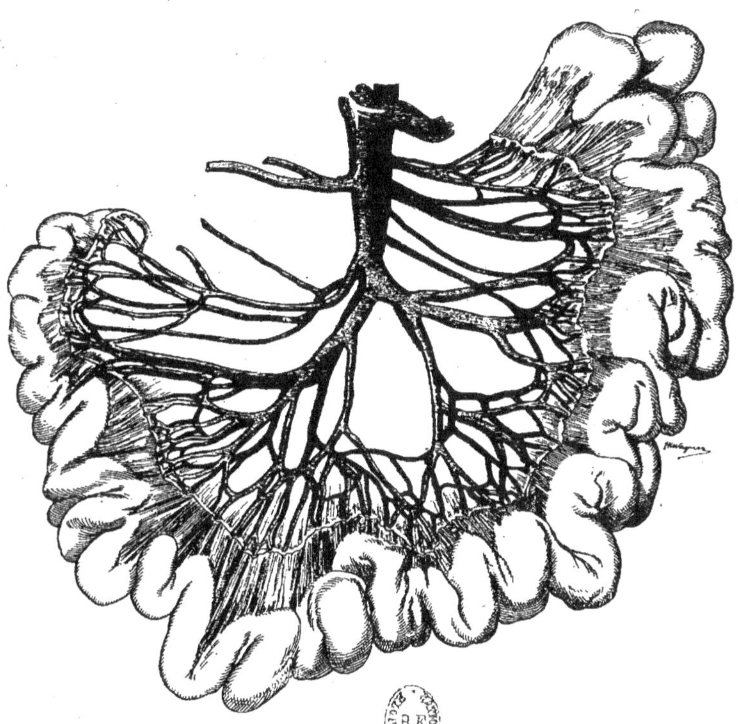

Fig. 38. — L'artère et la veine mésentérique supérieure dans l'ensemble de leur distribution à l'intestin grêle.

Branches collatérales. — Avant de se distribuer à l'intestin, l'artère mésentérique supérieure a donné deux petites branches : la pancréatino-duodénale inférieure gauche et le petit rameau pancréatique inférieur. Ces vaisseaux ont été étudiés ailleurs (voir t. I, page 172). Nous n'y reviendrons pas.

Les branches destinées à l'intestin naissent du tronc de l'artère, à partir du point où elle croise le bord inférieur du pancréas.

De son bord gauche, naissent à quelques millimètres les uns des autres, régulièrement espacées comme les dents d'un peigne, douze à quinze artères qui courent dans le mésentère. Ce sont les artères de l'intestin grêle.

De son bord droit, naissent deux artères volumineuses qui courent derrière le péritoine pariétal, collées contre la paroi dorsale. Ce sont les artères du côlon droit.

La bifurcation terminale de la mésentérique supérieure sert d'anastomose entre les deux territoires artériels du petit et du gros intestin.

Irrigation de l'intestin grêle. — a) *Dispositions générales* — Les branches qui se rendent à l'intestin grêle naissent toutes du bord gauche du tronc de la mésentérique. Nous n'avons pas constaté cette émergence suivant une ligne spirale (Corsy et Aubert) qui ferait que les branches supérieures naîtraient du bord postérieur, les inférieures du bord antérieur de l'artère.

Ces branches, au nombre de douze à quinze, forment, quant à leur volume, deux groupes très nets. Le groupe supérieur est composé de quatre à cinq artères de fort calibre qui rappelle celui de la radiale. Elles se rendent aux anses horizontales. Le groupe inférieur comprend six ou sept artères, beaucoup moins volumineuses. Elles se rendent aux anses verticales ou pelviennes. Il serait difficile de donner une raison à cette différence de calibre.

Ces artères sont assez régulièrement espacées et se distribuent à des portions de l'intestin grêle, de longueur sensiblement identique. Peut-être faudrait-il en chercher la raison dans le fonctionnement des deux parties de l'intestin grêle, le jéjunum et l'iléon.

Arcades. — Comprises dès lors dans le mésentère, les branches gauches de la grande mésentérique s'écartent les unes des autres et, après un trajet de 6 à 8 centimètres, elles se divisent en deux branches d'égal calibre. Ces deux branches courent parallèlement au bord adhérent de l'intestin. L'une est ascendante, c'est-à-dire remonte vers le duodénum, l'autre est descendante, c'est-à-dire se dirige vers le cæcum.

Bientôt ces deux branches s'anastomosent avec des branches de division des collatérales sus et sous-jacentes. Ainsi se trouve constituée, sur toute la longueur du mésentère, une longue série d'arcades résultant d'anastomoses des artères collatérales de la mésentérique supérieure. Ce sont les *arcades de premier ordre.*

De ces arcades part, à distances assez régulières, une série de rameaux qui se divisent à leur tour dichotomiquement et vont s'anastomoser pour former une seconde série d'arcades ou *arcades de second ordre.*

De la même façon, on voit naître de cette arcade de second ordre, une nouvelle série de rameaux plus petits qui s'anastomoseront à leur tour pour former des *arcades de troisième ordre.*

Dwight admettait la possibilité de 4 à 5 arcades, Lardennois et Okinczyc de 5 à 6, Latarjet et Forgeot de 3 à 5. Les pièces que nous avons devant les yeux nous feraient plus facilement admettre l'opinion de Mlle Kontowt et de Corsy et Aubert, pour qui le nombre des arcades est généralement de trois superposées, rarement de quatre.

La disposition en arcades superposées n'existe pas tout le long de l'intestin grêle. Elle suit une topographie assez précise.

Aux deux extrémités de l'intestin grêle, c'est-à-dire au niveau de la première anse jéjunale et de la dernière anse iléale, il n'existe que l'arcade de premier ordre.

Les arcades de premier, deuxième, troisième ordres et quelquefois de quatrième ordre ne se trouvent qu'au niveau de la terminaison de la mésentérique supérieure, c'est-à-dire à 90 centimètres ou 1 mètre de l'angle iléo-cæcal.

Au-dessous de cette zone, la superposition des arcades diminue rapidement pour ne plus laisser que l'arcade du premier ordre dans les derniers 30 centimètres de l'iléon.

Au-dessus de cette zone, la superposition des arcades diminue lentement pour ne plus laisser que l'arcade du premier ordre dans les premiers centimètres du jéjunum.

Cette systématisation, exprimée ainsi, est certainement un peu schématique. Elle a, cependant, assez de précision pour avoir servi de base à des essais de détermination d'une anse intestinale. Nous y reviendrons plus tard.

Vaisseaux droits. — Les vaisseaux qui se rendent à l'intestin grêle se détachent de la dernière arcade, c'est-à-dire de l'arcade de premier ordre pour les deux extrémités de l'intestin grêle, des arcades de deuxième, troisième ou même quatrième ordre suivant les autres points considérés. On a voulu, après Dwight, donner le nom de vaisseau parallèle à l'arcade d'où se détachent les vaisseaux droits. Nous ne voyons pas la nécessité, ni même le bien fondé de cette distinction.

Les vaisseaux droits se portent, parallèles entre eux, vers le bord adhérent de l'intestin. Ils se disposent par paires, deux par deux. Chaque paire est éloignée de la voisine d'un demi-centimètre généralement. L'écartement est un peu plus grand et arrive à un centimètre au niveau du commencement du jéjunum.

Leur longueur est de 4 à 6 centimètres en moyenne.

Entre chaque paire, le bord intestinal et l'arcade où ces vaisseaux prennent naissance, se trouve dessiné un espace rectangulaire où les deux feuillets du mésentère viennent en contact. C'est à ces espaces que Latarjet donne le nom de *lunettes vasculaires*.

Chaque paire est formée d'un vaisseau pour la face droite et d'un vaisseau pour la face gauche de l'intestin. Ceux-ci peuvent naître soit isolément de l'arcade, soit par un court tronc commun.

Le vaisseau droit va à la face droite de l'intestin grêle. Le vaisseau gauche à sa face gauche. Ils s'écartent donc l'un de l'autre et sur un intestin moyennement distendu, une distance de 7 à 10 millimètres sépare leur point de pénétration dans la paroi intestinale au niveau du bord adhérent de l'intestin (voir fig. 39).

Le bord mésentérique de l'intestin grêle serait de ce fait assez mal vascularisé, si un petit *vaisseau rétrograde*, que certains auteurs appellent artère moyenne, ne naissait de chacune des deux branches droite et gauche. Ce petit vaisseau rétrograde pénètre dans l'intestin dans l'écartement des deux vaisseaux droit et gauche et irrigue l'intervalle qui sépare leurs points de pénétration.

Si, donc on sectionne les vaisseaux au ras de la paroi intestinale, on voit que ce que nous pourrions appeler le hile de l'intestin est formé d'une série de points d'entrée disposés en quatre lignes parallèles. Il y a une ligne répondant aux vaisseaux droits ; une ligne répondant aux vaisseaux gauches et dans l'intervalle deux autres lignes répondant aux vaisseaux rétrogrades.

Cette disposition de vaisseaux en *pince* est nécessaire au fonctionnement de l'intestin. Celui-ci a besoin de se distendre et il ne le peut faire que si les vaisseaux qui pénètrent sa paroi lui laissent de la corde. Si la division des vaisseaux droits se faisait tout contre l'intestin, des troubles circulatoires graves seraient la conséquence de leur tiraillement et de leur tension.

Ces détails sont d'un intérêt capital pour tout ce qui touche la technique des opérations et des sutures sur l'intestin grêle. De fait, dans les anastomoses termino-terminales portant sur le grêle, c'est bien souvent au niveau du bord adhérent de l'intestin que lâche la suture et nous nous sommes souvent demandé si la cause n'en devait pas être cherchée dans la vascularisation de ce bord qu'assure seulement et dans une direction défectueuse le petit vaisseau rétrograde.

Chaque paire de vaisseaux droits et les vaisseaux rétrogrades, qui en naissent, irriguent donc un tout petit segment du tube intestinal. On peut l'estimer à un demi-centimètre environ.

Il est heureux que ces vaisseaux ne soient pas terminaux. De fait, dans l'épaisseur des tuniques intestinales, ils s'anastomosent entre eux par un triple réseau de très petit calibre dans la musculeuse, la sous-muqueuse et la muqueuse.

Cependant ce réseau est bien précaire comme moyen de retour du sang et l'on doit admettre qu'après section du mésentère, la première paire de vaisseaux droits intacte ne peut permettre la vie qu'à un centimètre d'intestin au-dessous de lui. Sans être réellement terminaux, ces vaisseaux, au point de vue pratique, se comportent donc à peu près comme tels.

De ce qui précède, il faut retenir, au point de vue des applications chirurgicales, que, dans la résection de l'intestin, la section de

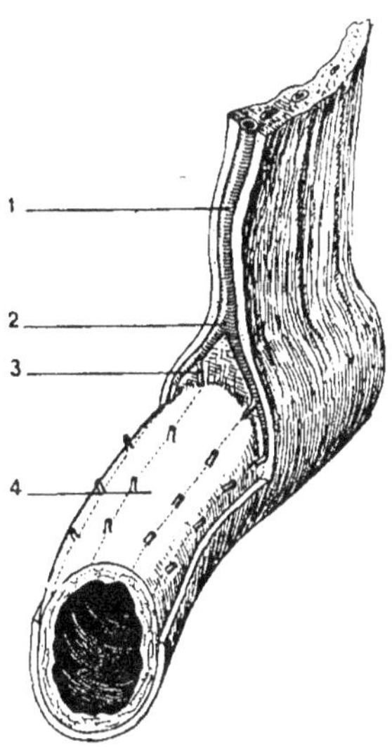

Fig. 39. — Le hile de l'intestin grêle.

Les deux feuillets du mésentère sont écartés l'un de l'autre par la division du vaisseau droit (1) en ses deux branches terminales (2). Le vaisseau rétrograde (3) se distribue à l'intestin dans l'espace qui sépare les points de pénétration des vaisseaux terminaux. Ainsi le hile (4) présente quatre rangées parallèles de points de pénétration des vaisseaux.

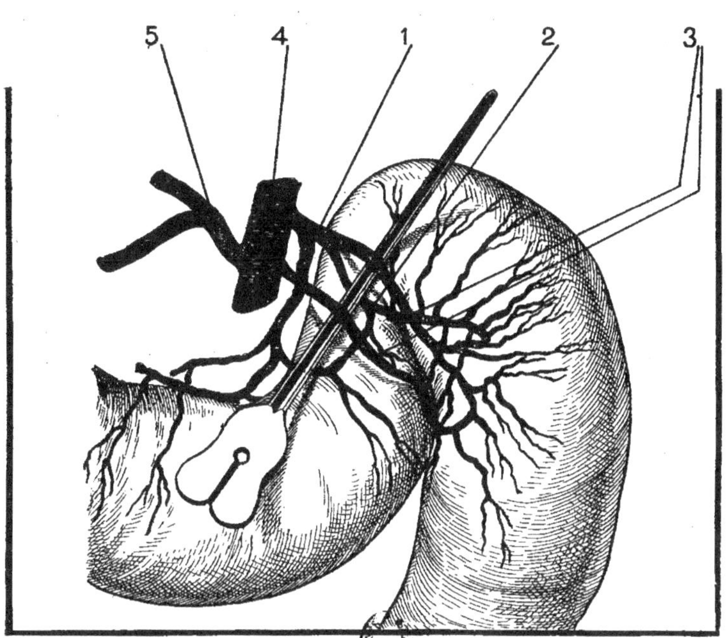

Fig. 40. — Vaisseaux de l'angle duodéno-jéjunal.

L'artère pancréatico-duodénale gauche (1) s'anastomose avec la branche droite (2) de l'artère de l'angle duodéno-jéjunal. La branche gauche s'anastomose avec la première artère jéjunale (3). Ces deux branches anastomotiques brident, par conséquent, l'angle duodéno-jéjunal et rendent inabordable, chirurgicalement, le côté, droit de la première anse jéjunale. — 4. Artère grande mésentérique. — 5. Artère du côlon transverse.

Une sonde cannelée sépare les artères de l'angle de celles de la première anse jéjunale.

mésentère doit porter au même niveau que celle de l'intestin et que toute suture sur un intestin, privé si peu que ce soit de mésentère, est vouée à l'échec. On comprend la recommandation prudente de Hartmann qui conseille de sectionner le mésentère à un centimètre au-dessous de l'intestin, de façon à être certain de ne pas avoir intéressé les vaisseaux droits qui doivent irriguer la tranche.

Dispositions particulières suivant les divers segments de l'intestin grêle. — Les données générales qui précèdent se retrouvent sur toute l'étendue de l'intestin grêle. Il existe cependant quelques variations suivant que l'on envisage le commencement, le milieu ou la fin de l'intestin grêle. Celles-ci sont d'une importance assez grande pour qu'elles ne soient pas négligées par le chirurgien. Les descriptions données de la vascularisation de cet organe sont cependant assez brèves sur ce point.

Nous étudierons successivement les vaisseaux de la première anse jéjunale, ceux de la partie moyenne de l'intestin grêle, ceux enfin de la dernière anse iléale. Chacune de ces portions présente des dispositions spéciales.

Vaisseaux de la première anse jéjunale. — Depuis que la chirurgie du jéjunum est entrée dans la pratique courante, la disposition de ces vaisseaux est devenue indispensable à connaître dans ses détails.

La portion du duodénum située à droite de l'artère mésentérique supérieure a une vascularisation spéciale qui a été étudiée ailleurs. (voir tome I, p. 172). Nous n'y reviendrons pas. La portion située à gauche de la mésentérique supérieure, c'est-à-dire la fin de la troisième portion, la quatrième et l'angle duodéno-jéjunal, a une circulation dont l'origine lui est commune avec celle de la première anse jéjunale. C'est, autrement dit, une zone intermédiaire.

L'artère, qui se rend à ce segment d'intestin, vient de la mésentérique supérieure au point où elle émerge du bord inférieur du pancréas. C'est la première des branches gauches (voir fig. 40).

Elle se porte à gauche et très légèrement en bas vers l'angle duodéno-jéjunal. Elle est presque horizontale. Après un très court trajet, elle se divise en une branche droite et une branche gauche.

7**

La bifurcation se fait en regard de l'angle duodéno-jéjunal et à distance.

La branche droite suit le bord supérieur de la quatrième et de la troisième portion du duodénum et s'anastomose avec la terminaison de la pancréatico-duodénale gauche venue de la mésentérique supérieure.

La branche gauche s'engage dans le mésentère, encore très bas à ce niveau, croise l'angle duodéno-jéjunal sur sa face droite et court le long de la première anse jéjunale, tout près du bord adhérent de l'intestin. Elle s'anastomose enfin en plein canal avec la deuxième branche gauche que l'artère mésentérique supérieure donne à l'intestin grêle. Ainsi se forme la première arcade de premier ordre. Il n'y a pas d'arcade de second ordre. Les vaisseaux droits naissent donc directement de l'arcade de premier ordre et c'est là un point assez particulier de cette anse.

Toute la face droite ou antérieure de l'angle duodéno-jéjunal est donc croisée par des vaisseaux artériels et veineux importants (car les veines suivent exactement le trajet des artères). Toute tentative chirurgicale qui aurait pour but de libérer cet angle ou de le mobiliser doit donc porter sur la face gauche qui ne comporte pas de vaisseaux. C'est là un détail que Clairmont et Krummer connaissaient sans doute, bien qu'ils ne le disent pas, quand ils proposent d'aborder l'angle duodéno-jéjunal en incisant le péritoine sur le bord gauche de la portion ascendante.

Vaisseaux de la portion jujéno-iléale. — La description que nous avons donnée plus haut de la distribution générale de l'artère mésentérique supérieure nous permettra d'être bref sur la vascularisation de cette portion de l'intestin grêle. C'est en effet cette portion que l'on envisage quand on décrit la disposition des branches gauches de la mésentérique.

Il nous suffira de répéter brièvement. Les artères gauches, après s'être divisées en deux branches ascendante et descendante, forment, par les anastomoses à plein calibre de ces branches, une série d'arcades de premier ordre, d'où naîtront de nouvelles branches anastomosées de même pour former les arcades de deuxième ordre ; de ces dernières naissent de nouvelles branches qui formeront de la

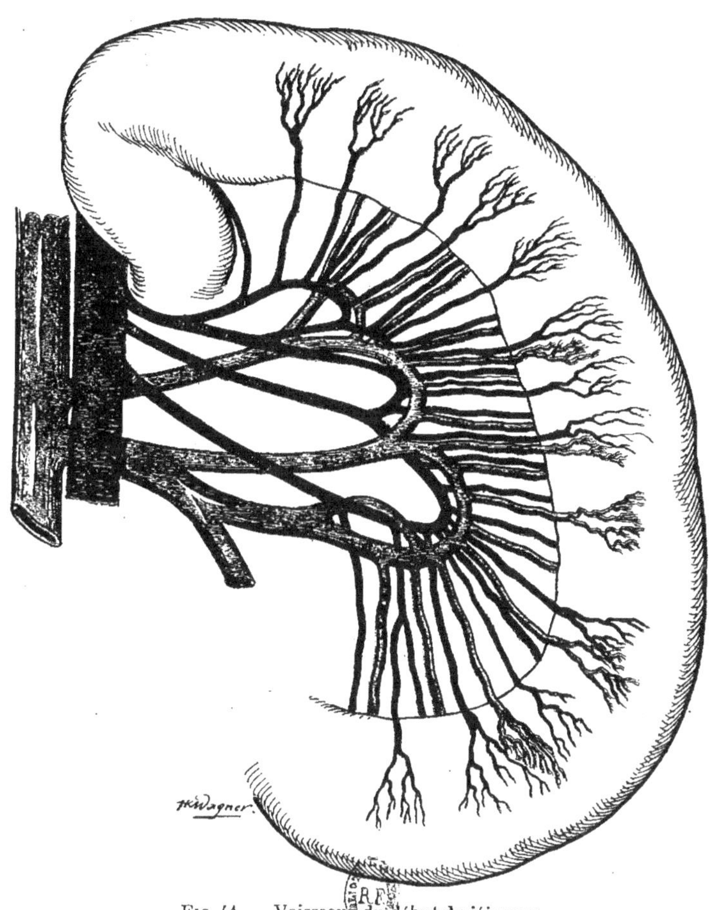

Fig. 41. — Vaisseaux du début du jéjunum.

A ce niveau les branches gauches de la grande mésentérique s'anastomosent en formant une seule arcade. Les vaisseaux droits qui en naissent sont longs et délimitent entre eux des espaces allongés, dits lunettes vasculaires.

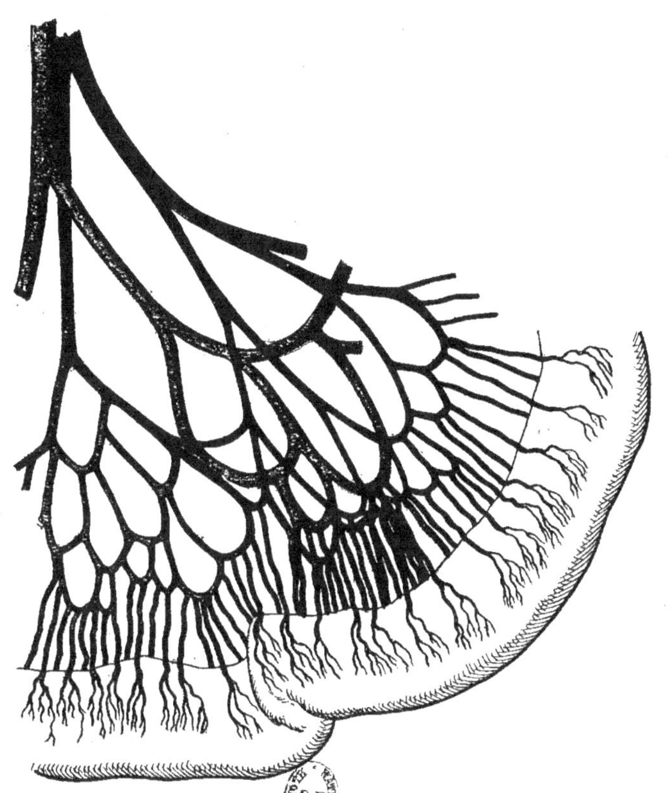

Fig. 42. — Vaisseaux de la partie moyenne de l'iléon.

A ce niveau les branches gauches de la grande mésentérique s'anastomosent en formant une série d'arcades superposées de premier, deuxième, troisième et quatrième ordre. Les vaisseaux droits qui en naissent sont courts.

même façon les arcades de troisième ordre et ainsi de suite.

Schématiquement on peut dire que le nombre des arcades superposées augmente de mètre en mètre au point qu'à 90 centimètres environ de l'angle iléo-cœcal, c'est-à-dire à un niveau qui correspond à la terminaison vraie de l'artère mésentérique, on peut compter trois, quatre et peut-être cinq séries d'arcades superposées au dire de Latarjet et Forgeot (voir fig. 41 et 42).

A vrai dire, ces distinctions nettes et tranchées ne sont pas dans la réalité et la topographie de la superposition des arcades nous a paru d'une grande irrégularité. En tel point, on en peut compter trois ou quatre rangs, et un peu au-dessus leur nombre semble diminuer brusquement.

Il est cependant un point qui a paru constant à tous les auteurs, c'est que les arcades sont toujours au nombre maximum au niveau de la terminaison de l'artère mésentérique supérieure et de ce point baissent brusquement, de sorte que 30 ou 40 centimètres plus bas, il ne reste plus, comme nous allons le voir, que l'arcade de premier ordre.

Vaisseaux de la dernière anse iléale. — Les trente derniers centimètres de l'iléon sont vascularisés par la branche descendante de bifurcation de la mésentérique supérieure. Celle-ci se distribue seule à cette anse, ou bien partage ce territoire avec la branche iléale de l'artère de l'angle iléo-cæcal.

Elle décrit une courbe concave en haut à quatre centimètres environ du bord adhérent de l'iléon. Elle est d'un calibre assez maigre.

Généralement, elle s'anastomose à plein canal avec la branche iléale de l'artère iléo-cæco-colique. La vascularisation de la fin de l'iléon est dans ce cas assurée par une arcade d'un calibre égal sur toute son étendue. L'anse est bien vascularisée. C'est heureusement, au point de vue opératoire, le cas le plus fréquent; Corsy et Aubert l'ont rencontré 53 fois sur 100 (voir fig. 43).

Mais d'autres dispositions, moins favorables, peuvent se rencontrer.

Assez fréquemment, on voit la branche descendante de bifurcation de la mésentérique suivre le bord adhérent de l'iléon et venir se terminer dans l'angle iléo-cœcal. Mais à huit ou dix centimètres de cet angle, elle a reçu la terminaison de l'artère iléale qui s'anastomose avec elle. Dans ce cas, la terminaison de l'iléon semble vascularisée par une branche importante venue de cette dernière arcade anastomotique (voir fig. 44).

Enfin, mais rarement, la branche descendante de bifurcation de la mésentérique supérieure donne seule la vascularisation de la fin de de l'iléon, et comme elle devient d'un calibre de plus en plus réduit, la dernière portion de l'iléon n'a plus qu'une vascularisation assez précaire. Dans ce cas, l'anastomose entre cette branche et l'artère iléale se fait en plein mésentère à distance du bord intestinal, tout près de la bifurcation de la mésentérique supérieure. L'anastomose ne fournit aucun vaisseau à la dernière anse iléale (voir fig. 45).

Dans certains cas d'anastomoses termino-latérales, iléo-transverse ou iléo-sigmoïdienne correctement exécutées, on voit parfois les fils lâcher et l'on accuse le tiraillement des sutures. J'ai la conviction que cet accident doit tenir souvent à ce qu'on a sectionné l'anse iléale trop près du cæcum, dans la zone où la vascularisation peut être insuffisante et que c'est à cette insuffisance qu'il faut attribuer le sphacèle des bords de la suture, ou même de l'extrémité de l'anse tout entière, comme j'en ai observé un cas. Okinczyc, à la suite de son maître Hartmann, avait déjà, pour d'autres raisons, insisté sur la nécessité de sectionner l'iléon loin de l'angle iléo-cæcal et celle que je donne doit s'ajouter aux autres.

De cette dernière branche de la mésentérique supérieure et de l'arcade qu'elle forme avec l'artère iléale, quand elle existe, naissent les vaisseaux qui se rendent aux derniers centimètres de l'iléon.

Dans les quinze derniers centimètres, généralement, il n'existe que des vaisseaux droits. Ceux-ci, partis de l'arcade, gagnent directement l'intestin sans s'anastomoser. Dans les quinze centimètres sus-jacents, les vaisseaux venus de l'arcade s'anastomosent entre eux en formant de petites arcades de second ordre d'où naissent les vaisseaux droits (voir fig. 46).

Cette disposition n'est cependant pas une règle absolue ; j'ai devant les yeux deux exemples absolument différents. Dans l'un, l'arcade ne donne que des vaisseaux droits sur une longueur de près de 30 centimètres. Dans l'autre, on constate des arcades de second ordre jusqu'au niveau de l'angle iléo-cæcal.

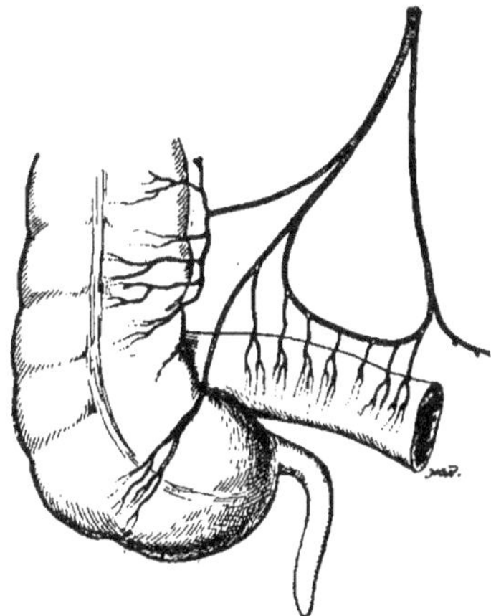

FIG. 43. — La dernière anse iléale est
vascularisée par une arcade formée
par l'anastomose de la dernière branche mésentérique avec l'artère iléo-
cæcale.

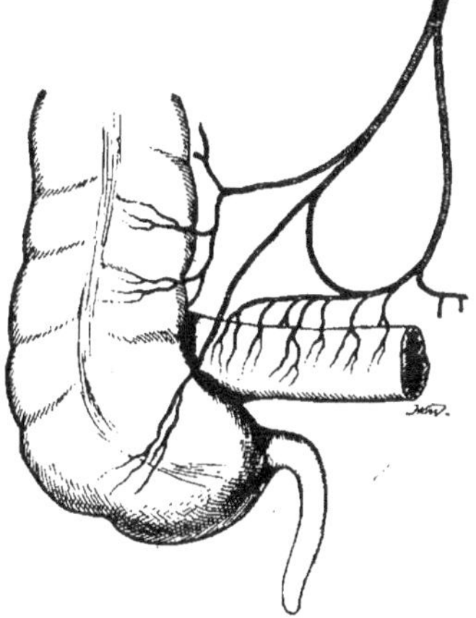

FIG. 44. — La dernière anse iléale est
vascularisée par la dernière branche
mésentérique qui reçoit l'anastomose
de l'artère iléo-cæcale.

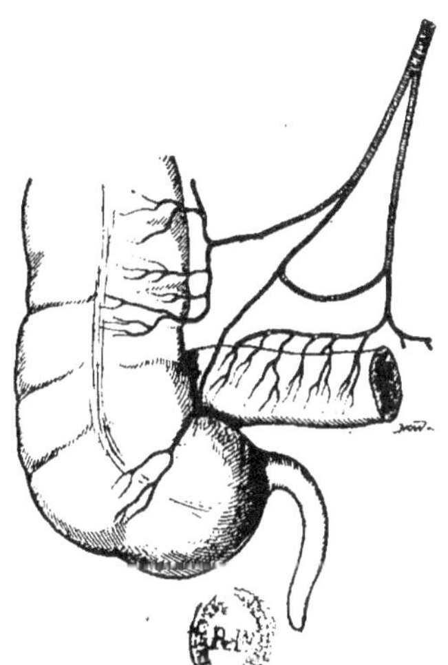

FIG. 45. — La dernière anse iléale est
vascularisée par la dernière branche
mésentérique. L'anastomose de l'artère iléo-cæcale ne contribue en rien
à sa vascularisation (d'après AUBERT
et CORSY).

XII*. Page 112.

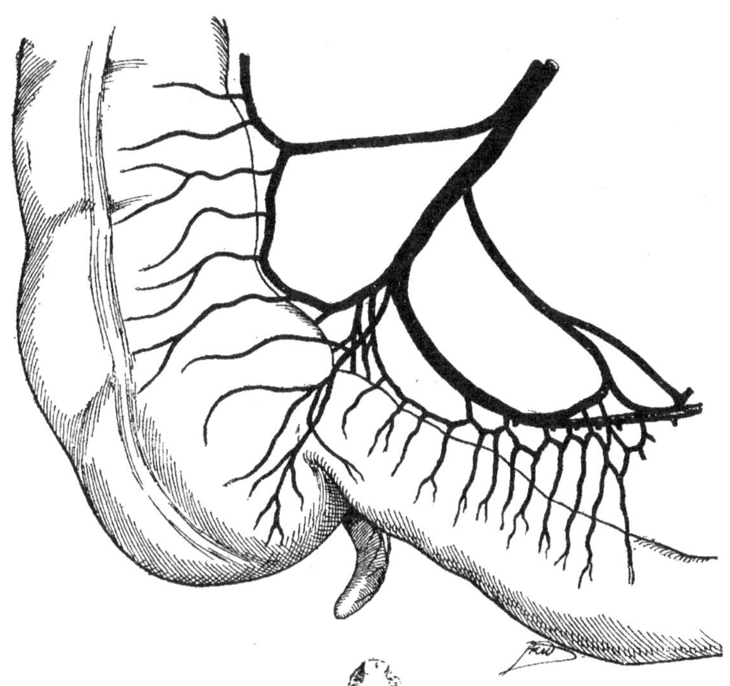

Fig. 46. — Les vaisseaux de la dernière anse iléale.

De l'arcade formée par anastomose de la dernière branche mésentérique et de l'artère iléo-cæcale naissent, en amont, quelques petites arcades de deuxième ordre. En aval, les vaisseaux droits vont directement de l'arcade de premier ordre à l'intestin.

Veines de l'intestin grêle. — Les veines de l'intestin grêle suivent exactement la disposition des rameaux artériels que nous avons décrits et cela nous dispense d'inutiles redites.

Latarjet a cependant fait remarquer que, près du bord adhérent de l'intestin, les vaisseaux veineux ont tendance à se placer sur le côté droit des vaisseaux artériels. Si cette disposition peut se voir parfaitement sur le mésentère injecté du cadavre, cela n'est malheureusement pas aussi évident sur le sujet vivant et il est difficile, sinon impossible, d'utiliser ce moyen pour reconnaître, au cours d'une laparotomie, le côté droit et le côté gauche d'un mésentère.

D'un autre côté, cette disposition n'est vraie qu'en partie; encore faut-il tenir compte du niveau de l'anse envisagée et cela, comme nous allons le voir, enlève toute valeur à cet essai de procédé de repérage.

Minervini, de Gênes, a constaté que, dans la majorité des cas, les veines sont placées dans le mésentère en amont des artères, c'est-à-dire vers l'extrémité duodénale de ce mésentère.

Nous avons pu vérifier, dans un grand nombre de cas, le bien fondé de cette constatation. Mais les vaisseaux sont si serrés dans le bord libre du mésentère qu'il est souvent difficile de se rendre compte si telle veine est la collatérale de telle ou telle artère.

Voici ce que nous croyons pouvoir conclure de nos propres constatations.

Au niveau des premières anses jéjunales, il est ordinaire que les veines soient situées à droite des artères. (Nous supposons le mésentère placé artificiellement dans le plan antéro-póstérieur.) Cette disposition se retrouve sur les 80 ou 90 premiers centimètres de l'intestin grêle (voir fig. 41).

Les grosses veines collatérales qui vont s'aboucher dans la veine mésentérique passent, cependant, sur la face postérieure de l'artère mésentérique supérieure pour aborder la veine.

Au contraire, au niveau de la partie moyenne, et mieux encore, au niveau de la terminaison de la mésentérique supérieure, les veines se placent du côté gauche des artères (voir fig. 42).

La ou les grosses veines qui représentent leur confluence, croisent la face antérieure de l'artère mésentérique pour gagner le tronc de la veine mésentérique supérieure.

Enfin, les veines de la dernière anse iléale se placent généralement sur le côté gauche des artères de cette anse. L'affirmation de Latarjet est donc exacte, mais elle n'est vraie qu'en partie. Cela dépend du niveau envisagé.

Moyens de reconnaître une anse intestinale grêle. — A peu près journellement en pratique se pose devant le chirurgien la question de savoir quel est le niveau et quelle est la direction de l'anse grêle qu'il a entre les doigts.

Le déroulement de l'intestin est le procédé le plus simple pour conclure, mais c'est un procédé long et parfois dangereux. Il arrive enfin qu'il soit impossible, comme cela se présente dans certains cas de péritonite adhésive ou dans certaines formes de volvulus.

Monks en 1903, Latarjet en 1910, Bossy en 1913, essayèrent tour à tour de préciser quelques points de l'anatomie de l'anse grêle et du mésentère, au moyen desquels on put reconnaître le niveau et la direction d'une anse donnée quelconque.

A vrai dire, ces recherches, patientes et consciencieuses, ne permettent pas d'arriver à des conclusions suffisamment fermes et précises pour qu'on puisse aisément les utiliser en pratique. Elles ne sont qu'approximatives, comme le dit fort bien Latarjet, et les variations individuelles en augmentent malheureusement l'à peu près. Nous les résumerons cependant, dans l'espoir qu'elles puissent rendre service.

On peut déterminer *la situation* d'une anse intestinale grêle, par l'examen de l'intestin lui-même et par l'examen de son mésentère.

1° L'intestin grêle est muni d'une vascularisation très riche pour les premières anses et qui va diminuant à mesure qu'on approche de sa terminaison. Il en résulte une différence nette de coloration sur le sujet vivant. Les premières anses sont franchement rouges, un peu violacées, les anses moyennes sont déjà moins colorées, enfin les dernières anses ont une circulation assez réduite pour que leur teinte soit d'un gris rosé, presque pâle. Cette différence de circulation est incontestablement en rapport avec le rôle physiologique différent des divers étages de l'intestin grêle.

La palpation permet encore, avec une certaine habitude, de se rendre compte de la présence ou de l'absence de valvules conniventes. Celles-ci, très abondantes dans les premières anses, diminuent de nombre à mesure que l'on se rapproche de l'angle iléo-cæcal.

Mais il faut bien dire aussi que la moindre infiltration des parois, la moindre hypertrophie consécutive à un obstacle rendent ces constatations impossibles ou illusoires.

2° Le mésentère fournit aussi quelques renseignements par la distribution des vaisseaux qu'il contient et par la répartition de ses formations graisseuses.

Les vaisseaux, qui se rendent aux anses grêles, affectent, entre les deux feuillets du mésentère, des dispositions qui varient assez suivant les niveaux pour qu'ils puissent servir jusqu'à un certain point à reconnaître le niveau de l'anse envisagée.

En effet, dans la partie supérieure du grêle, il n'existe, comme nous l'avons vu, qu'une seule arcade dite arcade de premier ordre. Les vaisseaux droits qui en naissent sont longs (4 à 5 centimètres et davantage).

Au niveau de la partie moyenne du grêle, à l'arcade de premier ordre s'ajoutent des arcades de deuxième et troisième ordre. Ce nombre augmente encore et peut arriver à 4 et même 5 arcades superposées au niveau de la terminaison de l'artère mésentérique supérieure, c'est-à-dire à un mètre environ de la terminaison du petit intestin.

Enfin, la dernière anse du grêle, autrement dit le dernier demi-mètre du petit intestin, ne présente plus qu'une arcade de premier ordre, comme le début, et le mésentère présente à ce niveau une zone avasculaire.

Les renseignements tirés de l'aspect des formations graisseuses sont plus imprécis encore, car ils ne peuvent avoir quelque valeur que chez l'adulte normal. De fait, l'enfant a un mésentère sans formations adipeuses; le sujet adipeux en a sur toute la hauteur du mésentère. La vieillesse, les diathèses, les intoxications répartissent la graisse mésentérique avec une grande irrégularité.

Néanmoins Monks, puis Latarjet ont constaté que, chez l'adulte normal, le mésentère des premières anses était dépourvu de graisse et que les vaisseaux droits, visibles, dessinaient entre eux des rectangles ou *lunettes* mésentériques.

Vers la partie moyenne du grêle, la graisse se dépose en abondance, formant des *houppes* qui empiètent quelque peu sur le tube intestinal. Ces formations disparaissent dans les 50 derniers centimètres d'intestin grêle.

On peut déterminer la **direction** d'une anse grêle par l'observation de l'attache mésentérique à l'intestin, par celle de la disposition des vaisseaux, enfin par la conformation même du mésentère tordu ou non.

Latarjet a observé que sur une anse grêle distendue (et cette condition est souvent remplie en pratique) le mésentère se continue directement avec la face droite de l'intestin et fait au contraire un angle avec la face gauche, comme si l'anse avait basculé vers la face gauche du mésentère.

Le professeur Minervini (de Gênes) conseille d'observer sur une anse une dizaine de vaisseaux et si la majorité des artères, reconnaissables à leurs battements, se trouve du côté distal, c'est-à-dire en aval des veines qui les accompagnent, il est probable que l'anse est dans la vraie direction (Latarjet). Il semble bien que ce soit là un procédé trop incertain pour être de quelque valeur.

Enfin Latarjet, Bossy ont essayé de trouver la direction de l'anse, d'après la conformation du mésentère.

Une anse est attirée hors du ventre et tendue à deux mains par un aide.

Si le mésentère n'est pas tordu, le doigt qui suit la face droite du mésentère descendra vers la fosse iliaque droite et s'il suit la face gauche il descendra dans la fosse iliaque gauche.

Si le mésentère est tordu, le doigt qui suivra la face droite pour l'instant, rencontrera une corde tendue formée par le pli du mésentère. Cette corde sera concave en bas, si la torsion s'est faite dans le sens des aiguilles d'une montre. La concavité sera tournée en haut, si la torsion s'est faite en sens inverse.

Ceci est bien quand on tord le mésentère soi-même, mais ni Latarjet, ni Bossy ne disent comment on reconnaîtra la direction d'une anse dans les cas difficiles de la pratique où il existe une torsion de l'intestin et des adhérences inflammatoires qui font que toute recherche de direction est impossible, puisqu'on n'a pas la ressource du dévidage.

II. — LE GROS INTESTIN

Le gros intestin est la dernière partie du tube digestif. Son volume considérable, sa forme bosselée particulière, l'existence de bandelettes et d'incisures à sa surface le distinguent à première vue du reste de l'intestin.

Il commence dans la fosse iliaque droite par un cul-de-sac, le cæcum, et se termine au fond du pelvis par un canal étroit, l'anus. Il décrit dans son ensemble une longue courbe qui suit les parois de l'abdomen, monte dans la fosse iliaque droite et le flanc droit, suit le diaphragme, descend dans le flanc gauche, traverse la fosse iliaque gauche et le petit bassin, perfore enfin le plancher pelvien pour s'ouvrir au dehors.

Le côlon du cadavre. — Les anatomistes qui n'ont en vue que le *côlon du cadavre* le décrivent comme formé d'un certain nombre de segments, distingués par la différence de leur direction. Ils comptent ainsi quatre segments.

1º **Le côlon ascendant**, commence en cul-de-sac ou **cæcum** dans la fosse iliaque droite et monte jusqu'au niveau de la face inférieure du foie et se continue à ce niveau avec le côlon transverse en faisant un angle, angle droit ou angle sous-hépatique des côlons. Cette portion, disent avec Sappey la plupart des classiques, est la plus fixe du gros intestin. Il y a cependant des côlons fixes et d'autres mobiles.

Trèves, Lesshaft, Toldt, Fromont, Soubeyran ont déjà insisté sur ce point.

Il mesure en moyenne 12 centimètres de longueur, mais il peut atteindre 19 centimètres et même davantage. C'est le côlon ascendant long. Dans certains cas, il est très court, à ce point même qu'il peut paraître manquer et que dans ces cas le cæcum se continue directement avec le côlon transverse.

Suivant sa longueur même, la direction du côlon ascendant est variable. S'il est court ou de dimension moyenne, il est rectiligne et incliné de bas en haut et d'avant en arrière. S'il est long, il devient flexueux et s'infléchit soit en arc de cercle à concavité interne, soit en S plus ou moins allongé. Legueu est le seul parmi les auteurs que nous avons consultés qui établisse une relation entre la direction du côlon ascendant et la conformation de la cavité abdominale de l'individu.

2º **Le côlon transverse** relie le côlon ascendant au côlon descendant. Il passe du côté droit au côté gauche de l'abdomen, d'où son nom qui indique sa direction générale.

Les anatomistes lui donnent 0 m. 50 de longueur en moyenne. Cette longueur, dit Jonnesco, peut varier de 30 à 90 centimètres.

Le croisement de la mésentérique divise du reste ce côlon en deux parties. L'anse droite (anse sinueuse de Mauclaire et Mouchet) est à peu près fixe. Oblique en avant et en dedans, elle adhère plus ou moins à la paroi postérieure de l'abdomen. Elle est tantôt rectiligne, plus souvent un peu sinueuse. L'anse gauche est au contraire très mobile et son méso d'attache très long. Elle est fortement oblique en haut et un peu en arrière et arrivée dans l'hypocondre gauche, elle se continue par l'angle splénique avec le côlon descendant.

Cette description est déjà beaucoup plus exacte que celle des anciens classiques qui, à la façon de Sappey, décrivaient et représentaient le côlon transverse parfaitement transversal et horizontal.

Les deux extrémités du côlon transverse se continuent avec les côlons ascendants et descendants par des coudures ou angles du côlon.

L'angle droit, situé au-dessous du foie, répond aux dernières côtes. Fromont le place, par rapport aux côtes, à des niveaux légèrement variables avec les sujets, mais ne dépassant guère deux à trois centimètres. Il correspond, d'après cet auteur, tantôt à la dixième, tantôt à la onzième côte sur la ligne axillaire.

Pour les uns, cet angle est droit, pour les autres il est aigu, pour certains même les deux branches de l'angle viennent au contact l'une de l'autre et sont réunies par un ligament fibreux.

L'angle gauche, situé au-dessous de la rate, occupe l'hypocondre gauche. Il est toujours très aigu et plus haut placé que le droit. Il répond à des niveaux variables suivant les cadavres; chez les uns il arrive à la hauteur de la huitième côte sur la ligne axillaire, chez les autres, il correspond seulement à la onzième. C'est, disent la plupart des anatomistes, le point le plus fixe des côlons.

3º **Le côlon descendant** s'étend de l'angle splénique au croisement de la crête iliaque. A la vérité, aucune démarcation nette n'indique à la vue la séparation du côlon descendant et du côlon iléopelvien. Son calibre est plus petit que celui du côlon ascendant et sa direction sensiblement verticale forme cependant une légère courbe à concavité interne.

4° **Le côlon terminal,** c'est-à-dire celui qui s'étend de la crête iliaque gauche à la quatrième vertèbre sacrée où commence le rectum, est l'objet des descriptions les plus variables de la part des anatomistes. Ils ne s'entendent ni sur les limites, ni même sur les noms à donner à ces divers segments. Anse oméga, S iliaque, côlon iliaque, anse sigmoïde sont autant de noms pour le désigner.

Jonnesco a tenté d'établir qu'il faut reconnaître deux parties distinctes par leur direction, leur siège et leur fixité. La première, à peu près fixe, occupe la fosse iliaque et doit être appelée côlon iliaque ; la seconde, très mobile et sinueuse, occupe le petit bassin et prend le nom de côlon pelvien. Le bord interne du psoas gauche sépare ces deux segments.

Le côlon du vivant. — Cette description classique serait parfaite, si elle n'envisageait pas que le cadavre exclusivement. Le cadre colique, pour employer l'expression courante, est un schéma commode, mais c'est une erreur anatomique.

En réalité, le côlon droit, généralement appelé ascendant, est antérieur, superficiel, court et large.

Le côlon gauche, généralement appelé descendant, est postérieur, profond en arrière du grêle, long et étroit.

Le côlon transverse qui les réunit est en réalité une anse concave en haut et obliquement ascendante de droite à gauche.

Le côlon terminal ou iléo-pelvien décrit une anse en point d'interrogation renversé dont la tige est iliaque et la boucle profonde et pelvienne.

Le côlon envisagé dans son ensemble ne forme pas un cadre dans l'aire duquel se trouve inscrit l'intestin grêle. Celui-ci est à gauche du côlon droit et en avant du côlon gauche qu'il cache et recouvre. Enfin les premières anses grêles sont en arrière et au-dessus du colon transverse qui retombe suspendu par son méso, en avant d'elles.

Ainsi donc le côlon transverse étant en avant des anses grêles et le côlon gauche en arrière, le petit intestin se trouve en partie placé dans l'angle, dans l'entre-jambe de ces deux parties du gros intestin. Cette disposition, comme nous le verrons plus tard, explique les difficultés qu'on rencontre, quand il s'agit d'aborder l'angle gauche des côlons et la partie supérieure du descendant.

Le côlon, envisagé au point de vue médico-chirurgical, ne peut répondre au cadre étroit d'une division en segments désignés par leur seule direction. Le peu que nous savons aujourd'hui de la physiologie de cet organe, l'importance pathologique médicale et chirurgicale si différente de ces parties, les procédés opératoires adaptés à chacune, nous obligent à envisager le côlon comme formé de trois parties différentes à tous ces points de vue.

a) Un côlon droit qui répond au cæcum, côlon ascendant et partie droite du transverse ;

b) Un côlon gauche qui répond à la partie gauche du transverse et au côlon descendant ;

c) Enfin un côlon terminal ou ilio-pelvien.

I. — LE COLON DROIT

Il faut comprendre sous le nom de côlon droit toute la portion du début du côlon qui, sauf le cæcum, est normalement fixe et adhérente. Le côlon droit s'étend donc du fond du cul-de-sac cæcal au point où le côlon croise la tête du pancréas, c'est-à-dire au point où apparaît le méso-côlon.

A tout instant, le chirurgien, au cours de ses explorations ou de ses opérations, use dans le sens que nous venons de dire, du terme de côlon droit. Il devient nécessaire que cette expression pénètre définitivement dans le langage. Et d'ailleurs, en dehors des nécessités de la pratique courante, cette division, bien qu'elle aille à l'encontre de ce qui est enseigné d'habitude, s'impose par bien d'autres raisons.

Cette délimitation, un peu arbitraire en apparence, a reçu des travaux récents une sorte de confirmation physiologique. Cannon, Case, Barclay ont constaté en effet à l'union de la partie mobile et de la partie fixe du côlon transverse une zone ou anneau de constriction qui sépare au point de vue fonctionnel le côlon droit du côlon gauche.

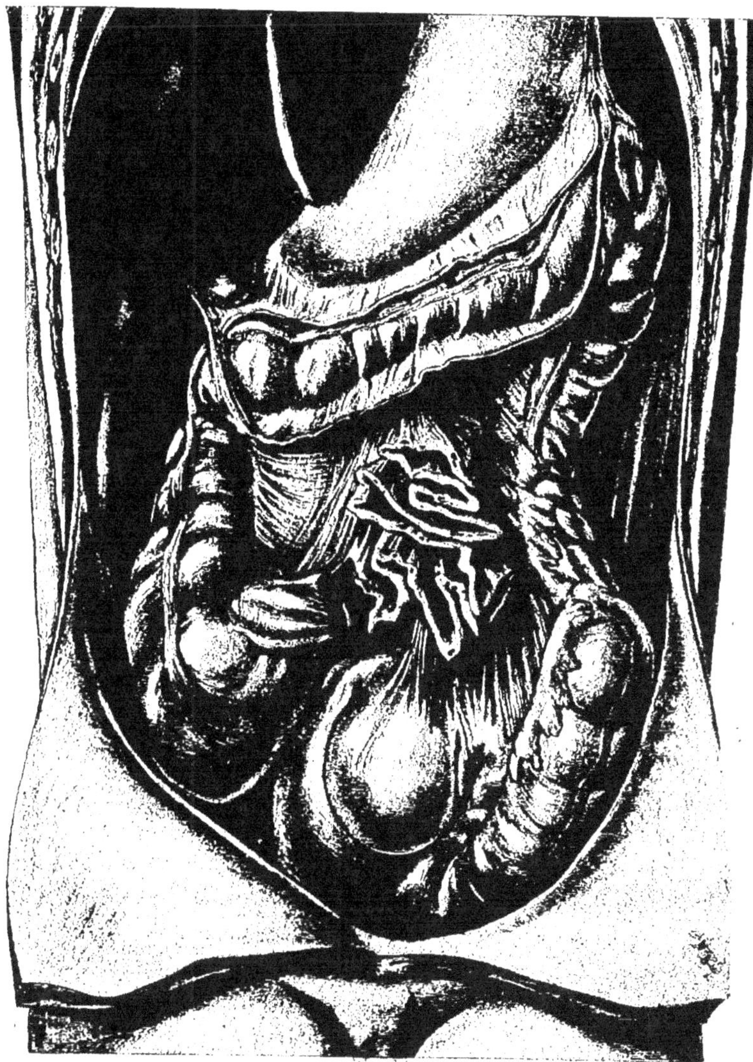

Fig. 47. — Les côlons en place sur un sujet durci au formol.

Le côlon droit, de fort calibre, surtout à son origine ou cæcum, est oblique en haut et en arrière dans sa partie ascendante. Sa position horizontale est d'abord antéro-postérieure, puis transversale. Elle contourne la saillie vertébro-psoas de la paroi postérieure. L'angle droit est profond, inter-hépato-rénal.

Le côlon est ascendant dans sa portion dite transverse et à peu près vertical dans sa portion descendante. L'angle que forment ces deux portions est fortement aigu.

XV. Page 121.

Le côlon droit ne se constitue que tardivement. Chez certains même, il reste toujours imparfait anatomiquement, on dit alors qu'il présente le type infantile. Le côlon gauche et le côlon terminal sont au contraire constitués et définitivement établis dès le début.

A mesure que l'on pénètre mieux le fonctionnement de cette partie de l'intestin, on s'aperçoit que le côlon droit présente une puissance d'absorption et des particularités de motricité qui le rendent très différent du reste des côlons. Les constatations des cliniciens viennent chaque jour confirmer à ce point de vue les recherches des physiologistes.

Enfin la pathologie si riche du cæcum et du côlon droit attire à tout instant l'attention du clinicien, alors que le côlon gauche reste beaucoup plus souvent silencieux.

Longueur. — La longueur du côlon, comme celle de l'intestin grêle, est susceptible de profondes variations suivant les individus. Aussi les anatomistes décrivent-ils des brachy-côlons et des dolico-côlons. Or ces différences de longueur ne portent pas également sur toutes les parties du gros intestin. Trois portions sont particulièrement sujettes à présenter une longueur plus considérable, c'est d'abord le côlon pelvien, c'est ensuite la portion transverse, c'est enfin la portion ascendante. En somme, le côlon descendant, le côlon iliaque et le rectum sont d'une longueur à peu près toujours la même; le côlon droit, l'origine du côlon gauche et le côlon pelvien sont, au contraire, susceptibles de variations de longueur considérables.

Les anatomistes, que ces constatations avaient depuis longtemps frappés, en cherchaient l'explication dans le régime alimentaire ou les différences morphologiques des races. Plus récemment, les chirurgiens ont recherché les relations qu'il pouvait y avoir entre la longueur du côlon et son fonctionnement normal et pathologique.

A. Robbin (1), dans un travail récent, a rapproché de ses constatations d'autopsie le fonctionnement intestinal de ces sujets pendant la vie. Il est arrivé à cette conclusion, sur un total de 185 autopsies, que les sujets à fonctions intestinales normales avaient un côlon

____

(1) *Am. J. Dis. Child.*, 1920.

égal à peu près à la longueur du corps. Ceux, au contraire, qui présentaient un côlon de longueur exagérée, avaient de la constipation chronique ou des troubles intestinaux.

Ainsi envisagée, la question prend un intérêt tout nouveau. Au lieu d'envisager l'étude de la longueur du côlon à un point de vue purement spéculatif et d'intérêt en somme médiocre, ce point d'anatomie devient de haute importance, car il peut éclairer d'un jour nouveau un coin de la pathologie encore obscure des côlons.

Calibre. — Le côlon droit est normalement d'un calibre plus considérable que le côlon gauche. On peut dire aussi qu'à moins d'irritation pathologique on ne le trouve jamais resserré et contracté au point de rendre sa cavité virtuelle, comme cela est si fréquent pour le côlon descendant en particulier.

Mais il est bien difficile d'apprécier, même approximativement, le calibre que doit avoir normalement le côlon vivant, car les modifications cadavériques empêchent absolument, à notre avis, de conclure du sujet d'autopsie à l'individu en vie. A plus forte raison est-il illusoire de vouloir calculer la capacité du côlon droit.

Ce que l'on peut dire du calibre du côlon droit du vivant ne peut être que relatif à la paroi abdominale ou à la fosse iliaque de l'individu envisagé. Or, en clinique la percussion démontre que, chez un sujet à côlon droit non distendu, la sonorité colique s'étend du flanc à trois travers de doigts de la ligne médiane, ce qui lui donne environ trois travers de doigt de largeur cliniquement.

Au cours des laparotomies, nous avons bien souvent constaté que le côlon droit de calibre normal occupe les fosses iliaque et lombaire sur une largeur qui répond aux deux tiers externes de celles-ci. Il ne reste à l'intestin grêle pour se loger à droite de la ligne médiane que le tiers interne de ces deux régions.

Or, dans les cas de distension du côlon droit, il n'est pas rare de constater que l'intestin grêle n'a aucune place à droite de la ligne médiane, le côlon droit occupe la totalité de la fosse iliaque et du flanc. Nous verrons plus tard que la radiologie confirme pleinement ces constatations d'anatomie clinique et chirurgicale.

Le côlon droit, examiné en place, ne présente cependant pas le même calibre sur toute sa longueur. Son origine, c'est-à-dire le cul-de-sac cæcal, est toujours la partie la plus large. De là, la largeur du côlon va en diminuant jusqu'au niveau de l'angle sous-hépatique et il diminue encore dans la portion horizontale.

Sur les sujets fixés au formol peu de temps après la mort, il est ordinaire de constater que le côlon droit est toujours largement distendu par des matières ou des gaz et tranche par ses dimensions sur le calibre du transverse et plus encore du colon descendant (voir fig. 30 et 47).

Le calibre du côlon droit n'est d'ailleurs pas régulier. La disposition des bandes musculaires longitudinales, qui partent en divergeant de l'implantation de l'appendice, divise sa surface en une triple série de bosselures séparées les unes des autres par les épaississements musculaires ou le passage de vaisseaux. Les plus grosses bosselures existent toujours entre la bandelette antérieure et la bandelette postéro-externe et de toutes, la plus volumineuse correspond à la paroi antérieure du cæcum. On lui donne souvent le nom de grosse tubérosité ou *fond du cæcum*. C'est sur elle que portent principalement les dilatations pathologiques parfois si considérables de cet organe.

Les autres bosselures du côlon droit sont de calibre fort irrégulier les unes par rapport aux autres. Elles sont hautes et peu nombreuses si on les compare à celles du côlon transverse. Les sillons qui les séparent sont peu profonds. Ces dispositions se retrouvent du reste parfaitement sur les images radiographiques du côlon droit.

Situation. — Au point de vue médico-chirurgical, il faut distinguer deux types du côlon droit : le côlon fixé, type normal et le côlon mobile, type anormal.

1. — Le côlon droit fixé, type normal.

Le côlon droit fixé est de beaucoup la disposition la plus fréquente. A lire la plupart des anatomistes, il semblerait même qu'elle soit la disposition constante. Richet n'écrivait-il pas : « Le côlon ascendant est une des parties les plus fixes du canal intestinal » et Sappey : « Il est une des parties les moins mobiles du canal intestinal. »

Cette disposition en effet se rencontre dans 90 p. 100 des cas environ. Mais elle n'est pas la seule et il est important de le savoir.

Situation. — Normalement le côlon droit fixé occupe la fosse iliaque droite et la région lombaire droite. Encore n'occupe-t-il qu'une partie de ces deux régions. Le côlon droit normal occupe la partie externe de la fosse iliaque droite et du flanc dans l'angle que fait la paroi postérieure de l'abdomen avec la paroi antéro-latérale. Il laisse donc libre la partie interne de ces deux régions où viennent se placer les anses intestinales grêles.

L'*extrémité inférieure* du côlon droit, c'est-à-dire le cæcum, se place dans l'angle que fait la fosse iliaque avec l'arcade crurale et la paroi abdominale. La saillie du psoas et des vaisseaux iliaques droits limite en dedans la région qu'il occupe. C'est là la situation la plus fréquente. On l'observe dans 83 cas sur 100 chez l'adulte, disent Tuffier et Jeanne, dans 55 cas sur 100 chez l'enfant, d'après Legueu. Cette situation *iliaque* de l'origine du côlon droit est susceptible cependant de quelques variétés. Il peut ne pas venir au contact de l'arcade crurale et son fond répondre alors à la ligne bis-iliaque. Il y a peu de compte à tenir en clinique et en chirurgie de cette sous-variété.

Le cæcum en situation *haute* n'est que l'exagération du type précédent. Elle représente un retard ou un arrêt dans l'évolution de l'organe qui a conservé la disposition normale avant la naissance. Dans ces cas, le côlon droit commence au-dessus de la fosse iliaque, au niveau de la région lombaire. La fosse iliaque n'est occupée que par des anses grêles. Cette disposition est rare chez l'adulte, on ne la trouve qu'une fois sur 100 environ. Chez l'enfant au contraire, elle est assez fréquente. Legueu l'a rencontrée, 25 fois sur 100 profondément sous le foie, et 6 fois sur 100 au devant du rein.

L'extrémité inférieure du côlon droit est parfois située au-dessous du détroit supérieur. Cette situation *basse* a des degrés différents suivant les cas. Tantôt, le cæcum dépasse en dedans la saillie des vaisseaux iliaques et surplombe la cavité du petit bassin. Tantôt cette position pelvienne est beaucoup plus prononcée. Le cæcum descend plus ou moins bas dans le pelvis. Chez certains individus, on peut le trouver derrière la vessie ou l'utérus et même dans le fond du cul-de-sac de Douglas. J'ai le souvenir d'un cas où le cæcum distendu et rétro-utérin aurait donné le change avec un kyste annexiel, si le palper bimanuel n'avait amené sa réduction avec le gargouillement caractéristique.

Cette situation basse ou pelvienne n'est pas exceptionnelle. Tuffier et Jeanne l'ont trouvée dans 15 p. 100 des cas chez l'adulte et Legueu dans 14 pour 100 des cas chez l'enfant. Il nous a semblé, en tous cas, qu'on la rencontre plus souvent chez la femme que chez l'homme.

L'extrémité supérieure ou angle du côlon droit fixé est susceptible également de variations assez nombreuses. N'avons-nous pas vu d'ailleurs que l'angle lui-même présente des aspects assez variables pour modifier le niveau de l'extrémité supérieure du côlon droit ?

Il est classique de dire qu'il répond à un plan horizontal passant par l'extrémité de la dixième côte. Buy, qui a fait ces mensurations avec beaucoup d'attention, trouve du reste des différences de un ou deux centimètres en plus ou en moins.

A vrai dire, l'angle sous-hépatique du côlon droit est situé normalement à la hauteur de la première apophyse transverse lombaire et répond à la partie moyenne de la face antérieure du rein. Par rapport à la face postéro-inférieure du foie, il atteint le milieu de la distance qui sépare le bord antérieur du bord postérieur de l'organe. Il est donc situé dans l'angle que font le rein et le foie.

Le niveau de ces trois organes peut être abaissé en bloc. Chez certains individus à thorax étroit et en particulier chez la femme, foie, rein et côlon descendent sans être pour cela mobiles. Ils sont fixés en position basse et l'extrémité supérieure du côlon droit répond alors à la deuxième ou troisième apophyse transverse lombaire.

Mais il est des cas où l'extrémité supérieure du côlon droit seule est fixée en situation basse. Elle répond alors au pôle inférieur du rein et au bord inférieur du foie, à ce point qu'on peut la voir directement sans soulever le foie, lorsque l'abdomen est ouvert.

De ce que l'extrémité inférieure du côlon droit est basse ou haute, on ne peut déduire que l'extrémité supérieure sera basse ou haute. Car le côlon droit n'a pas une hauteur déterminée. Elle est infiniment variable suivant les individus. Chez certains, le côlon droit est extrêmement long, chez d'autres, il est si court que l'angle sous-hépatique apparaît directement au-dessus du cæcum, comme s'il n'y avait pas de côlon ascendant, Ceci n'est pas sans intérêt au point de vue clinique et surtout opératoire.

Direction. — Le côlon droit est donc schématiquement formé de deux parties coudées en angle l'une sur l'autre. La première partie est ascendante, la seconde à peu près horizontale.

La **partie ascendante** du côlon droit repose dans la gouttière latérale droite de la paroi postérieure dont le fond est formé par l'aile iliaque droite. Plus haut, elle occupe la fosse lombaire.

Cette partie du côlon n'est donc pas verticale, comme on le dit parfois. Elle est fortement *oblique en haut et en arrière*. Du reste, de superficielle qu'elle est à sa partie inférieure, elle devient profondément cachée sous le foie à sa partie supérieure.

La direction de cette partie ascendante est susceptible de quelques variations qui sont à peu près toujours imposées par les différences de longueur de l'organe.

La direction que nous venons de donner répond au cas le plus fréquent.

Mais il arrive que le côlon ait une longueur excessive et dans ces cas, ne pouvant se placer droit dans la gouttière latérale, il est obligé de s'accommoder à son contenant. Il s'incline, soit en dehors, soit en dedans. C'est ainsi qu'on peut voir le côlon droit oblique *en haut et en dehors*, ou au contraire oblique *en haut et en dedans*, mais toujours dirigé en haut et en arrière.

Ce n'est que l'exagération de cette disposition qui fait de temps à autre rencontrer un côlon ascendant *infléchi en S* et ce tassement se fait soit dans le sens transversal, soit parfois dans le sens antéro-postérieur.

La **partie horizontale** fait avec la portion précédente un angle normalement aigu en raison de l'inclinaison en arrière de la portion ascendante. Elle repose sur la partie saillante de la paroi postérieure de l'abdomen, augmentée ici du duodénum et de la tête du pancréas. Aussi est-elle forcée de se porter d'abord presque directement d'arrière en avant, puis elle se dirige à peu près transversalement en dedans et se continue enfin avec le côlon gauche.

De cette disposition résulte que, normalement, la portion horizontale du côlon droit fixé repose à son origine sur l'extrémité supérieure de la partie ascendante. Les deux portions cessent tout contact à partir du moment où la portion horizontale se dirige franchement en dedans.

L'angle que font ces deux portions, ou angle sous-hépatique, peut paraître un angle droit à première vue, si l'on ne va pas dans le fond de la fosse sous-hépatique constater les connexions des deux parties du côlon droit. En réalité, elles font un angle tellement aigu que les deux branches de cet angle s'accolent pour ainsi dire. L'angle droit n'existe réellement qu'entre la portion ascendante et la partie transversale de la portion horizontale. La partie antéro-postérieure profondément enfoncée sous le foie semble disparaître.

Il est nécessaire de bien connaître l'existence de cette disposition normale, si l'on veut interpréter justement les images du côlon vu à l'écran.

Cette disposition de l'angle sous-hépatique fixé n'est cependant pas constante. Il existe des variétés qu'il faut connaître.

L'angle sous-hépatique peut être *très obtus*. La portion ascendante, généralement très courte alors, se continue avec la partie horizontale, très courte aussi et relativement superficielle. Ce type se rencontre, de préférence, chez les individus à thorax large et puissant.

Il arrive même que l'angle sous-hépatique paraît ne pas exister et que le cæcum se continue directement avec le côlon transverse. Cette disposition, normale chez le tout jeune enfant, semble avoir persisté jusqu'à l'âge adulte. Ce type, d'ailleurs rare, ne se rencontre guère que dans 4 à 5 pour 100 des cas.

Plus fréquemment, l'angle sous-hépatique est *double*. La partie ascendante du côlon monte jusqu'au pôle inférieur du rein. Il se courbe à ce niveau et devient oblique en haut et en dedans jusqu'au niveau du bord externe du duodénum. En ce point, se fait un nouvel angle, obtus comme le premier. Cette disposition se rencontre dans 20 pour 100 des cas environ.

L'angle sous-hépatique *ouvert en dehors* est une disposition tout à fait rare et que nous n'avons jamais rencontrée. Cependant elle existe, puisque Legueu l'a décrite. D'après cet auteur, elle serait assez fréquente chez l'enfant et coïnciderait avec une situation haute et postérieure du cæcum, qui, dans ces cas, est prérénal et sous-hépatique. La partie normalement ascendante du côlon est alors presque horizontale ou mieux oblique en haut et en dedans. La partie normalement horizontale est ici descendante et l'angle, au lieu de se faire en avant du rein, se fait presque sur la ligne médiane, en avant de la tête du pancréas.

Moyens de fixité. — Le côlon droit fixé est attaché à la paroi postérieure de l'abdomen par le fait de la coalescence du feuillet gauche du mésentère primitif avec le péritoine pariétal. Cette fusion porte normalement sur le péritoine du méso-intestinal et aussi sur le péritoine qui revêt la face du côlon, devenue postérieure par suite de la torsion de l'anse primitive.

L'adhérence du côlon droit est donc large et étendue et c'est ce qui fait de lui la partie la plus fixe (Richet) ou la moins mobile (Sappey) du canal intestinal.

D'autre part, comme cette adhérence se fait par étapes et tardivement dans l'évolution de l'individu, elle est sujette à des variations nombreuses qui expliquent les descriptions si différentes et parfois si contradictoires des auteurs.

Il existe en effet des cas de fixation totale du côlon droit ; il y a des cas de fixation incomplète. De là naissent toutes les confusions. Il persiste cependant ce fait, au point de vue médico-chirurgical, que, dans tous ces cas en apparence différents, le côlon droit est fixé et non mobilisable.

La fixation totale est caractérisée par la disparition complète du mésentère primitif et même par l'accolement de la paroi postérieure du côlon droit.

Cette adhérence s'étend depuis le fond du cæcum en bas, jusqu'à l'origine du côlon gauche, autrement dit l'origine du méso-côlon transverse.

Dans ce cas, le péritoine pariétal venu de la paroi du flanc arrive au bord droit du gros intestin et passe immédiatement sur sa face antérieure en décrivant seulement le long de ce bord droit une sorte de gouttière ou de dépression anguleuse et verticale. La même disposition du péritoine se retrouve au niveau de la partie horizontale et de l'angle. Là, le péritoine prérénal passe directement de la face antérieure du rein droit sur la face antérieure du côlon.

Les petits replis péritonéaux hépato-colique ou réno-colique que décrivent les anatomistes ne sont d'aucun intérêt médico-chirurgical.

Arrivé sur le bord interne du côlon droit, le péritoine revêt la paroi postérieure de l'abdomen au-devant des vaisseaux coliques, de l'uretère et des vaisseaux spermatiques. Il se continue avec le feuillet droit du mésentère.

En arrière du côlon droit et même en dedans de lui, il existe une sorte de tissu conjonctif lâche, mais à mailles assez résistantes. Tuffier constate l'existence « de fibres resplendissantes et nacrées comme celles d'un tendon, disposées en éventail et venant se perdre... sur la paroi latérale externe du côlon ascendant à son union avec le cæcum ».

Ce tissu, tassé à l'état de feuillet celluleux, représente un véritable fascia d'accolement rétro-colique, vestige de la fusion des deux feuillets péritonéaux au contact.

La disposition que nous venons de décrire réalise le mode d'accolement du côlon droit poussé à l'extrême. Mais s'il représente le moyen de fixité le plus parfait, ce n'est pas le type le plus souvent réalisé. Sa connaissance nous permettra cependant de comprendre plus facilement les fixations incomplètes.

La fixation incomplète, sans permettre la mobilité du côlon droit, laisse cependant subsister quelques points où l'adhérence n'a pas eu lieu.

De fait, l'accolement s'étend de la ligne médiane vers la droite et de haut en bas. Il n'est donc pas étonnant que ce soit le plus souvent le cæcum qui échappe à la fixation. Côlon droit adhérent et cæcum libre, telle est en effet la disposition la plus habituelle

1° *L'adhérence manque en bas.* — Le côlon droit est alors fixé jusqu'au niveau de l'angle iléo-cæcal et répond au type que nous venons de décrire. Le cæcum, au contraire, reste libre en ce sens qu'il est entouré de péritoine sur toutes ses faces, comme le cœur par le péricarde viscéral, suivant la classique comparaison de Tuffier. Mais sa continuité avec le côlon, qui, lui, est fixe, le maintient dans sa situation. C'est donc une erreur de dire, comme le font certains auteurs, que le cæcum est mobile, alors que le côlon ascendant est adhérent.

Quand le doigt essaie de faire le tour de la base du cæcum laissé en place, il constate que l'origine de l'adhérence colique se fait suivant une ligne horizontale et régulière. Vient-on au contraire à soulever le cæcum, en l'attirant en avant, on voit aussitôt se former deux replis séreux, l'un le long du bord externe, l'autre le long du bord interne du cæcum au point où commence l'accolement.

On a donné à ces deux replis des noms variés. Tuffier appelle l'interne, ligament cæcal inférieur, Fredet mésentérico-pariétal, Alglave, iléo-colique. Le repli externe prend successivement les noms de ligament cæcal supérieur (Tuffier), de pariéto-colique (Fredet), de latéro-colique ascendant (Alglave). A la vérité ce sont là de simples replis séreux, comme on en peut faire partout où l'on tire la séreuse. Il n'y a pas plus de ligament suspenseur du cæcum qu'il n'y a de ligament suspenseur de son appendice. L'un et l'autre sont maintenus par leur continuité avec le segment intestinal sus-jacent et leur mobilité ou leur fixité dépendent de la mobilité ou de la fixité de ce segment.

Entre ces deux replis, qui ne sont nullement des ligaments, la séreuse se déprime en une fossette dont on peut exagérer à volonté la profondeur en attirant davantage le cæcum. Cette fossette rétro-cæcale ou même rétro-colique est donc en partie factice.

2º *L'adhérence manque en haut.* — Cette disposition est beaucoup moins rare qu'on ne pourrait le croire.

Elle peut exister seule ou coïncider avec un cæcum libre. Dans ces cas, c'est l'angle sous-hépatique qui n'a pas contracté d'adhérence. Il reste flottant et par conséquent mobile. On voit alors la partie supérieure du côlon ascendant et l'origine du transverse, c'est-à-dire l'angle sous-hépatique, retomber sur le côlon ascendant qui a subi la fixation, de telle façon que les deux parties de l'anse s'accolent en canons de fusil double.

C'est dans ces cas de mobilité de l'angle sous-hépatique que l'on voit apparaître ce ligament anormal : duodéno-colique. Il faudrait dire encore ici repli duodéno-colique, car ce n'est, en effet, qu'un soulèvement de la séreuse péritonéale attirée en avant par la chute de l'angle colique. Nous ne l'avons jamais rencontré quand l'angle est fixé ; on le trouve toujours quand l'angle est mobile. C'est certainement là la raison de son inconstance. Buy ne le trouve, en effet, que dans 18 à 19 pour 100 des cas, mais il ne dit rien de la situation de l'angle colique droit dans ces cas.

3º *L'adhérence manque au milieu.* — Ces cas sont de beaucoup les plus rares. Jonnesco, qui a si minutieusement décrit les replis péritonéaux, signale que, dans certains sujets, l'adhérence ne se fait pas en arrière de la partie moyenne du côlon ascendant et même du mésentère primitif. On trouve alors sur le bord externe du côlon ascendant une sorte d'orifice plus ou moins grand qui conduit dans une cavité péritonéale rétro-colique, dont les dimensions sont parfois beaucoup plus grandes que ne le laissait supposer l'orifice.

L'existence de cette fossette est intéressante à connaître, car elle pourrait à l'occasion devenir le siège d'une hernie rétro-péritonéale.

1. — Le côlon droit mobile, type anormal.

Il faut comprendre sous ce nom les cas où le côlon droit n'est pas adhérent à la paroi postérieure de l'abdomen. Or ce manque d'accolement peut porter soit sur le côlon seul, soit à la fois sur le côlon et sur tout ou partie du mésentère primitif. Le degré de mobilité pourra donc être, suivant les cas, très variable.

La mobilité du côlon droit n'est pas une disposition exceptionnelle et à mesure que l'on connaît mieux la pathologie du côlon, la connaissance de son degré de fixation devient un élément de plus en plus important.

Okinczyc, dans son remarquable travail, distingue déjà en quelques mots le côlon droit fixe du côlon mobile. Trèves, dit-il, chez l'adulte, signale l'existence d'un méso-côlon dans 26 p. 100 des cas ; plus tard, Fromont arrive au chiffre sensiblement égal de 30 p. 100.

C'est à peu de chose près la proportion à laquelle nous nous arrêterons et l'on peut dire qu'une fois sur quatre ou cinq le côlon droit présente une mobilité plus ou moins considérable.

Situation. — Si nous prenons comme type de notre description le côlon mobile au maximum, il devient bien difficile de lui attribuer une place exacte dans le côté droit du ventre. Encore n'est-il pas toujours situé du côté droit. Gérard en signale l'existence derrière l'ombilic et dans l'hypocondre gauche. Nous avons enlevé un appendice dans la fosse iliaque gauche. Alglave a trouvé dans la fosse iliaque gauche un néoplasme du cæcum, sans qu'il y ait eu transposition générale des viscères. Nous n'avons pas en vue ici les anomalies de développement où, comme dans les cas de Farabeuf, d'Ombredanne, l'anse primitive n'avait pas subi sa torsion.

Dans un cas de mobilité extrême, le côlon droit généralement situé dans le côté droit du ventre, change de place suivant la situation du sujet. En position debout, le côlon droit tombe dans la fosse iliaque où il se tasse et descend même dans le pelvis, jusqu'au fond du Douglas. Vient-on à mettre le sujet en position horizontale, mieux encore en position inversée, le côlon droit glisse dans la fosse iliaque et la région lombaire à la place qu'occupe normalement le côlon fixé.

Mais on peut dire, en général, que le côlon mobile ne s'engage pas sous le foie. Sa partie supérieure reste sous-jacente au bord antérieur de cet organe et quelquefois même s'engage entre lui et le diaphragme.

Lorsque le sujet est couché sur le côté gauche, le côlon mobile tend à gagner la ligne médiane. On peut d'ailleurs, en clinique, apprécier cette mobilité dans le sens transversal et Wilms avait depuis longtemps montré que les doigts qui explorent, peuvent vider pour ainsi dire la fosse iliaque droite et repousser le côlon vers la ligne médiane. Cette disposition, on le conçoit, est particulièrement propice à l'extériorisation du côlon droit au cours de l'exérèse.

Il va de soi que ce que nous venons de dire de la mobilité extrême du colon n'existe que dans les cas où aucune adhérence ne s'est faite avec le péritoine de la paroi postérieure droite de l'abdomen. Plus le degré d'adhérence est étendu, plus la situation du côlon mobile se rapprochera du type du côlon fixé.

Direction. — Le côlon droit mobile présente une direction quelque peu différente du côlon fixé. Les deux branches qui le composent ne se disposent plus suivant un angle qui se rapproche de l'angle droit. Il n'existe plus une portion ascendante et une portion horizontale. L'angle s'est refermé considérablement au point que les deux portions deviennent parallèles l'une à l'autre et s'accolent en canon de fusil.

La portion ascendante est généralement fortement oblique en haut et en dehors. Elle décrit une légère courbe à concavité interne qui se moule sur la concavité de la fosse iliaque dans le fond de laquelle elle est couchée. La portion transverse tombe et repose sur la première. Elle se place le plus souvent en avant d'elle et un peu en dedans (voir fig. 47).

L'angle qui les réunit est par conséquent fortement aigu, mais il est susceptible de se modifier et de s'ouvrir quand ses deux branches se déplacent l'une par rapport à l'autre. Il existe cependant des cas où les deux branches de cet angle se trouvent soudées l'une à l'autre. On conçoit alors la gêne qui peut en résulter dans le fonctionnement du transit intestinal.

Ces dispositions confinent de près à la pathologie. Il existe en effet entre les deux branches du coude ainsi fixé un fascia que Buy avait parfaitement décrit et que l'on désigne depuis cette époque sous le nom de **lame fixatrice des coudes.**

« Assez rare chez les sujets à côlon normal, elle coexiste la plupart du temps, dit Buy, avec un mésocôlon transverse droit », autrement dit avec un côlon droit mobile.

« Cette lame peut être longue ou courte, c'est-à-dire unir une plus ou moins grande étendue des côlons transverse et ascendant. Sa hauteur, mesurée par la distance qui sépare son bord libre de l'angle hépatique, varie entre 3 et 10 centimètres. Dans quelques cas, elle est à peine marquée. L'adhérence colique est plus ou moins serrée. »

On conçoit qu'il puisse devenir nécessaire de sectionner chirurgicalement cette lame fibreuse pour libérer l'angle et rendre à l'anse toute sa mobilité.

Moyens d'attache. — Le côlon mobile l'est d'autant plus que le mésentère primitif a subi moins de modification. Aussi peut-on décrire des cas de mobilité totale et des cas de mobilité incomplète.

Dans les exemples de **mobilité totale,** le côlon droit est muni d'un méso haut et large qui va presque jusqu'à la ligne médiane et dont la base confine à celle du mésentère. Ce méso, de forme à peu près triangulaire, est plus haut à sa partie moyenne qu'à ses extrémités. En bas, il se confond dans l'angle iléo-colique avec la terminaison du mésentère. Dans l'intervalle de ses deux feuillets se trouvent contenus les vaisseaux sanguins et lymphatiques du côlon. C'est en somme le mésentère primitif tordu, mais non accolé à la paroi postérieure de l'abdomen. On conçoit combien doit être mobile le côlon droit ainsi attaché. Cette disposition n'est d'ailleurs pas très fréquente.

La **mobilité incomplète** du côlon droit est représentée par un degré moins prononcé de la disposition précédente. Ici, le mésentère primitif s'est partiellement accolé à la paroi abdominale postérieure, mais l'accolement n'a pas été jusqu'au côlon. Celui-ci est resté muni d'un méso de longueur variable suivant les cas. On peut voir sa face externe et sa face postérieure dans toute leur étendue. On peut le renverser, face postérieure en avant, vers la ligne médiane. Il est seulement fixé par son bord mésentérique où lui arrivent ses vaisseaux.

On peut diviser ces côlons droits munis d'un méso en deux variétés : les méso longs et les méso courts.

Dans 10 p. 100 des cas, on trouve un méso long de 3 à 5 centimètres.

Dans 26 p. 100 des cas, le méso mesure de 1 à 2 centimètres de hauteur.

Cette mobilité incomplète se retrouve également au niveau de l'angle sous-hépatique. Si dans le type normal, c'est-à-dire le côlon fixé, l'angle repose directement sur le rein et la portion descendante du duodénum, dans les cas de mobilité incomplète, celui-ci en est séparé et flotte au devant de ces organes. C'est dans ces cas que l'on voit le coude droit du côlon se déplacer en avant et en bas et venir se loger au-dessous du bord inférieur du foie et même, dans certains cas, entre le foie et la face inférieure du diaphragme.

De ce fait, la séreuse péritonéale entraînée par le côlon va former des replis nouveaux. Le repli que l'on appelle à tort *ligament duodénocolique* est le plus fréquent de ces soulèvements séreux. Il sera d'autant plus haut et long que l'angle sera lui-même plus abaissé. Généralement, il apparaît comme une bride péritonéale assez large et finement infiltrée de graisse, comme le grand épiploon. De fait, le diverticule droit de l'arrière-cavité des épiploons le double ou peut-être le forme, d'où son aspect un peu particulier.

Ce mode de fixation, ou si l'on veut de mobilité incomplète du côlon droit, n'entraîne pas de grands déplacements de l'organe. Il est assez attaché pour ne pouvoir s'abaisser et tomber dans la fosse iliaque, à plus forte raison le pelvis. Nous pourrions presque dire que pour le chirurgien ce sont les bons cas, car ils facilitent grandement les manœuvres d'exploration et d'exérèse.

Cependant, quand le méso-côlon droit devient trop haut, les mêmes inconvénients que dans la mobilité totale peuvent se produire.

Ces déplacements excessifs du côlon droit ne se font pas sans entraîner une certaine répercussion sur les organes fixés dans son voisinage. Alglave pense que la mobilité du côlon est fonction de la ptose du rein droit qui, en tombant, l'a refoulé et entraîné en bas. Nous penserions volontiers que le mécanisme inverse s'est plutôt produit. Le côlon droit, en se fixant contre la paroi abdominale postérieure, provoque la formation d'un fascia fibreux qui sert jusqu'à un certain point à la fixité du rein. L'absence d'accolement, au contraire, supprime le fascia et permet l'abaissement du rein.

Mais il y a plus ; le côlon droit, en s'abaissant par manque d'accolement ou par accolement incomplet, entraîne avec lui l'artère colique transverse qui naît de la mésentérique supérieure. Colique transverse et mésentérique passent au devant de la troisième portion du duodénum. Ces vaisseaux viennent-ils à être tirés vers en bas, le duodénum, comme l'a montré Albretch, est écrasé contre l'aorte et la circulation des produits de la digestion considérablement gênée. Il paraît probable que beaucoup de cas d'occlusion avec dilatation chronique du duodénum reconnaissent comme origine cette disposition défectueuse dans les moyens d'attache du côlon droit.

Relation entre la fixité du côlon droit et la conformation du thorax. — Nous avons déjà tenté de démontrer qu'il existe un certain degré de relation dans la conformation du contenant et du contenu. Le fait nous paraît bien évident pour l'estomac et le foie (voir tome I, p. 113). Les mêmes constatations peuvent être faites à propos du côlon.

Bien que les anatomistes semblent n'attacher que peu d'intérêt à cette façon d'envisager l'étude des organes, nous pensons que, pour le médecin et le chirurgien, ce point de vue est de réelle importance et ceux qui s'intéressent au développement physique de l'individu en saisiront avec nous toute la portée.

Deux points sont à envisager : le fait et la théorie.

Il est de fait que le côlon fixe se rencontre d'une façon constante chez les individus puissants à thorax large et court. Chez eux, le foie est plus étendu en largeur qu'en hauteur, il descend peu dans le ventre, sa face supérieure se rapproche du plan horizontal. Le côlon droit a une place suffisante pour se loger entre lui et le rein. Le coude sous-hépatique se dispose tout naturellement en angle droit.

Chez les individus à thorax étroit et long, le foie est plus étendu en hauteur qu'en largeur, il descend bas dans le ventre, sa face inférieure est presque verticale. Le côlon droit n'a pas la place de se loger en avant du rein. Chez ces individus, le côlon droit est mal fixé ou même complètement mobile.

Théoriquement, ce que l'on sait de la morphogenèse et de la fixation du côlon permet de comprendre qu'il en soit ainsi.

Sa torsion accomplie, l'anse intestinale primitive est forcée, avant de se fixer partiellement, de s'accommoder aux dimensions de la cavité abdominale avant que commence l'accolement. Le côlon ascendant sera plus antérieur que le côlon descendant. Il faut qu'il vienne se loger dans le fond du flanc droit que le foie occupe déjà en grande partie.

L'accolement débute au niveau du point qui sera plus tard le coude sous-hépatique du côlon. Puis, cette coalescence gagne progressivement de haut en bas et, en même temps, de la ligne médiane vers la droite. Or si, pour une raison quelconque, le foie est trop volumineux ou si les dimensions de la cavité abdominale sont trop étroites, le coude sous-hépatique ne peut pas venir s'appliquer sur la paroi postérieure de l'abdomen. L'accolement ne pourra se faire et le côlon demeurera flottant.

L'appendice cæcal.

Appendu au cæcum, comme son nom l'indique, l'appendice est un tube de structure intestinale, oblitéré à son extrémité libre,

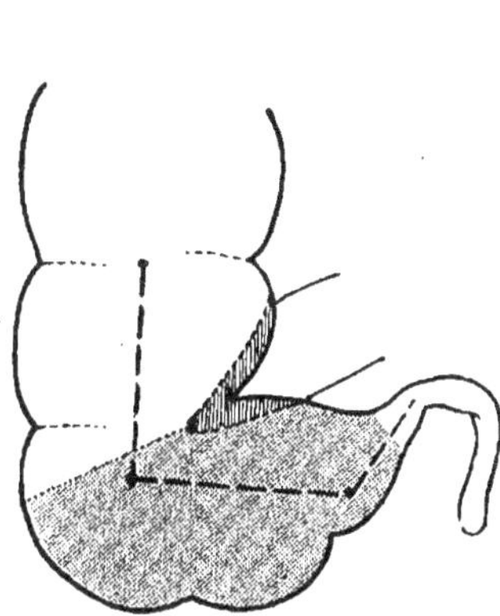

Fig. 48. — Implantation latéro-cæcale de l'appendice. — Celle-ci ne se fait pas sur la face postéro-interne du cæcum, mais bien au fond du cæcum. L'inflexion à angle droit des deux portions de celui-ci est la cause de cette illusion (d'après Quenu et Heitz-Boyer).

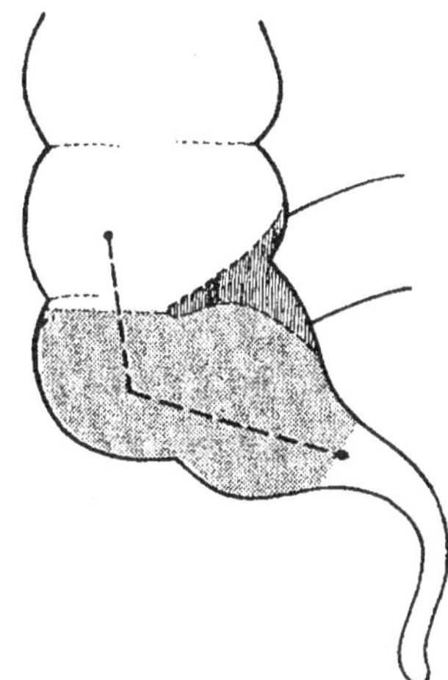

Fig. 49. — Implantation sous-cæcale de l'appendice. Celle-ci se fait au fond du cæcum dont elle continue la direction (d'après Quenu et Heitz-Boyer).

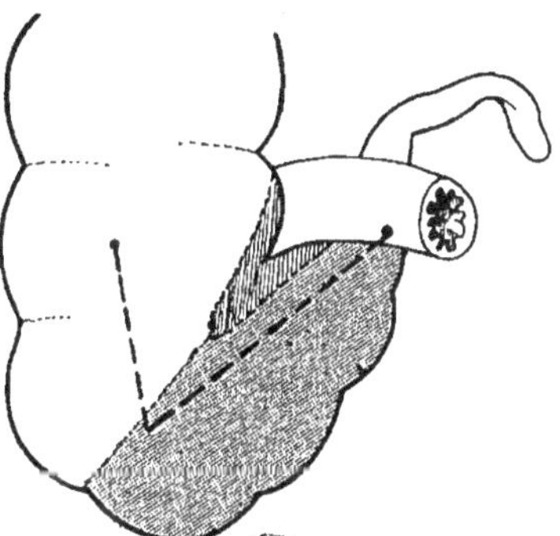

Fig. 50. — Implantation rétro-iléale de l'appendice. Celui-ci s'implante toujours au fond du cæcum, mais l'inflexion en arrière et en dedans très prononcée des deux portions qui le composent est la cause de cette illusion (d'après Quenu et Heitz-Boyer).

communiquant par son autre extrémité avec la cavité du gros intestin. C'est donc un long et étroit cul-de-sac à contenu stercoral et cette constitution prédispose à tous les accidents dont il peut être la cause.

Du jour où fut connue l'importance pathologique de l'appendice cæcal, anatomistes, médecins et chirurgiens cherchèrent à préciser sa forme, sa situation et ses relations avec le péritoine et les organes voisins.

L'appendice naît, disent la plupart des auteurs, sur la paroi interne ou postéro-interne du cæcum. Cette origine se fait à 2 ou 3 centimètres au-dessous du point d'abouchement de l'intestin grêle dans la face latéro-interne du gros intestin.

A ce niveau, les trois bandelettes du gros intestin s'écartent les unes des autres pour gagner leur place respective. Il semble que l'appendice s'implante à ce carrefour ou pour mieux dire la musculature longitudinale de l'appendice se continue avec la musculature longitudinale divisée du gros intestin.

Cependant cette origine à la face postéro-interne du cæcum n'est pas absolue. Il existe des cas où l'appendice naît au point le plus déclive du cæcum, voire à sa face antérieure. Mais toujours, c'est du carrefour des bandelettes que se détache l'appendice.

Quenu et Heitz-Boyer, d'après de nombreuses pièces, ont montré que l'appendice naissait toujours du fond du cæcum et non de sa paroi postérieure ou antérieure. Ce qui donne cette illusion, c'est la coudure du cæcum lui-même.

En effet, pour ces auteurs, le cæcum n'est pas une ampoule, mais un cul-de-sac infléchi à angle presque droit. Sa partie supérieure continue la direction du côlon, sa partie inférieure se coude à angle droit sur la première. C'est elle qui reçoit l'implantation de l'appendice.

Cet angle est ouvert à gauche et un peu en arrière ; ainsi l'appendice paraît s'implanter en arrière, sur la face postéro-interne du cæcum. En réalité il se fixe à son extrémité coudée. Cette disposition habituelle répond à la situation *latéro-cæcale interne* que l'on donne comme le type normal de l'appendice (voir fig. 48).

Mais l'angulation du cæcum peut, elle aussi, présenter des variations. Au lieu de se couder à angle droit, l'angulation cæcale peut être très peu marquée, si le cæcum a gardé le type embryonnaire. L'appendice, dans ce cas, pend au-dessous du cæcum, c'est le type dit *sous-cæcal* (voir fig. 49).

De même encore, l'angulation peut être très prononcée et arriver à l'angle aigu. L'appendice, qui naît toujours du fond du cæcum, sera haut situé en arrière de l'iléon ou mieux franchement derrière le côlon ascendant, c'est le type *rétro-cæcal* ou *rétro-iléal* (Voir fig. 50).

Que l'on imagine enfin que l'inflexion cæcale, au lieu de se faire en arrière et à gauche, se soit faite en avant et à droite, l'appendice, qui naît de son fond, sera soit *latéro-cæcal externe*, soit *antérieur*.

Nous avons maintes fois vérifié l'exactitude de cette disposition et nous pensons qu'il est erroné de dire que l'appendice naît de la face postéro-interne ou antérieure ou postéro-externe du cæcum. La vérité est que l'appendice naît toujours du fond du cæcum, mais que ce fond coudé sur l'origine est tantôt tourné en arrière tantôt en avant, tantôt en dehors.

La **forme** de l'appendice est assez exactement comparée à celle d'un ver de terre, d'où son nom de vermiforme ou vermiculaire. Ce cylindre, terminé par une extrémité arrondie, est régulier lorsqu'il est normal. Il est du reste susceptible de quelques modifications de forme, quand on l'examine sur le vivant. Tous les chirurgiens ont vu l'appendice que l'on excite, se contracter, diminuer de longueur en augmentant quelque peu de diamètre, mais son calibre reste toujours régulier.

Tout autre aspect est pathologique et l'on peut dire que les appendices moniliformes, étranglés en un point, ampulaires ou sphériques sont des appendices déformés par un processus morbide.

La **longueur** de l'appendice, comme pour tous les organes en régression, est susceptible des plus grandes variations. Il y a des sujets chez lesquels sa longueur est considérable et peut mesurer jusqu'à 12 ou 15 centimètres, Chez d'autres, elle est extrêmement réduite et n'atteint pas 4 centimètres. En général, l'appendice mesure de 6 à 7 centimètres.

Toutes proportions gardées, il semble plus long chez l'enfant que chez le vieillard, ce qui a fait dire à certains que l'appendice régressait avec l'âge. C'est peut-être encore une raison de la rareté de son inflammation dans la vieillesse.

La **direction** de l'appendice est assez variable. Il est parfois rectiligne, ce qui est assez rare; il est plus rare encore de le trouver contourné en tire-bouchon. Généralement l'appendice est coudé à angle droit à peu près au niveau de sa partie moyenne.

Cette disposition tient à la forme du méso-appendice et à la façon dont il est abordé par son artère.

L'artère appendiculaire, en effet, née de la division du tronc iléocæcal ou de la branche cæcale postérieure, descend derrière la terminaison de l'iléon en dedans du cæcum et atteint l'appendice audessus de sa partie moyenne. Comme elle occupe le bord libre du méso-appendice, celui-ci est large dans sa partie haute, se réduit à quelques millimètres dans sa partie moyenne et devient nul, enfin, au niveau de l'extrémité libre de l'appendice.

C'est au niveau du point où l'artère se rapproche de l'appendice que se fait la coudure, c'est-à-dire à peu près à l'union du tiers supérieur avec ses deux tiers inférieurs. Comme le font justement remarquer Quenu et Heitz-Boyer, le premier segment de l'appendice est commandé au point de vue topographique par la manière d'être du cæcum. Le segment terminal est indépendant, aussi se place-t-il dans les positions les plus variées, ascendant, descendant ou horizontal.

Je ne saurais affirmer, comme le dit M. Dufour, qu'il est susceptible de se mouvoir et que ses déplacements, excitant le péritoine, produisent un réflexe qui favorise la contraction des côlons. C'est là une hypothèse qui mériterait démonstration.

Au point de vue médico-chirurgical, l'appendice est tantôt libre, tantôt fixé.

La disposition libre est la plus habituelle, nous n'y reviendrons pas; mais on peut aisément comprendre la gravité des suppurations nées de l'appendice dans cette variété. Si des adhérences ne protègent pas la grande séreuse, la péritonite généralisée est la conséquence obligatoire.

La disposition fixe est beaucoup plus rare. Elle est due à une exagération des phénomènes de coalescence péritonéale qui ont accolé le côlon et le cæcum. A peu près toujours dans ces cas, l'appendice est rétro-cæco-colique et ascendant. La face postérieure du cæcum est accolée au péritoine postérieur et l'appendice s'est trouvé pris dans ce processus. Il est extra-péritonéal et monte en arrière du côlon ascendant jusqu'au voisinage de la couche adipeuse périrénale. Aussi les collections suppurées, dont il peut être la cause, fusent-elles en arrière du gros intestin et même dans la loge périnéphrétique, à moins qu'elles ne provoquent une psoïtis, en envahissant la loge aponévrotique du psoas après perforation du fascia iliaca dans sa portion mince.

Talamon avait pensé que la disposition anatomique des vaisseaux de l'appendice pouvait expliquer les gangrènes qui peuvent atteindre cet organe. Pour cet auteur, quand un calcul stercoral s'engage dans sa lumière, il peut être assez considérable pour comprimer les artères et provoquer ainsi la nécrose.

Or, le tronc de l'artère appendiculaire, contenue dans le bord libre du méso-appendice, est toujours assez distant pour qu'il échappe à toute compression de ce genre. Les branches qui en naissent se détachent à angle presque droit, à 5 ou 6 millimètres les unes des autres, et se perdent dans son épaisseur après un trajet d'autant plus court qu'on se rapproche davantage de l'extrémité libre de l'organe. La vascularisation de la paroi de l'appendice est donc d'une extrême richesse et l'on conçoit mal l'ischémie par compression de cause interne.

Dieulafoy, en s'élevant contre cette conception, montrait que l'appendice, cul-de-sac à contenu septique, devient un vase clos quand un bouchon stercoral s'y engage. La flore microbienne y exalte sa virulence et ce sont les toxines qui atteignent la vitalité des parois et les détruisent.

Les veines de l'appendice sont tributaires de la grande veine mésentérique et par son intermédiaire de la veine porte. Ces relations permettent de comprendre les accidents toxiques et infectieux dont le foie est menacé au cours de l'appendicite.

Enfin les lymphatiques, nés de cet organe, vont gagner le groupe ganglionnaire toujours abondant qui occupe la bifurcation de l'artère iléo-cæcale. Aussi n'est-il pas rare, au cours des opérations, de voir ces ganglions volumineux et enflammés.

II. — LE COLON GAUCHE

Il faut entendre sous le nom de côlon gauche la partie gauche du transverse et le côlon descendant. Nous avons vu plus haut les raisons qui militent en faveur de cette interprétation.

L'intérêt médico-chirurgical de cette portion est beaucoup moins grand que celui que présente le côlon droit. Il serait peut-être plus juste de dire que si nous commençons à entrevoir plus clairement la pathologie du côlon droit, nous ignorons à peu près complètement celle du côlon gauche et c'est là peut-être le principal de la différence.

Le côlon gauche comprend deux parties : une portion mobile flottante, munie d'un long méso, et une partie constamment fixée et accolée à la paroi dorsale gauche de l'abdomen. Ces deux portions forment un angle d'une situation et d'une disposition assez constante et que l'on désigne sous le nom de coude gauche ou splénique des côlons.

Dans son ensemble, le côlon gauche présente une conformation beaucoup moins sujette aux variations que le côlon droit.

Il commence un peu à droite de la ligne médiane, au point où se termine le côlon droit, c'est-à-dire au croisement de la deuxième portion du duodénum. En ce point le côlon, jusque-là fixé et sans méso, devient tout d'un coup mobile et muni d'un méso de plusieurs centimètres de hauteur.

Il se termine à la hauteur de la crête iliaque, change alors de nom et prend celui de côlon terminal ou iléo-pelvien.

Longueur. — Il est plus difficile encore de donner en chiffre précis la longueur du côlon gauche qu'il l'est de donner celle du côlon droit.

De ses deux portions, la portion descendante est d'une dimension assez fixe, mais la portion transverse varie dans des proportions considérables suivant les individus. C'est même celle qui, au dire de Robbin, est, de tout le gros intestin, susceptible des plus grandes variations.

Nous ne reviendrons pas sur les difficultés qu'il y a à mesurer un segment quelconque de l'intestin. Il est bien évident qu'en raison de son élasticité, le gros intestin retiré du ventre, après décollement ou section du méso, peut présenter par étirement des dimensions qui n'ont rien de réel.

Sur le cadavre, les altérations cadavériques et la distension gazeuse habituelle du gros intestin à ce moment l'allongent considérablement.

Les liquides fixateurs, comme le formol ou l'acide chromique, rétractent quelque peu les tuniques intestinales. Les chiffres donnés par les mensurations, dans ces cas, sont donc au-dessous de la réalité. Nous avons trouvé en moyenne 70 centimètres de long pour le côlon gauche en totalité.

Dans deux cas, il nous a été possible de mesurer le côlon gauche sur le vivant adulte. Chez l'un, la partie transverse mesurait 35 centimètres, la portion descendante 25. Le côlon gauche avait donc au total chez ce malade 60 centimètres. Chez une femme, la portion transverse mesurait 40 centimètres, la portion descendante 20. Comme dans le cas précédent, le côlon gauche avait une longueur totale de 60 centimètres.

Mais ce chiffre moyen de 60 centimètres, auquel arrivent les diverses mensurations, ne correspond pas à la totalité des cas. Si la portion descendante mesure à peu près toujours de 20 à 25 centimètres, la portion transverse varie dans des proportions considérables de 35 centimètres à un mètre.

Calibre. — La portion transverse et la portion descendante présentent, quant au calibre, des différences considérables.

La portion transverse a un calibre qui se rapproche sensiblement de celui du côlon ascendant. Il est généralement plus ou moins distendu par des gaz ou occupé par des matières fécales. Il est rare de le trouver contracté d'une manière habituelle au point que sa lumière soit effacée. D'autre part, il n'est pas régulier. Des bosselures séparées à espaces réguliers par des incisures profondes lui donnent un aspect grossièrement moniliforme. Cette conformation se retrouve depuis son origine jusqu'au niveau du coude splénique. Comme sur le côlon ascendant, trois bandes de fibres longitudinales séparent ces bosselures en trois séries dont les plus saillantes se

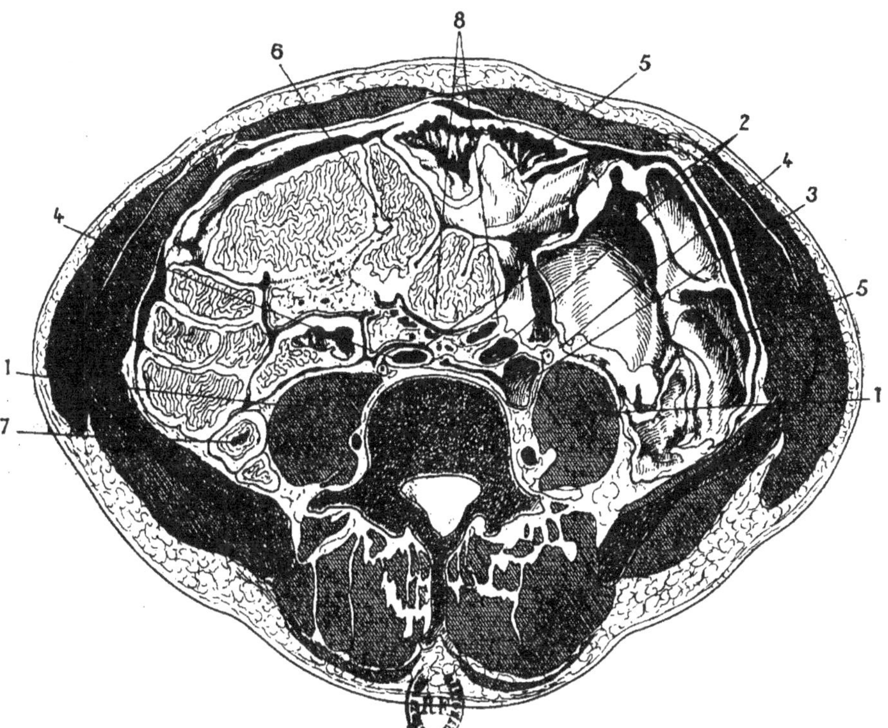

Fig. 52. — Coupe horizontale du tronc passant par le bord supérieur de
la cinquième lombaire.

1. Le muscle psoas. — 2. Les deux artères iliaques primitives. — 3. Le confluent
des veines iliaques primitives. — 4. L'uretère. — 5. Le côlon droit. — 6. Coupes
d'anses grêles. — 7. Le côlon gauche. — 8. Le mésentère et ses vaisseaux.

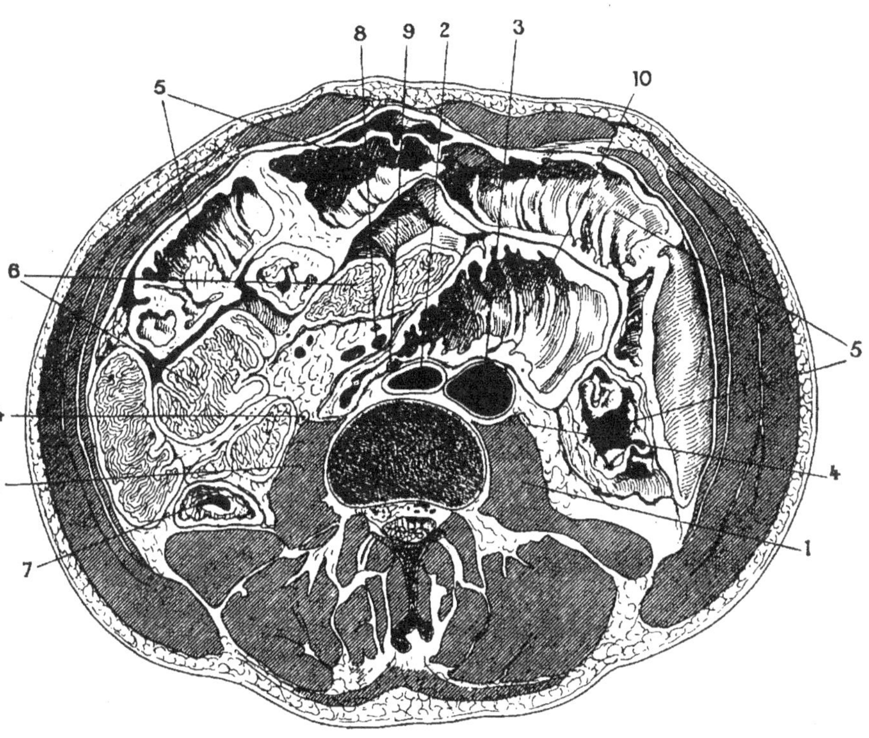

Fig. 51. — Coupe horizontale du tronc passant par le bord supérieur de la
quatrième lombaire.

1. Le muscle psoas. — 2. L'aorte. — 3. La veine cave inférieure. — 4. L'uretère. —
5. Le côlon droit coupé au niveau de l'angle sous-hépatique et une grande partie
du côlon transverse. — 6. Coupes d'anses grêles. — 7. Le côlon gauche. — 8. L'ar
tère mésentérique supérieure préduodénale. — 9. L'artère mésentérique inférieure
rétroduodénale. — 10. Le duodénum en distension cadavérique et écrasé dans
la pince aortico-mésentérique.

trouvent entre la bandelette supérieure et la bandelette inférieure.

Dès l'angle splénique, le calibre du côlon gauche subit une modification appréciable. De moniliforme, il devient à peu près cylindrique ou plutôt les incisures s'espacent considérablement et deviennent beaucoup moins profondes. Cet aspect, comme nous le
verrons, est encore plus net sur l'écran radiologique.

Il n'est pas rare enfin de trouver cette portion des côlons dure et
cylindrique, à l'état de «corde». Sur les coupes cadavériques, du reste,
il apparaît le plus ordinairement sans lumière car les parois contractées sont venues au contact (voir fig. 51 et 52).

Aussi, bien qu'on retrouve encore sur cette portion les trois
bandes longitudinales, la contraction habituelle de l'intestin rend
beaucoup moins nette la disposition en trois séries des bosselures.

Situation. — Tandis que le côlon droit occupe à peu près seul la
moitié droite de l'abdomen, le côlon gauche partage la moitié gauche
avec les premières anses grêles. La portion transverse se place en
avant des anses grêles, la portion descendante en arrière, de telle
sorte que celles-ci sont pour ainsi dire dans l'entre-jambe du côlon
ou, si l'on préfère, dans l'ouverture de l'angle que forment ses deux
portions.

La **portion transverse** et son méso recouvrent les deux ou trois
premières anses grêles. Normalement, elle se creuse un lit au milieu
des anses horizontales, de telle sorte que les deux ou trois premières
sont situées en arrière du méso-côlon et au-dessus du côlon, les
quatre ou cinq dernières sont situées au-dessous du côlon transverse.
Ainsi à l'ouverture de l'abdomen dans la région sus-ombilicale, on ne
voit pas d'anses grêles. Il faut relever le côlon et son méso pour les
apercevoir et lorsqu'il s'agit d'anastomoser celles-ci avec l'estomac
par exemple, on est obligé de traverser le méso transverse, à moins
qu'étant donnée l'exiguité, rare du reste, de celui-ci, on puisse passer
en avant de lui.

Cette même portion transverse est située contre la grande courbure de l'estomac qu'elle suit et dont elle épouse la direction. Cette
anse « gastro-colique », comme disent certains auteurs (Fromont,
Mauclaire et Mouchet), encadre la grande courbure jusqu'au voisi-

nage de la grosse tubérosité. Néanmoins, si, sur le cadavre, le côlon suit généralement le pourtour de l'estomac et se trouve sur le même plan que lui, sur l'individu vivant il ne faut pas s'attendre à le trouver toujours ainsi au cours des laparotomies.

C'est, qu'en effet, il se fait des translations, soit vers le plan antérieur, soit vers le plan postérieur de l'un ou l'autre, suivant leur état de réplétion et de vacuité. Il faut en tenir compte en chirurgie.

Lorsque l'on cherche l'estomac pour y pratiquer une gastrostomie, par exemple au cours d'un cancer de l'œsophage, le sujet, ne pouvant rien absorber, a généralement l'estomac vide. Le côlon au contraire peut être distendu par des gaz et vient alors sur un plan antérieur à l'estomac et c'est lui qui se présente immédiatement quand on a fait l'incision de la paroi. Il arrive même qu'il vienne se mettre au contact du bord inférieur du foie et couvre l'estomac. Aussi comprend-on que Sedillot et Tillaux aient trouvé des cas où l'estomac n'entrait par aucun de ses points en rapport avec la paroi antérieure de l'abdomen dont le côlon le séparait.

La portion transverse du côlon gauche est située en partie contre la paroi musculo-aponévrotique de l'abdomen, en partie derrière le volet thoracique gauche, comme l'estomac lui-même.

On a essayé de préciser sa situation par rapport à la paroi abdominale et à l'ombilic en particulier. Fromont trouve, sur le cadavre, 22 fois sur 40, le côlon au-dessus de l'ombilic, 8 fois au-dessous et 10 fois au niveau même. Mauclaire et Mouchet trouvent des chiffres sensiblement les mêmes. Ceci est vrai si l'on étudie l'individu couché sur le dos et nous pouvons ajouter que c'est à peu près aussi ce que l'on constate au cours des laparotomies.

Mais il faut bien savoir que, sur le cadavre, le côlon s'abaisse dans des proportions très sensibles, quand on le suspend en position debout et que le même phénomène se produit sur le vivant, quand on l'observe sous écran, comme nous le verrons plus loin.

Aussi est-il presque impossible, en clinique, de préciser le siège de la portion transverse du côlon gauche par rapport à la paroi abdominale. D'un autre côté, les moyens de repérage habituels, percussion, palpation, ne donnent ici que peu ou pas de renseignements et l'on peut dire, qu'en clinique, on ne perçoit la partie transverse du côlon gauche que lorsqu'elle est modifiée par la maladie.

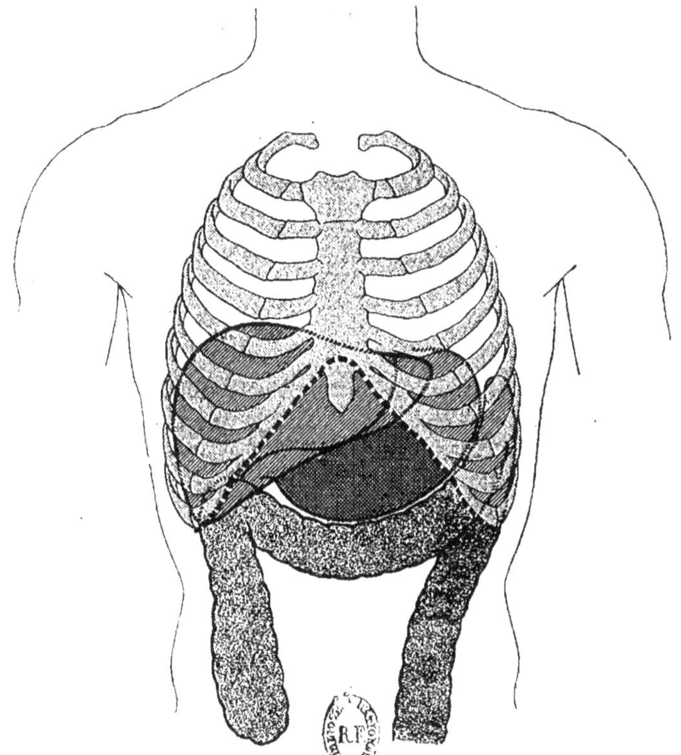

Fig. 53. — Dispositions différentes du côlon transverse suivant que le thorax
est large ou étroit.

Les derniers centimètres de cette portion sont cachés derrière le rebord costal et sous le diaphragme. Nous en étudierons la situation en même temps que celle de l'angle.

La **portion descendante du côlon gauche** est située tout à fait dans le fond de l'abdomen. Elle est entièrement cachée par les anses grêles qui reposent sur elle et la recouvrent. Elle suit le bord externe convexe du rein, puis le psoas. Aussi, lorsque le rein néoplasique s'hypertrophie, il repousse le côlon gauche en dehors et sa sonorité tranche sur la matité de la tumeur. Enfin, en arrière, elle est en partie cachée par le gril costal et répond plus bas au bord externe de l'épaisse masse musculaire sacro-lombaire. L'exploration directe de cette portion devient très difficile. On a vu des plaies lombaires ouvrir directement au dehors le côlon. Ces fistules sont particulièrement difficiles à guérir, en raison de la situation du côlon descendant.

L'angle gauche, quelquefois appelé angle splénique, est situé entièrement derrière le rebord costal. Ce n'est qu'anormalement qu'il se trouve situé plus bas. Quenu en a signalé un exemple. Cette situation rend assez difficile son abord et son exploration.

L'angle splénique du côlon est situé sur le plan transversal passant par la ligne axillaire moyenne et répond à la dixième côte. Fromont a signalé des différences de niveau à peine appréciables après mensuration sur un grand nombre de cadavres. La puissance de son ligament d'attache en fait un des points les plus fixes des côlons. Mais aussi cette fixité même et cette situation profonde et sous-costale en font un des points les plus difficiles à aborder et un des segments les plus difficiles à extraire chirurgicalement.

Direction. — Le côlon gauche est formé de deux parties coudées à angle aigu. La portion dite transverse est, malgré son nom, sinueuse et oblique en haut et à gauche. La portion descendante est presque verticale et rectiligne.

La **portion transverse** continue la portion horizontale du côlon droit. Mais tandis que celle-ci est relativement fixe, celle-là est constamment mobile et munie d'un méso. Aussi, en raison de ses déplacements faciles, sa direction subit-elle des modifications fréquentes avec l'état d'évacuation ou de distension des organes creux qui l'entourent.

Cependant, dans l'ensemble, cette portion du côlon gauche se dirige à gauche et en haut, de telle façon que le coude gauche des côlons est à un niveau toujours supérieur à celui du coude droit (voir fig. 47).

Son degré d'obliquité varie à la fois suivant les dimensions de la base du thorax et suivant sa longueur.

A côlon de longueur égale, la direction varie d'un individu à l'autre avec la dimension de la base du thorax. Okinczyc a déjà signalé ce fait.

Sur un individu à thorax large, la base du thorax, mesurée en dedans des côtes, présente une dimension de 35 centimètres environ. Un côlon transverse de longueur moyenne de 45 à 50 centimètres pourra aisément s'y loger. Chez cet individu, l'estomac présente la forme dite en corne d'abondance ; il est presque horizontal. Le côlon, qui suit sa courbure, se rapprochera de l'horizontale. Il sera presque transverse (voir fig. 53).

Sur un individu à thorax étroit, au contraire, la distance des dernières côtes droites aux dernières côtes gauches peut arriver à ne mesurer que 20 et même 15 centimètres, comme cela se voit chez certaines femmes. Chez ces individus, l'estomac présente une forme en J. Il se place dans le sens vertical. Le côlon qui suit sa courbure va décrire une anse à concavité supérieure en forme de guirlande. Il devient d'abord descendant, puis fortement ascendant en haut et à gauche (voir fig. 54).

Outre sa direction oblique à gauche et en haut, la portion transverse du côlon gauche devient plus profonde à mesure qu'elle s'approche de l'angle gauche. De fait, son origine est très antérieure, en rapport immédiat avec la paroi abdominale. Elle est soulevée et poussée en avant par la saillie vertébrale au devant de laquelle elle passe. A sa terminaison, elle s'engage profondément sous la région sous-phrénique gauche, en arrière de l'estomac et au-dessous du pôle inférieur de la rate. Elle est donc en somme oblique en arrière, en haut et à gauche.

L'allongement du côlon transverse est susceptible de provoquer les directions les plus imprévues. G. Gérard a essayé de les classer.

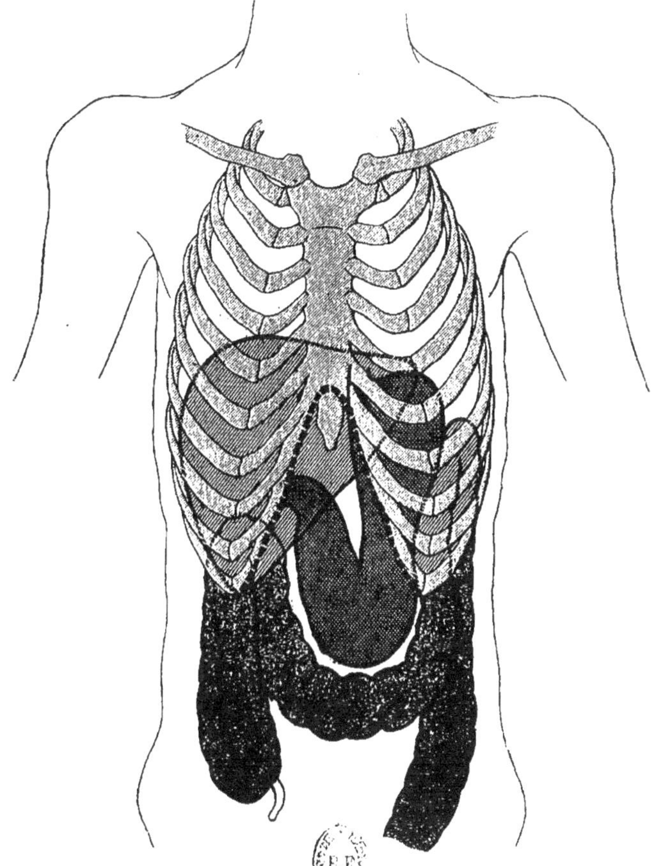

Fig. 54. — Dispositions différentes du côlon transverse suivant que le thorax
est large ou étroit.

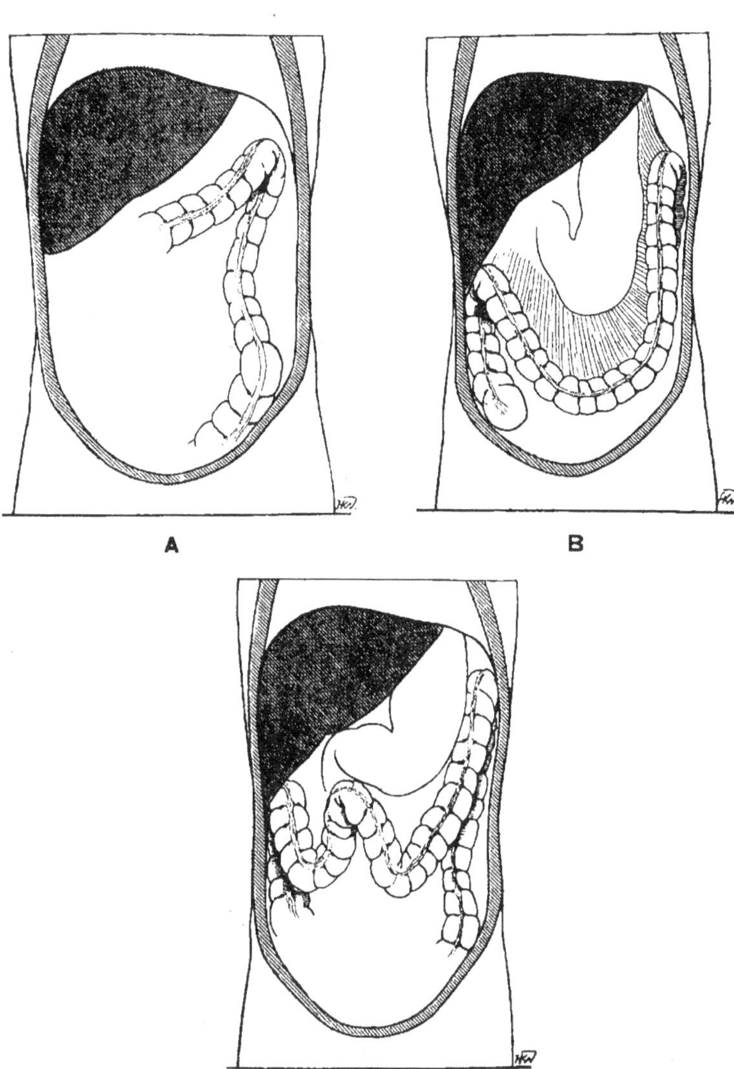

Fig. 55 à 57. — Formes différentes de la portion transverse du côlon gauche.

    A. — Côlon rectiligne.
    B. — Côlon en guirlande.
    C. — Côlon en S ou en accordéon.

Il distingue des côlons en arc, des côlons en U ou en V, des côlons en S horizontales ou en S verticales, des côlons en W ou en M, en tuyaux d'orgue ou en accordéon. C'est assez dire les variétés infinies qui peuvent se présenter, à ce point qu'il est impossible, au cours d'une laparotomie médiane, de savoir exactement quelle est l'anse colique qui se présente. Nous avons vu récemment un anus iliaque droit portant sur le transverse, alors que le chirurgien l'avait certainement pensé mettre sur le cæcum (voir fig. 55).

La **portion descendante** est généralement verticale ou à peine sinueuse. Elle suit l'angle que fait le bord externe du rein avec la paroi postérieure, puis celui que fait le psoas avec cette même paroi. Sa sinuosité légère vient de ce qu'il suit parfois trop exactement le bord rénal et s'enfonce un peu dans l'angle que fait le pôle inférieur du rein avec le psoas.

Tandis que la portion transverse change de direction à tout instant, la portion descendante est au contraire rigoureusement fixe et immobile et sa direction est invariable. On peut assez bien tracer sa direction sur la peau en suivant la dépression du bord externe de la masse sacro-lombaire.

L'**angle ou coude gauche** qui réunit ces deux portions est fortement aigu. La plupart des auteurs, après Buy, lui donnent 40 à 60° encore d'ouverture. Il nous a toujours semblé que sur le cadavre et plus encore sur le vivant la fermeture de cet angle est beaucoup plus prononcée.

Dans l'immense majorité des cas, cet angle est situé dans le plan antéro-postérieur. La branche antérieure est formée par la portion transverse, la branche postérieure par la portion descendante. Mais au niveau du point où la première se continue dans la seconde, elles sont absolument accolées et parallèles. Ce n'est que 5 à 6 centimètres au-dessous de cette couture que les deux portions du côlon s'éloignent l'une de l'autre et dans cet écartement angulaire viennent se placer les premières anses de l'intestin grêle.

Cette direction de l'anse est maintenue par le ligament suspenseur de l'angle, mais aussi par une lame fibreuse fixatrice semblable à celle du coude droit. A la vérité Buy et Okinczyc l'ont trouvée plus rarement qu'à droite.

Cette direction à angle très fermé et fixe des deux portions du côlon gauche permet d'expliquer jusqu'à un certain point l'arrêt constant et momentané du bol fécal à ce niveau. Ce phénomène vient-il à s'exagérer, l'une des causes de la constipation chronique est constituée. C'est encore par l'exagération de ce coude que se produisent certains accidents d'occlusion intestinale (Adenot, Quenu).

Moyens de fixité. — Le côlon gauche est suspendu par son angle à la face inférieure du diaphragme au moyen d'un véritable ligament fibreux, court et résistant, le ligament phrénico-colique. Sa partie transverse est soutenue par le méso-côlon transverse, sa partie descendante est fixe et adhérente à la paroi postérieure de l'abdomen.

Le **ligament phrénico-colique** est une formation fibreuse solide qui attache de court l'angle colique gauche. Sa résistance est assez grande pour ne laisser jamais tomber le coude gauche du côlon. Le chirurgien, qui doit abaisser cette portion de l'intestin, connaît bien la résistance qu'il est capable d'opposer.

Il est formé de travées conjonctivo-fibreuses courtes, mais assez lâches que recouvre la séreuse péritonéale. Ces travées, fixées en haut et en arrière au diaphragme, à la hauteur de la neuvième et de la dixième côtes, s'étalent en éventail dans le plan oblique en avant et en dedans.

Les faisceaux postérieurs se fixent à l'angle et sur l'origine du descendant. Les faisceaux antérieurs s'attachent sur le versant antérieur de l'angle et sur la terminaison du transverse.

La séreuse péritonéale qui le recouvre est soulevée en un pli triangulaire à sommet postérieur et supérieur, à base correspondant à l'intestin. Son bord postérieur adhérent confine à la paroi postérieure, son bord antérieur libre et légèrement concave en avant forme la limite d'une loge occupée par la rate. La face interne de ce ligament est en effet le meilleur moyen de soutien de la rate et en raison des connexions de cet organe, on peut se demander comment elle tient en place à la suite d'une côlectomie totale, par exemple. Les observations sont encore muettes sur ce point.

Ce ligament phrénico-splénique est le véritable ligament suspenseur du côlon. Et il est remarquable de constater que, comme le ligament suspenseur du foie ou de l'estomac, c'est au diaphragme qu'il s'attache.

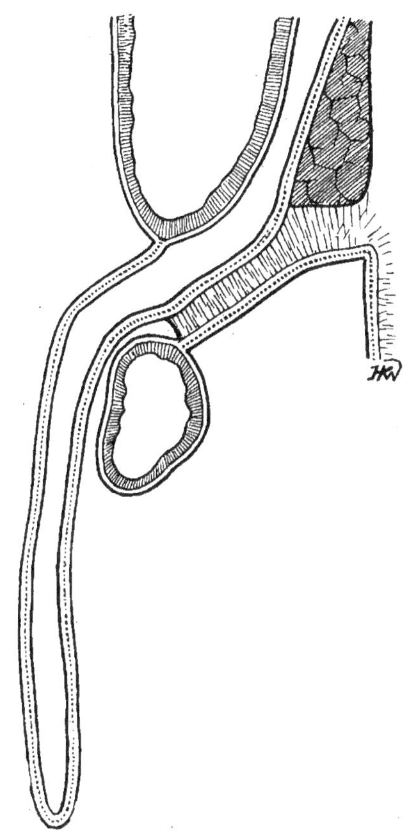

Fig. 58. — Le méso-côlon transverse.
Schéma pour montrer sa constitution.

Il est formé par le mésentère primitif, auquel viennent s'accoler les deux feuillets profonds réunis du grand epiploon.

Le **méso-côlon transverse** attache la portion transverse du côlon gauche à la paroi abdominale postérieure. C'est une formation complexe, constituée par le mésentère primitif et le mésogastre postérieur accolés.

Lorsque l'anse intestinale primitive a subi sa torsion, son mésentère s'accole progressivement au péritoine pariétal postérieur. En même temps, le mésogastre postérieur s'est déprimé vers la gauche, s'allonge et va former le sac épiploïque limitant l'arrière-cavité des épiploons. Ce sac épiploïque, futur grand épiploon, descend au-devant du côlon transverse, puis lui adhère ainsi qu'à son méso. Ainsi donc deux mésos se trouvent fusionnés à ce niveau : le méso-côlon transverse et le mésogastre postérieur ou repli postérieur du grand épiploon.

Chez l'adulte, la fusion n'est cependant pas telle qu'on ne puisse arriver à séparer ces deux formations. Les chirurgiens savent aujourd'hui, comme Okinczyc et Lardennois l'ont montré, utiliser ces connaissances anatomiques pour pratiquer le *décollement intercolo-épiploïque* et entrer dans l'arrière-cavité des épiploons en passant à travers sa paroi postérieure (voir fig. 58).

La racine de ce méso s'attache obliquement en haut et à gauche depuis le flanc droit de la colonne vertébrale jusqu'à la neuvième côte gauche. Elle commence sur le côté interne de la deuxième portion du duodénum, s'attache au bord inférieur du corps et de la queue du pancréas, croise le rein gauche dans sa partie moyenne et se termine enfin en arrière de la rate à la face inférieure du diaphragme.

Le méso-côlon transverse confine donc par sa face supérieure à l'arrière-cavité des épiploons, par sa face inférieure à la cavité de l'abdomen. Il forme la barrière incomplète qui sépare la région thoraco-abdominale de la région abdominale proprement dite. Cette barrière, le chirurgien peut artificiellement la compléter, quand il veut isoler les deux étages de l'abdomen, en suturant le côlon transverse à la paroi abdominale antérieure. Il peut avoir aussi à compter avec elle, quand il veut anastomoser par exemple un organe de l'étage supérieur, comme l'estomac, avec un organe de l'étage inférieur, comme une anse grêle. Il lui faudra, suivant le cas, passer à travers le méso-côlon ou passer en avant du gros intestin. Cela dépend de la hauteur du méso.

10*

De fait, la *hauteur* du méso est assez variable; il arrive assez rarement qu'elle soit nulle. Nous en avons récemment rencontré un bel exemple au cours d'une intervention sur l'estomac. Quelquefois le méso est court et ne mesure guère que trois ou quatre centimètres de haut. Dans ces deux cas, il est facile de passer l'anse anastomotique en avant du côlon transverse.

Le plus ordinairement, le méso-côlon mesure de 11 à 16 centimètres de haut à sa partie moyenne. Il acquiert cette hauteur presque aussitôt son origine à droite. A sa terminaison, c'est-à-dire à gauche, sa hauteur diminue progressivement et il disparaît complètement sur le ligament phréno-colique, c'est-à-dire au niveau de l'angle gauche. Quand le méso est long, le côlon transverse descend assez bas dans l'abdomen jusqu'à l'ombilic et même au-dessous. Il devient impossible alors de faire passer l'anse anastomotique en avant du côlon; il la faudrait trop longue et elle risquerait d'être gênée par le côlon. Il faut bien alors passer à travers le méso-colon pour arriver à l'aboucher dans l'estomac.

La disposition dans ce méso des vaisseaux qui se rendent au côlon gêne peu au cours de cette opération. La longue arcade anastomotique que s'envoient l'artère colique supérieure droite et l'artère colique supérieure gauche suit à petite distance le bord intestinal du méso ; on peut donc facilement l'éviter. Lorsqu'il existe une artère colique moyenne, celle-ci coupe le méso dans sa hauteur. Or sa blessure doit à tout prix être évitée, car sa section risque l'anémie et le sphacèle du côlon transverse.

L'adhérence du côlon descendant est la conséquence de la coalescence du mésentère primitif à la paroi postérieure de l'abdomen. Elle se fait assez précocement et s'étend de la ligne médiane vers la gauche. Elle porte sur toute la hauteur du côlon descendant. Ainsi, toute sa face postérieure adhère à la paroi dorsale de l'abdomen par un tissu cellulaire assez serré et à mailles larges, qui lui interdit toute mobilité. La séreuse recouvre sa face antérieure et sa face externe et de là se continue dans le péritoine pariétal.

Cependant il peut arriver que l'adhérence ne soit pas toujours aussi étendue et que le côlon descendant, sans être mobile, soit cependant entouré du péritoine sur toutes ses faces. Il existe, dans ces cas, un méso en général très court, de 1 à 2 centimètres au plus, qui le maintient contre la paroi dorsale. Soubeyran, qui reprend les mensurations de Trèves, trouve 26 fois sur 100 cas le côlon descendant muni d'un court méso. Addisson trouve un méso-côlon descendant dans 22 p. 100 des cas seulement. Du reste, dans ces conditions, les conséquences restent les mêmes au point de vue chirurgical et il est aussi difficile dans le premier que dans le second cas d'amener le côlon descendant au dehors.

Mais de même que l'on peut décoller le grand épiploon du méso-côlon transverse, on peut retrouver la zone de coalescence en arrière du côlon descendant. Pierre Duval a montré tout le parti que le chirurgien peut tirer de ces connaissances dans l'exérèse de cette portion du gros intestin et comme la zone d'accolement est avasculaire, le décollement peut se faire sans une goutte de sang.

Dans quelques cas, d'ailleurs assez rares, l'accolement ne s'est pas fait sur toute l'étendue habituelle. Il se forme en arrière du côlon descendant et de son méso une loge péritonéale désignée sous le nom de *fossette para-colique gauche* en tout identique à celle que nous avons décrite en arrière du côlon droit. Comme celle-ci du reste, celle du côté gauche peut à l'occasion devenir le siège de hernies rétro-péritonéales.

III. — LE COLON TERMINAL OU ILIO-PELVIEN

Il faut désigner sous ce nom le dernier segment du côlon, c'est-à-dire celui qui se continue immédiatement avec le rectum. Il s'étend de la crête iliaque gauche à la troisième vertèbre sacrée où commence le rectum.

Il occupe successivement la fosse iliaque gauche, puis la partie supérieure du petit bassin. La première portion est toujours courte et fixée, la seconde présente les aspects les plus variés.

Décrire un côlon terminal type est chose impossible. Les variations les plus grandes peuvent exister d'un individu à l'autre, sans qu'il soit possible de les supposer à première vue. Pierre Duval dit : « Le côlon pelvien est un segment du tube digestif en voie d'évolution. » C'est possible, mais non démontré. Ce qu'il faut savoir au point de vue médico-chirurgical, c'est que le côlon ilio-pelvien n'est pas un et il faut en être prévenu, car une technique opératoire particulière devient nécessaire à chaque cas.

On peut ramener ces dispositions si variées à deux grands types : tantôt le côlon terminal est mobile dans sa partie pelvienne, tantôt il est entièrement fixé.

1. — Le côlon terminal mobile.

Quoi qu'on ait pu dire, le côlon terminal mobile est aussi fréquent dans l'âge adulte et la vieillesse que chez l'enfant. Il est plus fréquent que le côlon fixé. Sur 40 sujets pris au hasard, nous avons trouvé 30 fois le côlon terminal mobile et 10 fois fixé.

Sa portion iliaque est, nous l'avons dit, fixée toujours à la fosse iliaque qu'elle traverse de haut en bas et quelque peu du dehors en dedans. Elle rappelle absolument le type du côlon descendant et ne nous arrêtera pas longtemps. Quand on dit côlon terminal mobile, cela sous-entend dans sa portion pelvienne, car la portion iliaque est dans tous les cas fixée.

Sa **longueur** est sujette aux différences les plus considérables et c'est aussi, de tout le côlon, la portion qui varie le plus, à ce point de vue ; A. Robbin avait déjà, chez l'enfant, constaté ce fait.

En général, le côlon pelvien mobile est long. Il mesure en moyenne de 40 à 45 centimètres. Jonnesco donne 43 cm. 7. Il serait généralement un peu plus court chez la femme.

Mais ce n'est là qu'une moyenne. Moura a compté 77 centimètres chez un homme de 60 ans ; nous-même, chez un adolescent, avons enlevé un côlon pelvien long de 82 centimètres.

La **situation** du côlon pelvien dans la cavité du ventre est, en raison de ces variations de longueur, presque impossible à préciser et, d'un autre côté, les alternatives de vacuité et de distension des organes pelviens changent d'un moment à l'autre la position qu'il occupe.

Le côlon terminal mobile et de longueur moyenne, reste généralement *pelvien*. Quand on ouvre le ventre, on le voit décrire une courbe à concavité postérieure. Il se porte d'abord en avant et en dedans, se rapproche de la face postérieure du pubis en recouvrant la vessie ou l'utérus, puis avant d'atteindre le côté droit du pelvis, il se reporte en arrière vers la ligne médiane et se continue enfin avec le rectum, en formant avec lui un angle ouvert en bas et en avant (voir fig. 59).

Cependant cette situation pelvienne n'est pas stable. Quand la vessie, l'utérus ou ses annexes se distendent, ils repoussent l'anse colique en haut et en arrière, comme un couvercle que l'on soulève. De même aussi l'inflammation de ces organes et plus encore des annexes gauches peuvent provoquer des adhérences qui fixent l'anse pelvienne dans le petit bassin. C'est en effet souvent ainsi que l'on trouve le côlon pelvien au cours des laparotomies.

Le côlon terminal mobile et long peut à la rigueur se loger dans le pelvis, généralement il remonte vers l'abdomen. Jonnesco décrit une variété iliaque. Il serait plus exact de dire que le côlon terminal long est *abdominal* (voir fig. 60).

En effet, l'anse ainsi formée monte d'abord en arrière de la paroi abdominale et en avant des anses grêles inférieures, puis elle redescend vers le pelvis pour se continuer avec le rectum. Sa hauteur est parfois assez considérable pour atteindre l'ombilic et même davantage. Dans un cas, nous avons vu l'anse se loger sous l'angle droit du côlon; chez un autre sujet, elle occupait la fosse iliaque droite et se couchait en avant du cæcum et du côlon ascendant

On le voit donc, il est pour ainsi dire impossible de préciser la situation du côlon terminal mobile et long, elle varie d'un sujet à l'autre et l'on pourrait même dire d'un moment à l'autre chez le même individu, car les organes voisins lui imposent à tout instant des changements de place.

Moyens d'attache. — C'est qu'en effet le côlon terminal mobile est attaché de long. Il est fixé par un méso péritonéal dont la hauteur est en rapport avec la longueur même de l'anse. Encore ne faut-il pas oublier que cette hauteur peut varier avec le degré d'accolement du mésentère primitif.

En effet, le segment du tube digestif qui formera plus tard le côlon terminal est à l'origine rectiligne et médian, attaché à la région vertébrale par un méso ou mésentère primitif qui lui apporte ses vaisseaux. Quand l'anse primitive commence sa torsion, la partie terminale se trouve reportée vers la gauche et collée contre le péritoine pariétal par le développement des anses grêles. Cette insertion médiane s'étend depuis la troisième vertèbre lombaire jusqu'à la troisième sacrée et le côlon qui y est appendu est largement mobile et flottant.

Vers le quatrième mois de la vie intra-utérine (Toldt), l'accolement de ce méso commence. Son feuillet, primitivement gauche, devenu maintenant postérieur, se fusionne avec le péritoine pariétal postérieur et cet accolement se fait de haut en bas et de dehors en dedans.

Normalement ce processus gagnera d'abord le côlon descendant, puis le côlon iliaque et s'arrêtera au voisinage du détroit supérieur, c'est-à-dire au niveau de la saillie du psoas gauche et parallèlement à lui. Ainsi donc, toute la partie inférieure du mésentère primitif située au-dessous de ce point reste libre d'accolement. C'est elle qui constituera le méso du côlon pelvien (voir fig. 62).

Le méso aura donc une attache sur la ligne médiane qui est l'attache primitive ou racine primitive et une autre ligne d'attache le long du psoas ou du détroit supérieur qui est l'attache secondaire provoquée par l'accolement du méso et du côlon gauche.

Normalement le sommet de l'angle formé par ces deux lignes d'attache doit correspondre au promontoire; c'est en effet ce que l'on rencontre le plus souvent. Mais il arrive que la coalescence ait gagné de la ligne médiane sur le pourtour gauche du détroit supérieur. Le sommet de l'angle s'est abaissé vers la gauche et au lieu d'être médian, il occupe maintenant un niveau correspondant à l'articulation sacro-iliaque et même parfois en avant de l'articution au niveau de l'uretère et de la bifurcation de l'iliaque primitive. Ceci n'est pas sans importance, quand il s'agit de lier cette artère ou ses branches de bifurcation.

Cette expansion de l'accolement va diminuer d'autant, on le conçoit, la hauteur du méso de l'anse pelvienne.

Le **méso-côlon pelvien** attaché d'une part à la ligne médiane, d'autre part le long du détroit supérieur, forme donc une sorte de demi-cornet que borde l'intestin et dont le sommet ou fond, de profondeur variable, correspond à la région vertébrale (voir fig. 50 et 51).

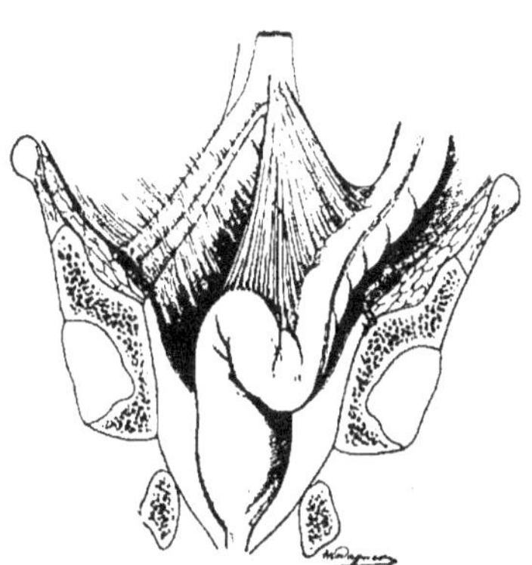

Fig. 59. — Le côlon ilio-pelvien mobile
et court, à type pelvien.

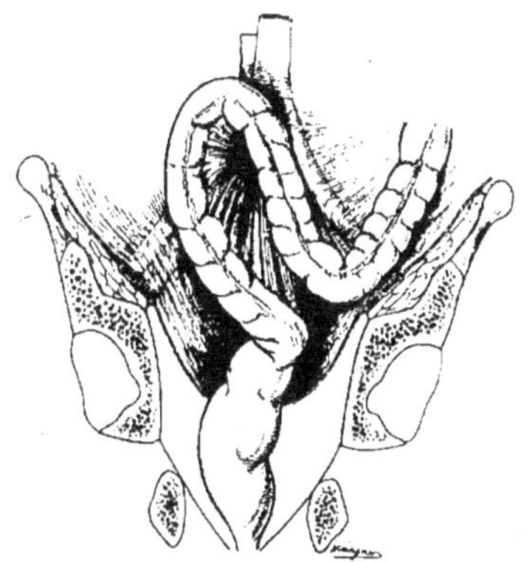

Fig. 60. — Le côlon ilio-pelvien mobile
et long, à type abdominal.

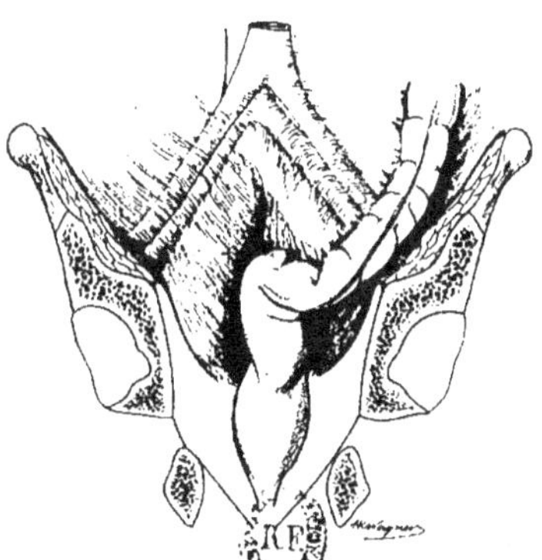

Fig. 61. — Le côlon ilio-pelvien fixé.

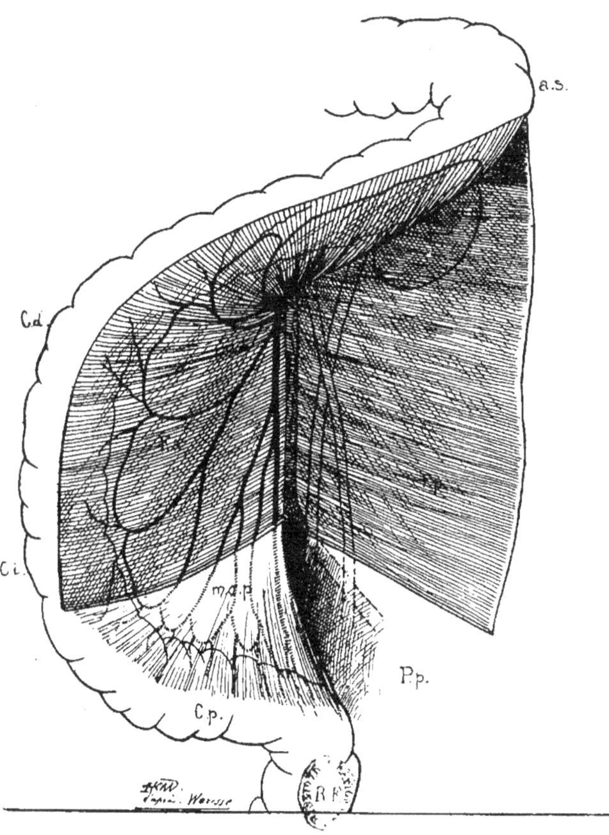

Fig. 62. — La surface d'accolement du côlon descendant et de son méso.

C. d. côlon descendant ; *C. i.* côlon iliaque ; *C. p.* côlon pelvien ; *m. c. p.* méso-côlon pelvien ; *F. a.* et *F. p.* les deux lames de la surface d'accolement ; *F. a.* représente le feuillet gauche du mésentère primitif ; *F. p.* le péritoine pariétal.

La zone d'adhérence est avasculaire puisque les vaisseaux coliques sont en avant de *F. a.* et les vaisseaux pariétaux et l'uretère en arrière de *F. p.* (d'après Pierre Duval).

Quand l'anse pelvienne est de longueur moyenne et retombe sur les organes du petit bassin, le méso-côlon forme comme un couvercle qui ferme l'orifice supérieur du pelvis. C'est là une disposition anatomique avantageuse, car bien souvent les infections des organes pelviens se trouvent limitées et séparées de la grande cavité abdominale par la barrière que forment, en les recouvrant, le côlon pelvien et son méso. Le chirurgien utilise aussi cette disposition quand, après une hystérectomie pour lésions inflammatoires des annexes, il exclut pour ainsi dire le petit bassin en suturant le côlon terminal au restant du péritoine pelvien.

Quand l'anse pelvienne est longue, le méso se redresse avec elle vers l'abdomen et présente en avant sa face inférieure qui se creuse en conque de coquillage. Les deux pieds de l'anse sont proches l'un de l'autre, l'anse est longue et haute et le méso très haut ne la maintient que très mal. Que les organes voisins la déplacent, elle est toute prête à tourner sur elle-même, à se tordre. Cette disposition anatomique est la condition première de la plupart des volvulus de l'anse terminale.

On donne généralement le nom de **fossette sygmoïde** à l'espèce de corolle que forme le méso-côlon pelvien vu par sa face inférieure. Le sommet, avons-nous dit, est tantôt reporté jusque vers le promontoire, tantôt descendu jusqu'au niveau de la bifurcation de l'iliaque primitive et même en avant d'elle. Si, dans le premier cas, il suffira de relever l'anse terminale pour pouvoir découvrir facilement sous le péritoine pariétal la bifurcation de l'artère iliaque primitive et l'uretère qui la croise, dans le second cas, l'attache basse du méso rendra souvent difficile cette découverte et c'est soit en décollant le méso, soit en passant au travers qu'il faudra aller atteindre ces organes. Encore verrons-nous plus loin les difficultés que peut amener la présence des artères sygmoïdiennes qui occupent ce méso.

2° — Le côlon terminal fixé.

Le côlon terminal fixé est certainement moins fréquent que le côlon terminal mobile. Nous ne l'avons trouvé que 10 fois, sur 40 sujets pris au hasard, tant jeunes qu'âgés. Il faut faire rentrer dans cette catégorie les côlons terminaux à méso très court de 1 à 3 centimètres de haut. Cette disposition est utile à connaître, car elle complique singulièrement la chirurgie de ce segment des côlons.

Depuis son origine à la hauteur de la crête iliaque jusqu'à sa terminaison dans le rectum, le côlon terminal se présente, dans ces cas, accolé plus ou moins complètement à la paroi de la fosse iliaque, puis du bassin. De fait, si au point de vue anatomique pur, ce côlon n'est pas rigoureusement fixé, au point de vue pratique et chirurgical, on doit le considérer comme tel.

L'anse décrit d'abord une courbe à concavité supérieure et interne qui se moule sur la concavité de la fosse iliaque, puis elle passe par dessus la saillie du psoas avant de s'appliquer à la paroi latérale gauche du pelvis. Elle fait alors une courbe à concavité inférieure et externe. Au total elle dessine assez bien un S, l'S iliaque des anciens auteurs (voir fig. 61).

Sa **longueur** est toujours bien moindre que dans le cas du côlon mobile et cela se comprend, puisque l'intestin suit exactement le contour de la paroi. Pierre Duval, sans dire s'il s'agissait d'un côlon fixe, et c'est probable, signale un cas dont la longueur ne dépassait pas 14 centimètres. Jonnesco a mesuré un côlon pelvien qui n'avait que 12 centimètres. Nous n'avons jamais trouvé de côlon terminal aussi court, mais il nous est arrivé souvent de rencontrer des côlons adhérents ou à très court méso qui mesuraient de la crête iliaque à la troisième vertèbre sacrée de 18 à 20 centimètres. Il suffit de regarder ces dispositions pour comprendre qu'il serait impossible qu'un tel côlon puisse pénétrer dans une hernie inguinale ou crurale, car il ne vient même pas au contact de la paroi abdominale antérieure, dont il est généralement séparé par des anses grêles.

La **situation** de cette variété est fixe, en ce sens qu'elle ne peut se modifier si le côlon est complètement adhérent et qu'elle ne se modifie pas pratiquement s'il n'existe qu'un méso de hauteur négligeable.

La portion iliaque reste couchée dans la fosse iliaque qu'elle traverse généralement à peu près à égale distance du promontoire et de la symphyse.

La portion pelvienne reste accolée à la paroi gauche du pelvis, passe sur l'uretère gauche et la bifurcation de l'artère iliaque primitive. On se rend imméditaement compte de la difficulté qui résulte de cette disposition, quand il s'agira de découvrir l'uretère gauche au niveau du détroit supérieur ou quand il faudra lier l'hypogastrique à son origine. Il est indispensable de mobiliser tout d'abord le côlon pelvien et de le relever pour chercher ces organes au-dessous de lui, ou encore, comme le disent Quenu et Duval, de passer à travers le méso accolé. De même aussi, on éprouvera de grandes difficultés, et même une impossibilité absolue, si l'on désire dans un cas de ce genre exclure la partie basse du pelvis par cloisonnement péritonéal; le côlon pelvien ne viendra que très péniblement au contact de la tranche péritonéale rétro-vésicale.

Moyens d'attache. — Le côlon terminal fixé est soit complètement adhérent, soit muni d'un méso très court, pratiquement insignifiant.

Dans le premier cas, le péritoine recouvre sa face antérieure et se continue au delà dans le feuillet pariétal de la séreuse. La face postérieure du gros intestin est donc extra-péritonéale et adhérente sur toute son étendue à la paroi. Il existe à ce niveau un tissu cellulo-fibreux assez lâche et totalement avasculaire qui fixe l'intestin. Ce tissu est de même nature et aussi de même origine que celui qui existe en arrière du côlon descendant ou du côlon ascendant fixé. Il résulte en effet de la coalescence étendue du mésentère primitif et du côlon avec le feuillet pariétal du péritoine.

Dans le second cas, le côlon terminal possède encore un méso, mais celui-ci est extrêmement court et ne mesure guère que 2 à 3 centimètres de haut. Le côlon est totalement entouré de péritoine et il est possible de lui faire subir quelques petits déplacements en charnière autour de son pédicule, mais cette mobilité n'est pas suffisante pour permettre d'extérioriser l'intestin dans un but opératoire et cela complique singulièrement la chirurgie de ce segment.

Cependant, de même que pour le côlon descendant, on peut retrouver en arrière du côlon pelvien adhérent la trace de la fusion du mésentère primitif avec le péritoine pariétal. Celle-ci est représentée par un feuillet fibreux ou feuillet de Toldt, double en réalité, interposé, dit Pierre Duval, aux vaisseaux coliques préjacents et aux organes pariétaux rétro-jacents.

On peut, en incisant le long du bord externe de l'intestin ou dans l'angle que fait le court méso avec le péritoine pariétal, dédoubler par décollement ce feuillet d'adhérence et mobiliser ainsi artificiellement le côlon.

Formes et connexions du gros intestin vu à l'écran radioscopique.

Il ne suffit pas qu'un gros intestin soit rendu opaque pour qu'on puisse tirer de son examen des renseignements d'anatomie utiles au point de vue médico-chirurgical. Il est indispensable de savoir dans quelles conditions ce gros intestin a été rendu visible.

De fait, on peut introduire la substance opaque soit par ingestion, soit par injection.

Dans le premier cas, le repas opaque passe d'une façon normale et dessine le contour de la cavité intestinale aussi peu modifiée que possible. C'est à cette méthode qu'il faut avoir recours, à l'exclusion de toute autre, du moins pour l'instant, si l'on veut connaître la forme et les connexions du gros intestin.

Dans le second cas, la substance opaque est injectée sous pression par l'anus. Le côlon ne se laisse pénétrer que peu à peu et par vis a tergo. Il se gonfle, se déforme, se déplace. Cette méthode est déplorable pour se rendre compte de l'aspect habituel du côlon, mais elle est indispensable pour connaître l'état de la lumière du gros intestin et les obstacles qui peuvent s'y rencontrer.

Dans l'étude de l'anatomie radiologique du gros intestin, il faut prendre comme type le côlon vu sur l'individu debout, comme on a pris, depuis déjà longtemps, l'habitude de le faire pour l'estomac.

Les diverses positions données à l'individu provoquent des modifications dans la forme et les rapports du gros intestin.

Cette connaisance des côlons chez l'individu vivant est encore peu familière à beaucoup. Les progrès de la clinique et des moyens d'investigation la rendent indispensable aujourd'hui à quiconque veut ensuite en déduire les états pathologiques.

A voir sous écran une série d'individus dont le côlon a été opacifié, il semble, au premier abord, que les différences les plus grandes existent et qu'il soit impossible d'en faire une description schématique. Tantôt le cadre colique est haut, tantôt il est bas, tantôt il est formé de segments rectilignes et tantôt courbes ou coudés, ou sinueux.

Il en est cependant des côlons comme de l'estomac et nous tâcherons de démontrer que ces types, en apparences variables à l'infini et sans règle, sont la conséquence de la conformation du contenant, c'est-à-dire du type de la cavité abdominale et du thorax.

Nous avons déjà vu que la partie inférieure du thorax, qui limite la portion supérieure de l'abdomen, est tantôt large et basse; l'angle chondral se rapproche de l'angle droit. Tantôt elle est étroite et haute, l'angle chondral devient aigu. Suivant l'un ou l'autre cas, la coupole diaphragmatique est soit aplatie, soit très creuse. Le reste de la cavité du ventre est construit sur le même type.

Il faudra que les viscères qui s'y trouvent contenus s'adaptent à ces formes différentes. Maingot a parfaitement, comme nous, constaté et décrit ces relations.

I. — Chez un individu à thorax large et court, l'estomac se place horizontalement, il prend la forme d'une corne d'abondance. Le pylore se projette à droite de la deuxième ou troisième vertèbre lombaire.

Les côlons, dans ce cas, décrivent un cadre assez régulier et dont les angles se rapprochent de l'angle droit (voir fig. 63).

Le fond du cæcum occupe le milieu de la fosse iliaque droite et ne dépasse pas le détroit supérieur. Parfois même il se projette sur la moitié supérieure de l'aile iliaque.

Le côlon ascendant est rectiligne et vertical. Il arrive même que son extrémité supérieure soit un peu inclinée en dehors. Son calibre est assez régulier et la partie inférieure prolongée par le cæcum n'est pas sensiblement plus large que la partie supérieure. Enfin le pourtour est découpé d'incisures nombreuses et profondes que séparent des bosselures, dont le volume va progressivement décroissant de bas en haut.

L'angle sous-hépatique se projette au-dessus de la crête iliaque, au devant du sommet des deux dernières côtes flottantes. Il répond au plan horizontal passant par la première ou deuxième lombaire.

Le côlon transverse se rapproche de l'horizontale, ou plutôt il traverse l'abdomen au-dessous de l'ombre des côtes et son trajet de droite à gauche est légèrement oblique en haut. Quelquefois cependant, il décrit une courbe à concavité supérieure, mais le point déclive de cette courbe ne dépasse pas le niveau de la ligne bisiliaque. Son pourtour est régulièrement coupé d'incisures de même profondeur et de même intervalle.

L'angle gauche ou splénique se projette à la hauteur de l'extrémité externe des deux dernières fausses côtes. Il siège un peu plus haut que l'angle droit. Vu de face, les deux extrémités du côlon transverse et du côlon descendant ne se superposent que peu ou pas. Elles forment entre elles un angle aigu. Vu en oblique l'angle est ouvert, les premières anses jéjunales s'y introduisent.

Le côlon descendant est rectiligne. Il est aussi plus étroit que le côlon ascendant. Il descend verticalement. Son calibre est régulier et son pourtour n'est découpé que de rares et peu profondes incisures.

Le côlon terminal ou ilio-pelvien donne à l'écran des images variables qui tiennent aux différences de longueur de cette anse, quel que soit d'ailleurs le type architectural de l'individu. Il est tantôt court, tantôt long.

Dans le premier cas, l'anse suit le contour de la fosse iliaque, contourne le détroit supérieur et se continue ensuite avec l'ampoule rectale.

Dans le second cas, certainement plus fréquent, le côlon terminal apparaît accolé à la fosse iliaque gauche dans sa première portion. A partir du détroit supérieur, il devient sinueux et son ombre est assez difficile à distinguer de celle de l'ampoule rectale avec laquelle elle se confond. Elle se projette horizontalement le plus souvent, quelquefois suivant une bande opaque, courbe, à concavité tantôt supérieure, tantôt inférieure.

Dans certains cas, d'ailleurs peu fréquents, l'anse remonte haut dans l'abdomen et forme une boucle ouverte en bas. A vrai dire, cette dernière forme paraît moins rare chez la femme que chez l'homme.

II. — Chez les individus à thorax étroit et long, l'estomac se place verticalement et décrit un J allongé. Le pylore se projette beaucoup plus bas que dans le premier cas et au lieu de répondre au flanc

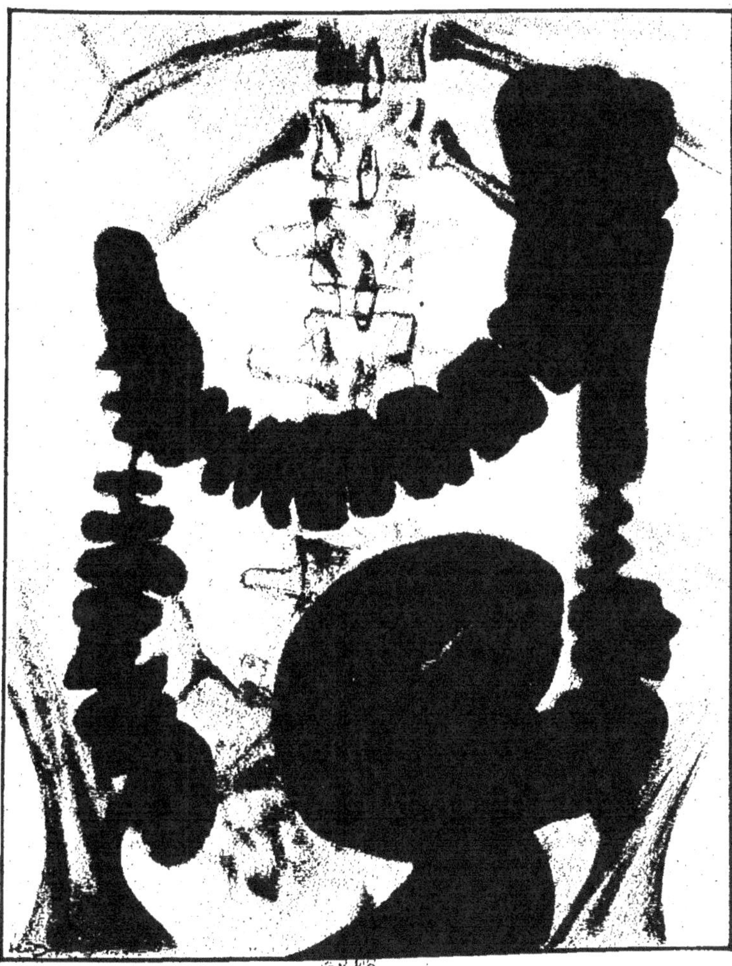

Fig. 63. — Aspect radiologique du côlon après ingestion d'un repas opaque. Le sujet est examiné en position debout.

Le sujet robuste, à thorax large et court, a un côlon formant un cadre régulier aux angles voisins de l'angle droit ; le côlon transverse est presque rectiligne et presque horizontal.

(Cliché dû à l'obligeance de H. Béclère).

XIX. Page 160.

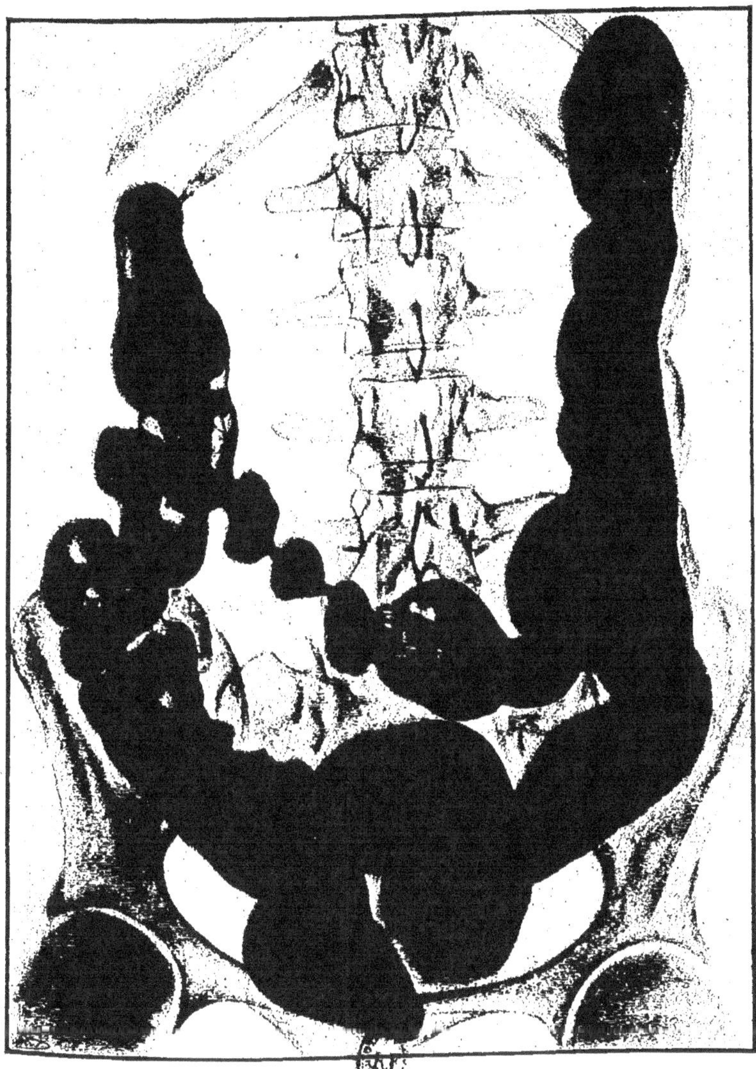

Fig. 64. — Aspect radiologique du côlon après ingestion d'un repas opaque. Le sujet est examiné en position debout.

Le sujet frêle, à thorax étroit et long, a un côlon formant un cadre irrégulier aux angles aigus ; le côlon transverse est très courbe en forme d'anse.

(Cliché dû à l'obligeance de H. Béclère).

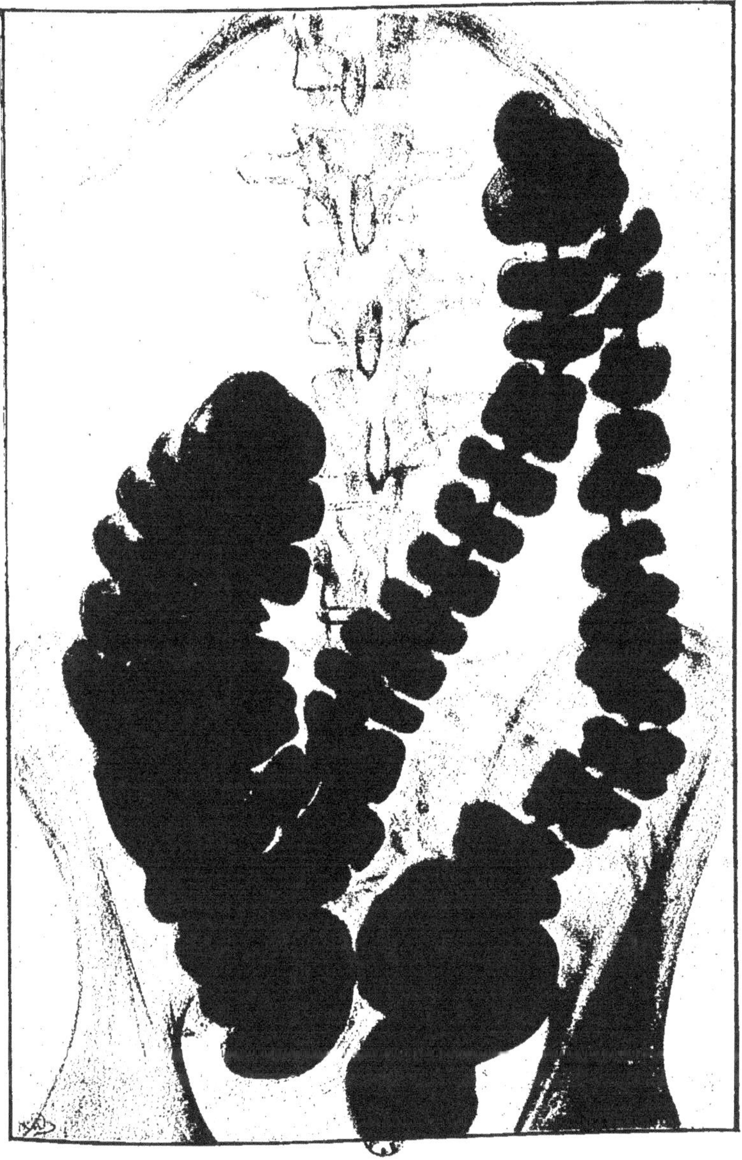

Fig. 65. — Aspect radiologique du côlon après ingestion d'un repas opaque. Le sujet est examiné en position debout.

Sujet : femme à thorax étroit et long. Le côlon est sinueux. La moitié droite du transverse se superpose au côlon ascendant. La courbe du transverse est très prononcée. Le côlon descendant est sinueux.

(Cliché dû à l'obligeance de H. Béclère).

XX. Page 161.

droit de la deuxième vertèbre lombaire, il se place en avant de la quatrième lombaire.

Chez ces mêmes individus, les côlons décrivent un cadre irrégulier dont les angles sont plus aigus (voir fig. 64 et 65).

Le fond du cæcum occupe non plus la fosse iliaque, mais le rebord du détroit supérieur ou même se montre en arrière de l'ombre pubienne. Dans certains cas enfin, le fond du cæcum est franchement pelvien et se confond avec l'ombre de l'ampoule rectale.

Le côlon ascendant est, en apparence, court. Il est irrégulier, sinueux et forme une tache plus ou moins large et bossuée qui occupe toute la fosse iliaque. Il paraît oblique en haut et en dehors et se trouve caché en partie par l'ombre de la portion droite du côlon transverse qui retombe sur lui, comme nous allons le voir. Il est impossible de retrouver les incisures régulières délimitant des bosselures de volume décroissant de bas en haut ; ce qui frappe, au contraire, c'est la régularité du pourtour de l'ombre sur laquelle, justement, ne tranchent plus les encoches ou incisures.

L'angle sous-hépatique reste souvent *au-dessous* du niveau de la crête iliaque droite. A vrai dire, il faut savoir que cette extrémité supérieure de l'ombre du côlon ascendant correspond à un angle sous-hépatique pour lui conserver ce nom d'angle, car sur l'individu vu de face, il n'a nullement la forme d'un angle, mais d'une bande noire terminée par une extrémité arrondie. C'est qu'en effet, le côlon transverse redescend au-devant du côlon ascendant et leurs ombres se confondent. L'angle n'apparaît que si l'on regarde le sujet en profil ou si l'on déplace à la main et remonte la portion initiale du côlon transverse. On voit alors que le côlon ascendant et le côlon transverse se coudent à angle très aigu l'un sur l'autre.

Le côlon transverse décrit une longue courbe à concavité supérieure qui suit le pourtour de l'estomac allongé en J majuscule. Il est « en guirlande » comme disent volontiers les radiologues. Il descend d'abord devant le colon ascendant, passe à la hauteur du bord supérieur du pubis, puis remonte verticalement vers l'angle splénique. En général, la partie descendante de sa courbe est beaucoup plus courte que sa partie ascendante.

Cette longue courbe est parfois plus irrégulière encore. Il forme tantôt des boucles, tantôt des sinuosités serpentines, avec l'impression que ce côlon est trop long pour l'étroite largeur de l'abdomen dans lequel il est placé. Il est obligé en se coudant de s'adapter à cette cavité.

Il arrive souvent que son calibre soit notamment plus large que dans le cas d'individu à thorax large. Ses bosselures, toujours régulières, paraissent plus volumineuses et ses incisures moins profondes. Il n'a plus l'aspect d'un chapelet, mais d'une bande découpée.

L'angle gauche ou splénique est souvent abaissé, tout en restant très solidement fixé. Au lieu de se profiler sur l'extrémité externe des deux dernières fausses côtes, on l'aperçoit au-dessous, parfois à égale distance du diaphragme et de la crête iliaque. Il est ordinairement plus haut, même dans ces cas, que l'angle sous-hépatique et ce n'est qu'exceptionnellement qu'on le voit au même niveau. Vues de face, les deux portions, transverse et descendante, qui le constituent, se superposent exactement, en sorte que la partie transverse paraît se brancher plus ou moins près du milieu de la partie descendante. Vues en oblique, les deux parties, transverse et descendante, forment un angle très aigu et souvent même s'accolent encore dans ce sens, les anses grêles, également abaissées, ne pénètrent que dans la partie basse de l'angle.

Le côlon descendant et le côlon pelvien sont les moins modifiés chez ces individus à thorax étroit par rapport à ceux dont le thorax est large. Il arrive cependant assez fréquemment que le côlon descendant, au lieu d'être rectiligne, soit plus ou moins sinueux. Hors cette particularité, nous n'avons pas noté de différences importantes.

Ces notions d'anatomie radiologique sont devenues aujourd'hui indispensables en pratique et je crois nécessaire d'ajouter qu'il est indispensable aussi, en examinant le tube intestinal, de tenir compte, plus qu'on ne l'a fait jusqu'ici, du type thoracique et de la situation du diaphragme.

En effet, trouver chez un individu à thorax large un estomac allongé ou un côlon droit bas situé, c'est orienter immédiatement les recherches vers un obstacle pylorique ou une mobilité anormale du côlon droit. Au contraire, chez un individu à thorax étroit, trouver un pylore haut situé et un angle droit des côlons adjacent au pylore et remonté jusqu'à la deuxième vertèbre lombaire, c'est inciter à la recherche d'adhérences pyloro-coliques qui auraient donné cette situation, anormale dans ces conditions.

Nous n'avons décrit ici que les deux types extrêmes suivant lesquels se montrent les côlons vus sous écran. Mais il est bien entendu que ces différences tranchées ne sont pas dans la nature et que tous les intermédiaires peuvent se rencontrer, ce qui rend parfois si compliquée l'interprétation des radioscopies.

Modifications dans la situation des côlons. — Nous venons de décrire les aspects que peuvent présenter les côlons en harmonie avec le type architectural du tronc et sur un individu debout. Mais les positions différentes, la contraction ou la dépression de la paroi abdominale, l'état des organes voisins sont susceptibles de produire des modifications intéressantes à connaître.

Attitude renversée. — Comme on pouvait s'y attendre, le renversement de la position verticale à la position de Trendelenburg va considérablement modifier les rapports et la situation des côlons et cela d'autant plus que le segment envisagé sera naturellement plus mobile.

Aussi le côlon descendant et l'angle gauche ne subiront-ils en général qu'un très médiocre déplacement, il en sera de même du côlon droit si son accolement est parfait et sa fixité bien assurée. Au contraire, le côlon transverse subira toujours un déplacement considérable.

Chez un individu à thorax large et dont l'accolement des colons est normal, le côlon droit et l'angle sous-hépatique, en position renversée, remontent d'une ou de deux vertèbres tout au plus. Le côlon transverse, même lorsqu'il est rectiligne en position debout, subit toujours un déplacement considérable et remonte de la quatrième vertèbre lombaire, par exemple, au niveau de la douzième dorsale, ce qui représente une ascension de 15 centimètres environ. Au contraire, l'angle splénique se déplace à peine et ne remonte guère que de trois à quatre centimètres.

Chez un individu à thorax étroit, surtout s'il est normalement ptosique, le déplacement des côlons en position renversée devient considérable. Carnot, Glénard et Gérard citent l'observation suivante qui montre à quel point peut arriver le changement de situation ; chez une femme ptosique, en position renversée, les segments coliques remontent vers le diaphragme, l'angle colique droit qui, en position debout, s'inclinait en se recourbant en dedans en pointe de bonnet phrygien un peu au-dessous de la crête iliaque, se redresse en position renversée et sa pointe rigide s'éverse en dehors, au contact des dernières côtes, à 10 centimètres plus haut que dans la première position.

L'angle colique gauche, toujours plus fixe que le droit, subit cependant, lui aussi, un certain déplacement vers le thorax. Entre ces deux attaches, le côlon transverse qui, en position debout, figurait une guirlande dont la courbure suivait la ligne ilio-pubienne, s'infléchit en sens inverse et de concave devient convexe lorsque la pesanteur l'entraîne vers le thorax (voir fig. 66).

Ces différences entre la situation debout et la situation renversée, quand elles sont aussi considérables, sont d'un précieux secours pour reconnaître le manque d'accolement des côlons.

Décubitus latéral. — Les déplacements que subissent les côlons du fait du décubitus latéral, soit droit, soit gauche, sont beaucoup moins considérables que ceux dont nous avons parlé à propos de l'estomac. Ils ne sont cependant pas négligeables.

Dans le décubitus latéral droit, l'angle colique droit se redresse, le côlon droit devient rectiligne s'il était sinueux. Il s'incurve en dessinant une concavité tournée en dedans s'il était rectiligne. Le côlon transverse se tasse au-dessous du rebord costal droit et couvre en partie l'angle sous-hépatique. Ce déplacement entraîne du reste celui de l'angle gauche qui s'écarte de la paroi costale et du diaphragme et tend à tomber vers la ligne médiane. De ce fait, on voit nettement s'ouvrir l'angle splénique et se disjoindre les deux branches qui le formaient. C'est évidemment la position la meilleure pour étudier l'aspect radiologique de cet angle.

Dans le décubitus latéral gauche, les déplacements se font en sens inverse, c'est-à-dire vers la gauche et en raison de la mobilité toujours assez marquée du côlon droit, ils sont toujours assez prononcés. L'angle sous-hépatique s'incline fortement vers la ligne médiane et le côlon transverse se tasse en larges sinuosités vers la partie gauche du corps. De ce fait, le côlon ascendant décrit une courbe profonde à concavité interne, s'il est normalement accolé. Dans le

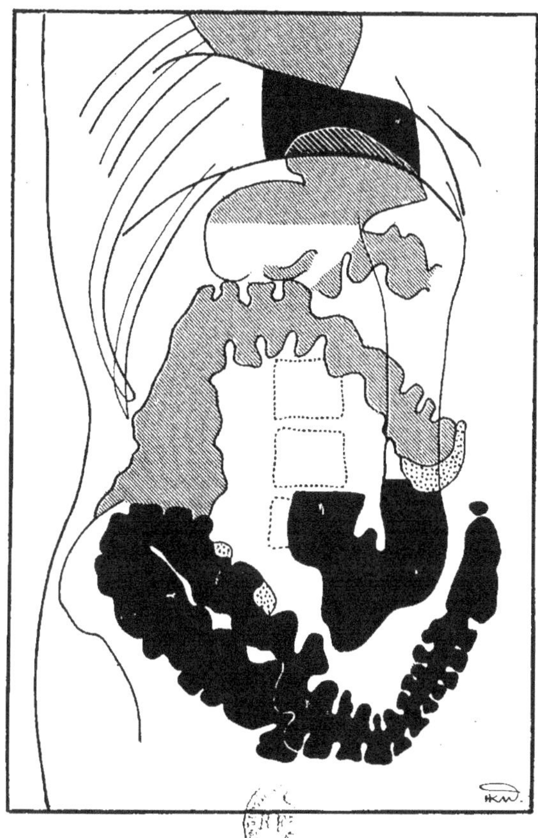

Fig. 66. — Le côlon droit mobile, vu à l'écran.

En noir, le sujet est vu en position verticale. Les deux parties du côlon droit retombent
dans la fosse iliaque et s'y couchent presque horizontalement. Les deux parties
s'accolent l'une à l'autre comme les canons d'un fusil double.
En gris, le sujet est vu en position inversée. Les deux parties du côlon droit se
séparent et tombent vers la cavité diaphragmatique (d'après Carnot, Glénard et
Gérard).

cas de manque d'accolement, c'est la totalité du côlon droit qui se déplace et tend à se rapprocher de la ligne médiane. Du côté du côlon gauche, la mobilisation est à peine appréciable. La partie haute du côlon descendant se trouve plus ou moins cachée par le transverse tombé au devant de lui.

Comme le disent fort justement Carnot, Glénard et Gérard, de ces modifications on peut tirer quelques déductions diagnostiques sur la ptose, la mobilité anormale ou au contraire les coudures permanentes et les adhérences péricoliques des divers segments. On pourrait même, au dire de ces auteurs, en tirer quelques applications thérapeutiques à la diététique et à la gymnastique viscérale.

Influence des modifications de la paroi abdominale. — Les modifications de forme de la paroi abdominale changent la forme et les connexions des organes contenus dans le ventre et les côlons n'échappent pas à cette nécessité.

Vient-on à faire contracter la paroi abdominale, on voit le côlon transverse remonter vers le diaphragme et les deux branches que forment l'angle droit se mobiliser légèrement l'une par rapport à l'autre. Des déplacements beaucoup moins importants, parfois même à peine appréciables, se produisent au niveau de l'angle gauche qui est bien en effet la portion la plus fixe des côlons.

On peut réaliser les mêmes déplacements et les exagérer encore, si l'on vient à la main déprimer la paroi abdominale au devant de telle ou telle portion du gros intestin. Cette manœuvre remonte, déplace à droite ou à gauche le gros intestin, ouvre les angles, écarte les viscères voisins. Les radiologues s'en servent journellement pour connaître le degré de mobilité ou d'adhérence des divers organes abdominaux. Un organe qu'on ne peut mobiliser à la main sous écran est un organe adhérent et l'on pourrait presque ajouter quel que soit le degré de sa fixation normale.

Il est inutile d'insister sur les déplacements que peuvent imposer les changements de volume des organes avoisinants.

Mouvements propres des côlons. — Nous n'avons nullement l'intention d'étudier ici la physiologie motrice des côlons. Il y a cependant certaines modifications actives et normales dans la forme du côlon vivant qu'il est indispensable de connaître au point de vue médico-chirurgical.

Quand on examine un côlon normal sous écran, on voit de temps à autre, avec une fréquence variable d'un sujet à un autre, des mouvements qui consistent en des déplacements en masse de tout un segment et cela principalement sur le côlon transverse. C'est ce que Rieder a appelé *mouvements pendulaires*. Ils ne s'accompagnent pas de progression du contenu et sont dus probablement à la contraction des muscles lisses du méso.

A moins d'une grande habitude de l'écran, il est difficile pour un œil ordinaire de voir les petits *mouvements de pétrissage* qui se passent dans certains segments et en particulier dans le côlon droit, c'est-à-dire le cæcum, l'ascendant et la moitié droite du transverse.

Il arrive enfin que l'on constate presque avec surprise le déplacement subit du contenu colique sur une très grande longueur. Ces *mouvements de propulsion* sont rares. Ils semblent ne se produire que trois à six fois en 24 heures. C'est une chance de les observer. Ils ne doivent pas surprendre puisqu'ils sont normaux. Subitement les bosselures et les sillons de tout un segment disparaissent. L'intestin prend l'aspect d'une bande noire régulière, puis le contenu de ce segment passe avec une grande vitesse dans le segment sous-jacent qui se remplit et peu à peu reprend son aspect segmenté.

Il arrive aussi que le mouvement inverse se produise et que le bol opaque remonte d'un coup dans le segment sus-jacent. Ce *mouvement antipéristaltique* a été longtemps discuté. Son existence est aujourd'hui parfaitement démontrée : les constatations radiologiques, les observations journalières des chirurgiens rendent incontestable l'existence de ces mouvements rétrogrades et font comprendre l'inutilité et même le danger de l'exclusion unilatérale des côlons, puisque le segment que l'on croit exclu est capable de se remplir à nouveau du fait de ces mouvements antipéristaltiques.

La progression du bol fécal ne se fait pas d'une façon continue, mais par alternatives de va-et-vient. Il est nécessaire de connaître en clinique le temps que met le gros intestin à évacuer son contenu. Les radiologues estiment que les chiffres suivants, bien que relatifs et quelque peu variables avec la nature du repas opaque employé, peuvent être considérés comme exprimant la vérité. Après 5 heures, un repas opaque a totalement évacué l'estomac, traversé le grêle et commence à remplir le cæcum. Au bout de 9 heures environ, il est, en totalité, dans le gros intestin. Le repas opaque occupe alors le côlon droit en entier et la tête de la colonne sombre arrive à la partie moyenne du transverse. Ce n'est que vers la 17e heure que le côlon gauche et en particulier le côlon descendant et l'S iliaque commencent à être visibles. Souvent une partie du repas se voit encore dans le côlon droit, mais la plus grande partie occupe le côlon descendant. A partir de la 20e heure, l'ampoule rectale devient visible et le repas va bientôt commencer à être évacué. Cette évacuation se fait en une fois souvent. Souvent aussi il reste encore de la substance opaque dans le gros intestin et elle ne sera évacuée qu'à la défécation suivante.

En résumé, on peut dire que sur un sujet à transit intestinal normal, la totalité du repas opaque doit être évacuée 48 heures après l'ingestion.

ARTÈRES DU GROS INTESTIN

Nous avons déjà vu pourquoi au point de vue physiologique et au point de vue pathologique il fallait, dans l'étude médico-chirurgicale des côlons, abandonner la division basée sur la direction et décrire un côlon droit et un côlon gauche.

L'étude des vaisseaux de cet organe confirme encore cette opinion. De fait, le côlon droit, organe d'absorption, est vascularisé par la même artère que l'intestin grêle. Le côlon gauche, canal excréteur, est vascularisé, comme le réservoir fécal, côlon terminal et rectum, par l'artère mésentérique inférieure.

Vaisseaux du côlon droit. — Tandis que les branches gauches de l'artère mésentérique supérieure se rendent à l'intestin grêle, les branches droites vont irriguer le côlon droit et l'appendice.

Ces branches droites sont au nombre de deux. La branche inférieure se rend à l'angle iléo-cæcal. La branche supérieure à l'angle sous-hépatique (voir fig. 67).

La branche inférieure ou artère de l'angle iléo-cæcal, naît de la mésentérique, un peu au-dessus de la bifurcation terminale. Elle est collée contre la paroi postérieure de l'abdomen, du fait de l'accolement du mésentérium primitif. Elle contourne donc la saillie du psoas, suit la concavité de la fosse iliaque et arrive enfin vers l'angle iléo-cæcal où elle va se diviser. Elle suit à toute petite distance l'attache du mésentère; dans certains cas même, elle est comprise dans l'écartement même de ses deux feuillets au niveau de leur attache pariétale.

Entre cette artère et la mésentérique supérieure continuée par sa branche droite de bifurcation, il existe toujours une assez grande distance, de telle sorte que le mésentère, qui, dans toute son étendue, est parcouru par des artères si nombreuses, est à ce niveau dépourvu en apparence de vaisseaux. On a donné à cette zone le nom d'*espace avasculaire* (Trèves).

Entre cette artère et la branche colique droite supérieure existe aussi un espace assez large souvent coupé par une artère intermédiaire, comme nous le verrons plus loin.

Arrivée à 4 ou 5 centimètres de l'angle iléo-cæcal, cette artère se divise en deux branches : l'une proximale ou ascendante, l'autre distale ou descendante. La branche ascendante n'est autre chose que l'artère iléale dont nous avons vu plus haut la disposition par rapport à la dernière anse iléale et son anastomose avec la dernière branche de l'artère mésentérique supérieure. Cette artère continue la série des anastomoses ou arcades de premier ordre que l'on trouve tout le long du tube intestinal. Nous ne reviendrons pas sur les diverses particularités qu'elle peut présenter (voir page 111).

La branche descendante suit à distance le bord interne du côlon ascendant. D'abord éloignée, elle s'en rapproche de plus en plus au point qu'à la partie moyenne du côlon ascendant, elle n'est distante que de 2 à 3 centimètres de l'intestin. A ce niveau, elle s'anastomose à plein canal avec la branche descendante de la branche droite supérieure de la mésentérique supérieure, continuant ainsi la série des arcades de premier ordre.

La **branche supérieure ou artère de l'angle droit** des côlons naît de la mésentérique supérieure, très haut sur son tronc, à quelques millimètres au-dessous du point où elle émerge du bord inférieur du pancréas. Son origine se fait donc à grande distance de

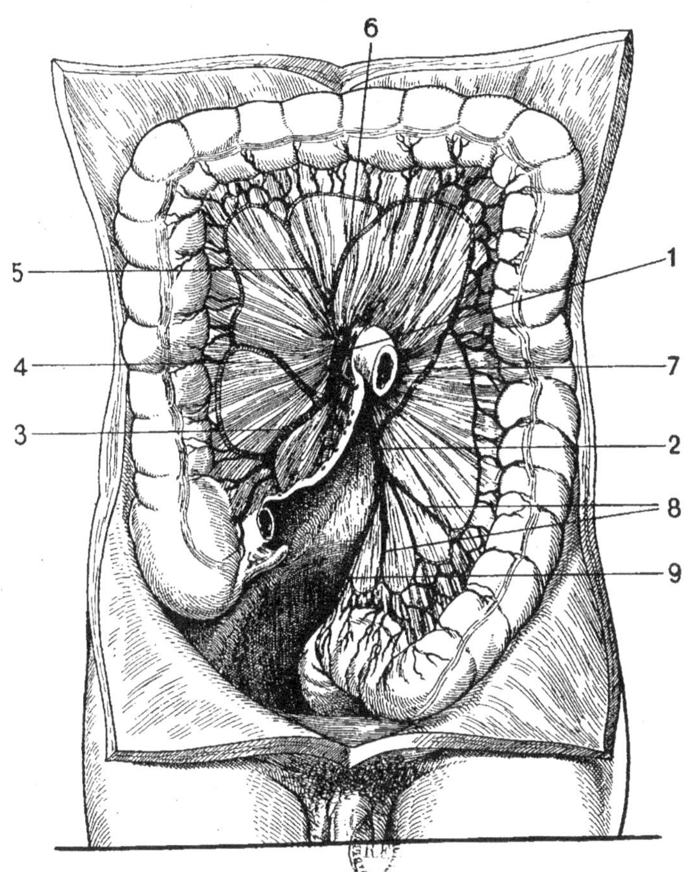

Fig. 67. — Les artères des côlons.

Le côlon droit est irrigué par l'artère mésentérique supérieure (1). Le côlon gauche est irrigué par l'artère mésentérique inférieure (2). — 3. Artère de l'angle iléo-cœcal.   5. Artère de l'angle sous-hépatique. — Entre les deux : 4. l'artère du côlon ascendant, inconstante. — 6. Artère du côlon transverse, inconstante. — 7. Artère de l'angle gauche. — 8 Artères de l'angle ilio-pelvien ou sigmoïdiennes. — 9. Artère hémorroïdale supérieure.

la précédente. Elle occupe la racine du méso-côlon transverse et après un trajet très court, de 4 à 5 centimètres, pas davantage, elle se divise à peu près en regard de l'angle sous-hépatique en deux branches, descendante et ascendante.

La branche ascendante se porte le long du côlon ascendant vers son extrémité proximale et s'anastomose, comme nous avons vu, avec la branche descendante de l'artère de l'angle iléo-cæcal. Elle suit par conséquent le plan dorsal de l'abdomen.

La branche descendante s'engage de suite dans le méso-côlon transverse et va s'anastomoser le long du côlon transverse avec la branche ascendante de la mésentérique inférieure, formant ainsi la grande arcade de Riolan. Contrairement aux autres arcades qui suivent les côlons, celle-ci est mobile, puisque contenue dans le méso-côlon transverse.

En résumé, il existe tout le long du côlon droit une longue arcade de premier ordre d'où vont naître des vaisseaux droits qui iront irriguer cette portion du tube digestif.

De même aussi, tout le long du côlon transverse, on voit une arcade plus longue encore, formée mi-partie par l'artère de l'angle droit, mi-partie par l'artère mésentérique inférieure.

Très souvent, chacune de ces arcades est interrompue ou mieux divisée en deux par une branche supplémentaire qui vient se jeter sur elle.

En effet, de l'artère de l'angle iléo-colique, on voit naître souvent, au-dessus de sa bifurcation, une branche de volume important qui se porte horizontalement contre la paroi dorsale de l'abdomen et aborde l'arcade vers la partie moyenne du côlon ascendant. Elle se jette sur l'arcade du côlon ascendant qu'elle subdivise en deux arcades secondaires. On donne généralement à cette branche le nom d'artère du **côlon ascendant.** Plus exceptionnellement, cette artère du côlon ascendant est donnée par l'artère de l'angle droit.

Il en est de même, dans un grand nombre de cas, pour l'arcade du côlon transverse ou arcade de Riolan. On voit naître de l'artère de l'angle droit, au-dessus de sa bifurcation, une branche de calibre important qui se porte directement d'arrière en avant, traverse toute la largeur du méso-colon transverse et se jette sur l'arcade de

Riolan qu'elle semble ainsi subdiviser en deux. C'est là la disposition la plus habituelle. On peut voir aussi cette artère aborder l'arcade soit plus près de l'angle droit, soit plus près de l'angle splénique. C'est ce vaisseau que l'on nomme parfois **l'artère du côlon transverse.**

Cette artère présente, au point de vue pratique, une importance beaucoup plus grande que celle du côlon ascendant. De fait, on peut sans dommage lier cette dernière, il serait dangereux d'agir de même avec l'artère du côlon transverse. Il semble que, jusqu'à un certain point, elle supplée l'arcade de Riolan, trop longue pour assurer une vascularisation suffisante du côlon transverse. Les cas ne sont pas exceptionnels où la ligature voulue ou accidentelle de ce vaisseau a été suivie d'une gangrène de la partie moyenne du côlon, alors que l'on croyait pouvoir escompter le retour du sang par les deux piliers extrêmes de l'arcade.

Les **vaisseaux droits du côlon droit** naissent de l'arcade paracolique. Ils n'ont pas tous, comme pour le grêle, une longueur sensiblement égale. En raison de la courbure prononcée de chaque arcade, le sommet est plus près de l'intestin que ses extrémités. Aussi les vaisseaux droits qui naissent de ce sommet seront-ils notablement plus courts que ceux qui naissent des extrémités. Ils mesurent, suivant les points, de 6 centimètres à 3 centimètres de longueur.

Ces vaisseaux sont plus espacés les uns des autres que ceux du grêle. On peut compter de 20 à 30 millimètres d'intervalle entre eux sur un intestin moyennement distendu.

Comme au niveau du grêle, ils naissent par paires. Le rameau antérieur aborde la face antérieure du côlon, généralement au niveau d'une incisure, en sorte que la dimension d'une bosselure mesure assez bien l'espace qui le sépare des voisins. Il atteint la bandelette antérieure et disparaît généralement alors dans l'épaisseur des tuniques. De temps à autre, l'un de ces vaisseaux reparaît de l'autre côté de la bandelette et ne pénètre dans l'épaisseur de la paroi qu'un peu au delà.

Le rameau postérieur court à la face postérieure du côlon et se comporte comme le précédent par rapport à la musculature intestinale. L'espace est par conséquent considérable qui sépare les points de pénétration de ces deux vaisseaux antérieur et postérieur. Cet intervalle est vascularisé par deux vaisseaux récurrents, l'un venant de la branche antérieure, l'autre de la branche postérieure.

Dispositions particulières suivant les régions. — Les dispositions générales que nous venons de donner subissent quelques modifications en deux points spéciaux : l'angle iléo-cæcal et l'angle droit.

Les **vaisseaux de l'angle iléo-cæcal** présentent certaines particularités qui tiennent d'une part à la présence du cul-de-sac cæcal, d'autre part à celle du diverticule appendiculaire.

Dans l'angle de bifurcation de l'artère iléo-cæcale, il n'existe généralement pas d'arcade de second ordre (voir fig. 68).

Les vaisseaux droits qui naissent à ce niveau sont très particulièrement gros et importants. Ils vont constituer les deux artères **cæcale antérieure et cæcale postérieure.** Ce n'est, au fond, que la première paire des vaisseaux droits coliques.

L'artère cæcale antérieure, longue et volumineuse, passe en avant et un peu au-dessus de l'angle iléo-colique, croise l'origine du côlon dont elle est séparée par une distance d'un centimètre environ, puis s'accole au cæcum dans l'incisure qui le sépare du côlon et à ce niveau se divise généralement en deux ou trois rameaux de moindre calibre qui se ramifient à la surface du cæcum. Suivant Trèves, Tuffier, ces rameaux ne dépasseraient pas la bandelette antérieure. A vrai dire, quand l'injection est finement poussée, on la voit, comme l'avait constaté Jonnesco, filer dans un riche réseau qui serpente à la surface des grosses bosselures cæcales.

L'artère cæcale postérieure naît de la bifurcation même de l'artère iléo-cæcale, parfois par un tronc commun avec la précédente et qui se divise un peu plus bas. Elle est généralement un peu plus volumineuse que la précédente. Elle descend derrière l'angle iléo-colique, croise la face postérieure de la terminaison de l'iléon et arrive enfin à la face postérieure du cæcum où elle se divise en deux ou trois rameaux qui se distribuent à la paroi intestinale.

Derrière l'iléon, cette artère donne une branche assez importante qui se porte vers l'appendice.

Cette **artère appendiculaire** s'engage presque aussitôt dans le méso péritonéal de l'appendice qu'elle parcourt jusqu'à son extrémité. Quenu et Heitz-Boyer ont parfaitement remarqué que l'artère est d'abord loin de l'appendice ; une distance d'un centimètre au moins l'en sépare. L'appendice dans cette première partie du trajet de l'artère est à peu près horizontal, plus ou moins parallèle au fond du cæcum ; à ce niveau, son méso est large. Dans sa seconde moitié, l'appendice devient libre, généralement descendant, l'artère appendiculaire s'accole à l'organe à ce niveau ; le méso est devenu très étroit.

Dans toute sa longueur l'artère appendiculaire donne un grand nombre de fins rameaux qui se détachent perpendiculairement à la direction du vaisseau. Derrière l'iléon, l'artère donne deux rameaux ; l'un externe, inconstant, gagne le fond du cæcum ; l'autre interne, constant, suit le bord inférieur de l'iléon et s'épuise bientôt, après deux ou trois centimètres de trajet, dans la paroi de l'intestin grêle. Tous les autres rameaux sont destinés à l'appendice, ils sont de plus en plus courts et fins, à mesure que l'on se rapproche de la pointe de l'organe.

Les **vaisseaux de l'angle droit des côlons** ont une disposition un peu différente du type que nous avons décrit pour l'ensemble des côlons. Alors que l'on voit, sur toute la longueur du gros intestin, les vaisseaux droits naître directement de l'arcade unique qui l'accompagne, au niveau de l'angle droit se constituent des arcades superposées de deuxième, de troisième ordre. Buy admet que la superposition est plus importante encore et que l'on pourrait trouver quatre arcades et davantage. Comme à Okinczyc, il nous a semblé que la superposition ne dépassait guère les arcades de troisième ordre.

Ces arcades se constituent dans l'angle de bifurcation que fait l'artère de l'angle droit. De la branche ascendante et de la branche descendante naissent une série de petits rameaux qui s'anastomosent entre eux en formant des arcades. C'est de ces arcades que vont naître les vaisseaux droits qui se rendent à l'angle sous-hépatique du côlon droit.

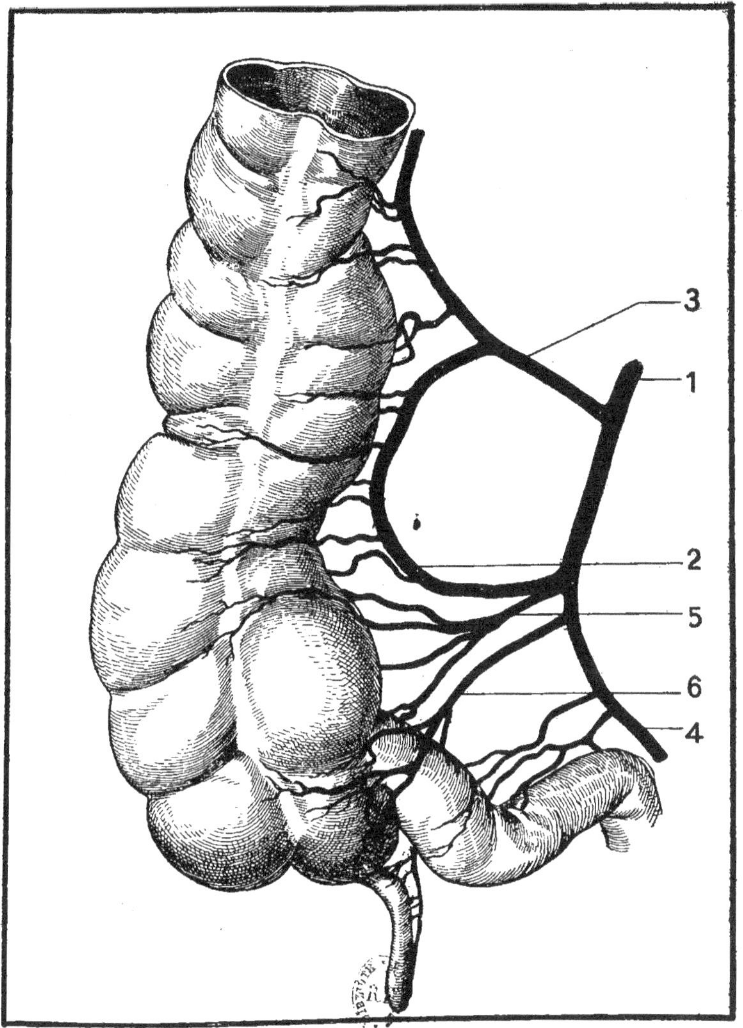

Fig. 68.   Les artères du côlon droit.

1. L'artère inférieure ou de l'angle iléo-cæcal donne deux branches : 2, la branche descendante qui forme l'arcade du côlon ascendante, divisée en deux par 3, l'artère du côlon ascendant, inconstante. — 4 est la branche ascendante ou iléale.

De la bifurcation de l'artère naissent : 5 l'artère cæcale postérieure et 6 l'artère cæcale antérieure qui ne sont en réalité que les deux premiers vaisseaux droits des côlons.

L'artère appendiculaire naît anormalement, sur cette pièce, de l'artère cæcale antérieure.

XXII. Page 172.

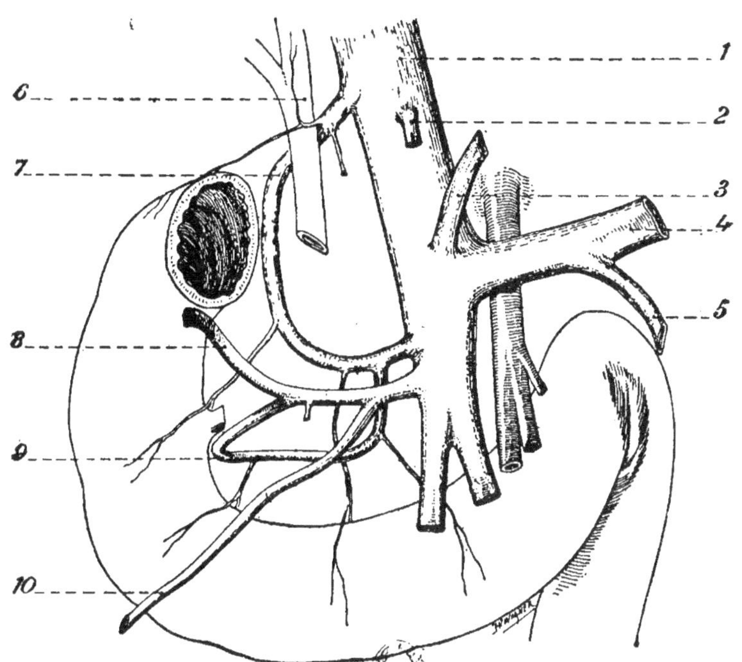

Fig. 69. — La terminaison de la veine de l'angle droit des côlons dans le tronc de la gastro-épiploïque droite, qui a reçu la veine pancréatico-duodénale droite inférieure avant de se terminer dans la grande veine mésentérique.

Les **veines du côlon droit** suivent la même disposition que les artères qu'elles accompagnent exactement dans la plus grande étendue de leur parcours.

La veine de l'angle iléo-cæcal suit généralement le bord supérieur de l'artère et se jette dans la grande veine mésentérique un peu au-dessus de son origine. L'artère passe le plus souvent derrière l'origine de la mésentérique pour venir se placer au côté de sa veine collatérale.

La veine de l'angle droit occupe généralement le bord inférieur de l'artère. Celle-ci a passé par devant le tronc de la grande veine mésentérique pour rejoindre sa veine. Cette veine, très courte, s'unit à la gastro-épiploïque droite qui a déjà reçu la petite veine pancréatico-duodénale droite inférieure. Le tronc assez volumineux formé par la réunion de ces veines suit le bord inférieur du pancréas, dans la racine du méso-côlon transverse, et vient enfin se terminer dans la grande veine mésentérique, un peu au-dessous du point où celle-ci va disparaître sous le bord inférieur du col du pancréas. Cette embouchure se fait au devant du bec pancréatique (voir fig. 69).

Vaisseaux du côlon gauche. — Le côlon gauche est vascularisé par l'artère mésentérique inférieure. La grande arcade de Riolan sert d'anastomose entre la circulation du côlon droit et celle du côlon gauche.

L'artère mésentérique inférieure, ou petite mésaraïque, naît de la face antérieure de l'aorte abdominale, à 7 ou 8 millimètres au-dessous de la grande mésentérique et à 4 ou 5 centimètres au-dessus de la bifurcation de l'aorte.

Son origine répond à la troisième vertèbre lombaire. D'abord collée à la face antérieure de l'aorte qu'elle suit un peu à gauche de la ligne médiane, sur une longueur de 2 à 3 centimètres, elle est recouverte en avant par le bec du pancréas, puis par la troisième portion du duodénum. Au-dessous du duodénum l'artère, qui a continué à se porter à gauche, repose sur la face antérieure du psoas gauche dont la sépare son aponévrose. Elle s'approche des vaisseaux spermatiques qui descendent en bas et en dehors presque parallèlement à elle ; l'uretère est également un peu en dehors.

A la hauteur du promontoire, l'artère se porte en dedans, croise le paquet des vaisseaux iliaques primitifs gauches et arrive sur la ligne médiane à la hauteur de la troisième sacrée, c'est-à-dire au niveau de l'origine du rectum.

Elle a donc, dans son ensemble, décrit une courbe à concavité interne, puisque, partie du voisinage de la ligne médiane, elle y revient après avoir couru au devant du psoas.

Elle se termine au niveau du rectum, en se divisant en deux branches hémorroïdales supérieures droite et gauche.

L'artère mésentérique inférieure irrigue donc tout le côlon gauche et en partie le rectum (voir fig. 70).

Elle ne donne de branches que par son bord gauche. Celles-ci sont au nombre de deux : une branche supérieure ou artère de l'angle gauche et une branche inférieure bientôt divisée en deux ou trois rameaux : le tronc commun des artères sigmoïdiennes ou artère de l'angle iliaque.

L'artère de l'angle gauche ou splénique naît au-dessous du duodénum, généralement à 3 ou 4 centimètres de l'origine de l'artère. Elle se porte aussitôt en haut et à gauche vers l'angle splénique et parcourt par conséquent une grande partie de la fosse lombaire. Elle est collée contre la paroi dorsale, du fait de l'accolement du mésentère primitif et de la coalescence des côlons. Elle croise par conséquent l'artère et les vaisseaux spermatiques, puis le pôle inférieur du rein gauche. Le péritoine pariétal la recouvre et il est possible de la suivre par transparence au travers de lui vers l'angle splénique où elle va se diviser.

En effet, à 5 ou 6 centimètres de l'angle, l'artère se divise en deux branches : l'une ascendante, l'autre descendante.

La *branche ascendante* pénètre dans le méso-côlon transverse, devient par conséquent mobile et se termine en s'anastomosant à plein canal avec la branche identique de l'artère de l'angle droit, venue de la mésentérique supérieure. Cette longue anastomose ferme, comme nous l'avons déjà vu, l'arcade de Riolan.

La *branche descendante* suit le côlon descendant, immobilisée contre la paroi dorsale par l'accolement du côlon. Elle court assez près de l'intestin et se termine enfin en s'anastomosant avec la branche ascendante de la première sigmoïdienne. Ainsi se forme le long du côlon descendant, comme le long des autres portions du gros intestin, une longue arcade de premier ordre d'où naîtront les vaisseaux droits, sans intermédiaire d'arcade de second ordre, comme pour l'intestin grêle.

Néanmoins, dans la bifurcation de l'artère de l'angle splénique, on voit parfois une ou deux arcades de second ordre. Nous n'avons pas retrouvé ces arcades avec la même constance que semblent le dire Corsy et Aubert.

La longue arcade qui suit le côlon descendant est souvent interrompue, comme celle du côlon ascendant ou celle du transverse, par une branche artérielle qui vient de l'artère de l'angle gauche. Cette branche naît à la hauteur de la partie moyenne du côlon descendant, coupe en travers la fosse lombaire et vient se terminer dans l'arcade qu'elle divise ainsi en deux. C'est à cette branche inconstante que l'on donne parfois le nom d'**artère du côlon descendant,** mauvais nom parce qu'en somme, elle n'arrive pas au côlon, mais à l'arcade qui distribue les vaisseaux coliques.

Le tronc des sigmoïdiennes naît de l'artère mésentérique inférieure, tantôt par un tronc commun avec la précédente, tantôt un peu au-dessous de celle-ci. Très court, il se porte en bas et en dehors et se divise bientôt en deux, plus souvent en trois artères sigmoïdiennes suivant que l'anse est courte ou longue. Il arrive même assez souvent que la division se fasse si haut que le tronc moyen et que les sigmoïdiennes naissent directement de l'artère mésentérique inférieure elle-même.

Les artères sigmoïdiennes descendent vers l'anse sigmoïde en divergeant.

La première sigmoïdienne ou sigmoïdienne supérieure chemine à peu près dans la racine gauche du méso-sigmoïde, c'est-à-dire un peu en dehors des vaisseaux iliaques externes, si le processus d'accolement du péritoine est normal ; en avant des vaisseaux iliaques, si l'accolement s'est poursuivi plus bas.

La deuxième sigmoïdienne ou sigmoïdienne moyenne est tout entière contenue dans le méso-sigmoïde dont elle partage la fortune. Celui-ci est-il libre et flottant, l'artère est mobile avec lui et occupe la paroi antérieure de la fossette sigmoïdienne. Le méso a-t-il disparu en totalité ou en partie par exagération du processus d'accolement, l'artère devient fixée et descend alors au devant des vaisseaux iliaques primitifs, puis dans leur bifurcation.

Quenu et Duval ont justement fait remarquer l'importance de ces rapports. S'il est nécessaire d'aborder soit l'artère, soit les vaisseaux iliaques au niveau de la bifurcation, les artères sigmoïdiennes moyennes ne gêneront guère, si le méso-sigmoïde est long, car on les relèvera en même temps que ce méso. Mais si celui-ci est adhérent, il faut passer au travers et l'on est obligé alors de compter avec cette sigmoïdienne pour ne pas la blesser.

La troisième sigmoïdienne ou sigmoïdienne inférieure descend directement en bas et se dirige vers la partie terminale de l'anse sigmoïde.

A deux ou trois centimètres du bord intestinal, les artères sigmoïdiennes se divisent, comme font toutes les artères des côlons. Elles donnent une branche ascendante et une branche descendante qui s'anastomosent avec les branches descendantes et ascendantes de sa voisine ; la première s'anastomose avec la branche descendante de l'artère de l'angle gauche, la troisième avec la terminaison de la mésentérique inférieure au-dessus de sa bifurcation ou encore avec l'une des deux artères hémorroïdales.

Ainsi se trouve constituée une série d'arcades de premier ordre le long du côlon sigmoïde. Généralement même, on trouve à ce niveau quelques arcades de second ordre d'où naîtront les vaisseaux droits destinés à cette portion du gros intestin.

Contrairement à ce qui se passe au niveau de l'angle droit et de l'angle gauche des côlons, ces arcades de second ordre sont ici d'une variété considérable. Tantôt elles se font assez près de l'intestin, à 3 ou 4 centimètres de lui, tantôt au contraire, elles se forment très haut en plein méso, à 7 ou 8 centimètres de l'anse colique.

Parmi ces anastomoses, il en est une qui a été l'occasion de travaux nombreux et dont on a élevé l'importance à un niveau qu'elle ne mérite pas : c'est l'anastomose de la dernière artère sigmoïdienne avec la terminaison de la mésentérique inférieure ou l'une des hémorroïdales. C'est, en somme, la dernière arcade des vaisseaux coliques. Elle a surtout acquis de l'importance depuis que les chirurgiens

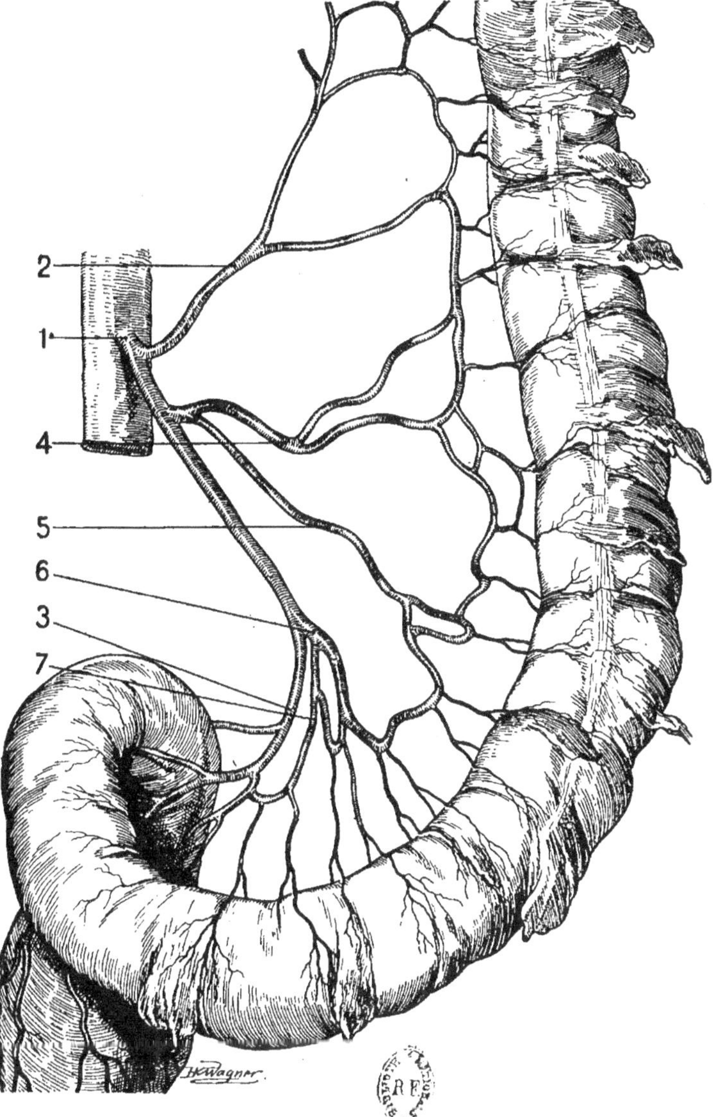

Fig. 70. — Les vaisseaux du côlon gauche.

1. L'artère mésentérique inférieure. — 2. L'artère de l'angle gauche. — 3. L'artère hémorroïdale supérieure. — 4, 5, 6. Les trois artères sigmoïdiennes. — 7. La dernière arcade anastomotique de la troisième sigmoïdienne à l'hémorroïdale supérieure, encore appelée avec exagération : point critique.

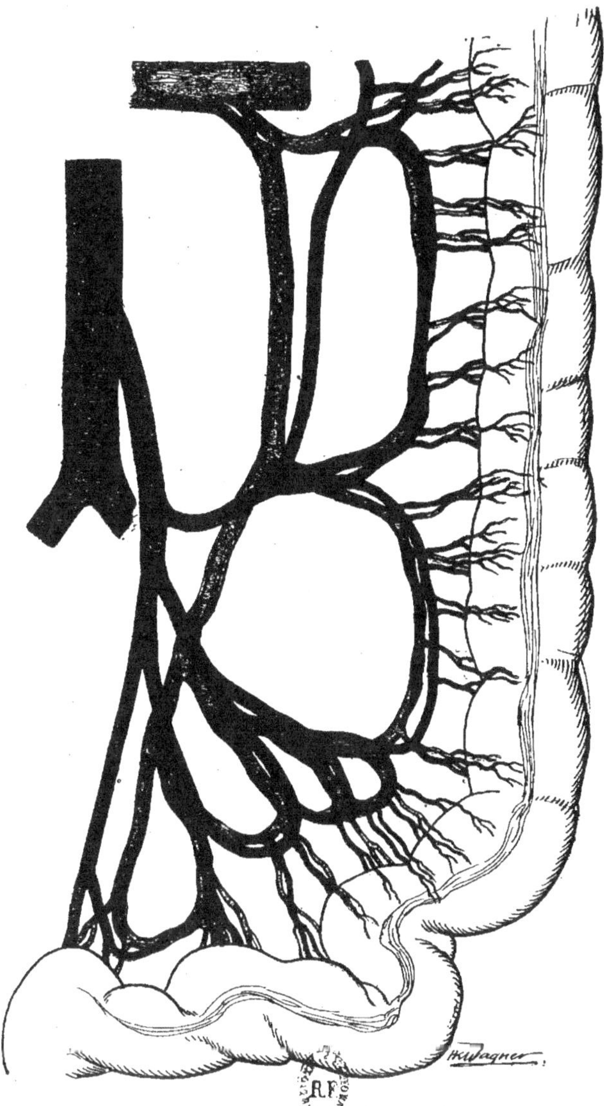

Fig. 71. — Les veines du côlon gauche.

La veine hémorroïdale supérieure suit son artère, de même que les veines sigmoïdiennes.
Le tronc de la veine mésentérique inférieure, au lieu de suivre le tronc de l'artère,
accompagne l'artère de l'angle gauche en formant l'arc vasculaire de Treitz.

XXIII. Page 177.

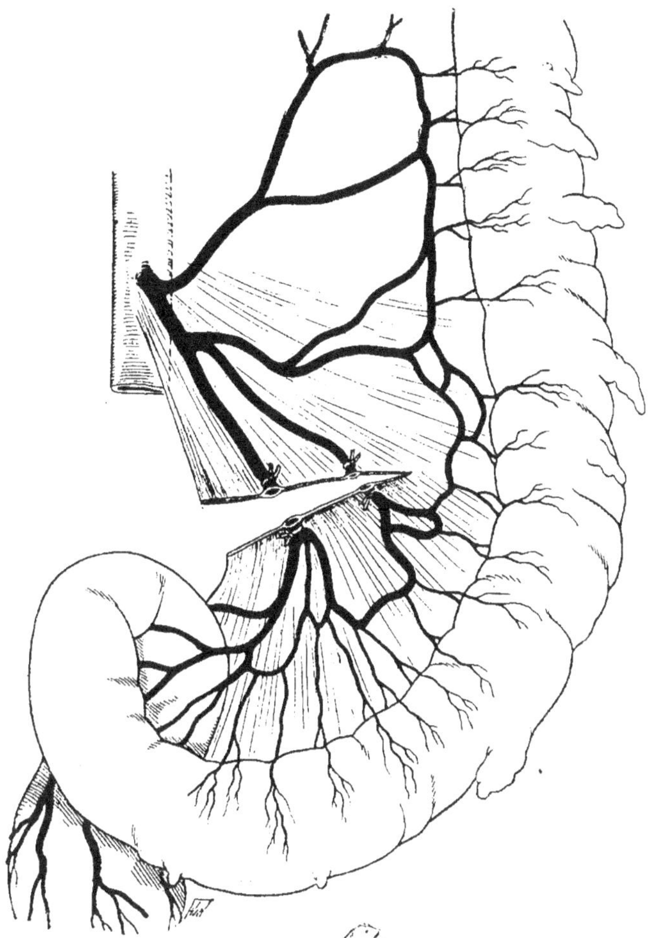

Fig. 72. — Ligature d'abaissement des artères sigmoïdiennes.

La section et les ligatures ont porté au-dessus de la zone des arcades anastomotiques,
de sorte que le sang peut gagner le rectum par l'ensemble de ces vaisseaux anastomosés et non par la dernière anastomose seule.

ont fait l'ablation périnéale ou abdomino-périnéale du rectum. C'est aux recherches de Sudeck en 1907, d'Hartmann et Dietrichs, de Tuttle et Hopskin, de Davis, d'Archibald, de Chalier et Murard, de Mondor que l'on doit les notions les plus précises sur ce vaisseau.

Cette dernière arcade est constante. Son calibre est assez variable, souvent extrêmement petit ; elle présente parfois un volume assez considérable. Mais il paraît évident, dans la plupart des cas, que son calibre est insuffisant pour permettre le retour de la quantité de sang nécessaire à la nutrition du rectum, lorsque la ligature de la mésentérique inférieure a porté juste au-dessus de son abouchement.

Nous verrons plus loin qu'on a voulu faire jouer un rôle trop considérable à cette anastomose dans la pathogénie des gangrènes opératoires du rectum et nous répéterons volontiers avec Mondor : « le succès qui fut fait au travail de Sudeck a été assez aveugle et a fait donner à cette désormais « fameuse anastomose » une place qu'elle ne mérite pas. »

Les veines du côlon gauche. — Alors que les veines du côlon droit suivent assez régulièrement le trajet des artères, celles du côlon gauche ont un parcours quelque peu différent.

La veine hémorroïdale supérieure et les veines sigmoïdiennes suivent leurs artères et se réunissent à la hauteur du détroit supérieur en un tronc qui constitue l'origine de la **veine mésentérique inférieure ou petite mésaraïque.** A ce moment, la veine, au lieu de se porter en dedans pour accompagner l'artère mésentérique inférieure, continue son trajet verticalement ascendant et monte le long du versant externe de la saillie du psoas gauche. Elle croise la division de l'artère en tronc des artères sigmoïdiennes et artères de l'angle gauche et se met à suivre le trajet de cette dernière artère.

Elle monte donc contre la fosse lombaire, tantôt en avant, tantôt en arrière de l'artère de l'angle gauche, tantôt même faisant autour d'elle un trajet serpentin. Arrivée au niveau du pôle inférieur du rein, l'artère va en dehors, vers l'angle gauche du côlon ; la veine l'abandonne pour se porter en dedans, elle contourne l'angle duodéno-jéjunal en croisant le pôle inférieur du rein gauche et se termine enfin dans la veine splénique, derrière le pancréas sous lequel elle s'est engagée. L'accolement de la veine mésentérique inférieure et de l'artère de l'angle splénique forme ce que l'on appelle l'arc vasculaire de Treitz. Cet arc est artériel dans sa moitié gauche, veineux dans sa moitié droite. A vrai dire, il arrive souvent qu'un petit rameau venu de l'artère accompagne la veine et va s'anastomoser soit avec l'artère du côlon transverse, soit avec l'arcade de Riolan elle-même (voir fig. 71).

Dans son trajet, la veine mésentérique inférieure reçoit, par son bord gauche, une veine venue de la partie moyenne du côlon descendant et une autre près de sa crosse, qui représente la collatérale de l'artère de l'angle splénique.

Utilisation des arcades coliques. « Le point critique de Sudeck ». — De ce qui précède, on peut facilement comprendre que pas une des artères des côlons ne se jette directement dans le gros intestin. Elles constituent par leurs bifurcations anastomosées une série d'arcades parallèles au bord des côlons, véritable arcade bordante, comme dit justement Mondor, d'où naîtront tous les vaisseaux qui irrigueront l'intestin.

Ces vaisseaux droits sont plus volumineux, mais plus écartés les uns des autres que ceux de l'intestin grêle.

Il paraît bien évident qu'une des causes de gangrène et d'insuccès dans les résections du gros intestin tient à ce que le chirurgien n'a pas toujours tenu assez grand compte de ces dispositions.

Pour conserver la vascularisation de la branche terminale en cas de résection et par conséquent les vaisseaux droits qui l'irriguent, il est indispensable que la ligature de l'arcade soit faite au-dessous du niveau où sera sectionné l'intestin. Dans bien des cas où l'on a accusé le tiraillement provoqué par le rapprochement des deux bouts, l'insuccès n'eut pas d'autre cause et la suture lâcha parce que l'intestin ischémié s'est sphacélé.

Il est un point du côlon où cet accident est particulièrement fréquent, c'est la moitié gauche du côlon transverse. Or nous avons vu que cette portion est vascularisée par la trop longue arcade de Riolan, faite en partie par la mésentérique supérieure, en partie par la mésentérique inférieure.

Il arrive souvent que cette anastomose est de faible calibre et la vascularisation du côlon transverse quelque peu précaire. Si, dans

certains cas, comme le remarque Kummer, l'injection de la mésentérique inférieure passe parfaitement jusqu'à l'angle droit des côlons,
dans beaucoup d'autres cas, elle est arrêtée bien avant. Aussi dans
les résections portant sur la portion gauche de côlon transverse,
nous pensons qu'il est prudent de porter la section distale le plus
près possible de l'angle splénique du côlon, de façon à réduire au
minimum la longueur de l'arcade et à se rapprocher autant que faire
se peut du tronc de l'artère de l'angle gauche.

Cette utilisation des arcades est plus importante encore pour ce
qui touche aux amputations du segment terminal du gros intestin.

On a dit qu'il était indispensable de conserver la dernière arcade
anastomotique, c'est-à-dire l'arcade existant entre la dernière sigmoïdienne et les vaisseaux du rectum. On a donné au point où cette
arcade s'abouchait dans la terminaison de la mésentérique supérieure ou l'une des hémorroïdales le nom de « **point critique** ».

Toute ligature faite au-dessous de ce point empêche l'arrivée du
sang vers le rectum. Toute ligature faite au-dessus permet au sang,
venu de la mésentérique supérieure, d'atteindre le rectum par la
dernière anastomose. Ainsi une amputation du rectum faite dans
l'une ou l'autre de ces conditions sera fatalement vouée à l'échec ou
au succès.

C'est certainement attribuer une bien grande importance à un
petit vaisseau. Même quand la ligature de la mésentérique a porté
au-dessus du point critique, on peut avoir du sphacèle du bout terminal, parce que, si l'on a conservé la dernière anastomose, on a sectionné les autres en coupant dans le méso-sigmoïde pour obtenir
l'abaissement.

Nous avons vu, en effet, que les arcades de premier et de second
ordre qui occupent le méso-sigmoïde sont loin de l'intestin, hautes
dans le méso. Quand, pour abaisser le bout colique, on sectionne le
méso trop près de l'intestin, on lie forcément les arcades par où le
sang devrait arriver à la dernière. Il importe moins de lier au-dessus
du point critique que de ménager dans le méso-sigmoïde les arcades
anastomotiques principales. Il n'y a pas un point critique, mais une
zone critique qui est celle des arcades anastomotiques dans le méso
et c'est au-dessus d'elles que doit porter la section du méso-sigmoïde
qui doit permettre l'abaissement. Mieux vaut faire un anus définitif

à la paroi abdominale que d'abaisser de force et dans des conditions défectueuses le bout colique au périné.

LE GRAND ÉPIPLOON

L'importance que le grand épiploon a prise dans ces dernières années en chirurgie abdominale, les lésions dont il peut être le siège, les troubles que peuvent provoquer ses reliquats embryonnaires au niveau des côlons sont autant de raisons d'étudier ce grand repli péritonéal et d'en retracer l'évolution.

Il forme une large nappe séreuse qui descend en arrière de la paroi abdominale antérieure et en avant du paquet intestinal, d'où le nom qu'on lui donne volontiers de tablier épiploïque.

Les **dimensions** du grand épiploon sont cependant assez variables avec les individus pour que cet aspect en tablier soit loin d'être constant. Il existe en effet des cas où le grand épiploon est extrêmement réduit et ne forme qu'une frange plus ou moins irrégulière au-dessous du côlon transverse. Pratiquement alors, le grand épiploon n'existe pas et nous avons eu souvent l'occasion de remarquer, dans des opérations sur l'abdomen, que les suites opératoires étaient toujours moins faciles chez ces individus, comme si ce mange-microbes, suivant l'expression de Segond, faisait défaut à la défense de la séreuse.

Généralement, le tablier épiploïque descend jusqu'au voisinage du pubis, il n'est même pas rare de le voir beaucoup plus long encore. De fait on ne concevrait pas autrement comment il pourrait s'engager dans les hernies scrotales, comme cela arrive si souvent.

Son **aspect** varie considérablement avec le degré d'adiposité du sujet, du moins chez l'adulte. Car chez l'enfant, il se présente toujours à peu de chose près de la même manière.

Dans le jeune âge, il est mince et sillonné de vaisseaux transparents ; par places, il est infiltré de graisse blanchâtre. Celle-ci se dispose par petits amas espacés et arrondis.

Chez l'adulte, le grand épiploon est mince et transparent s'il s'agit d'un sujet maigre ; il devient épais et bourré de graisse sur un sujet adipeux.

Dans le premier cas, son aspect rappelle celui de l'enfant avec cette différence cependant que la graisse est toujours de coloration jaunâtre et toujours aussi plus abondante que chez l'enfant.

L'infiltration graisseuse qu'on rencontre chez les individus adipeux peut être considérable et le grand épiploon acquiert de ce fait un poids important. La graisse continue à s'y disposer en lobules tassés les uns contre les autres, ce qui lui donne un aspect grumeleux et une sensation granitée que l'on peut retrouver à travers les téguments, dans un sac de hernie par exemple. Sur ces épiploons gras, le trajet des vaisseaux devient beaucoup moins visible, perdus qu'ils sont au milieu de la graisse.

Sa **forme** est quadrilatère, disent la plupart des anatomistes. Ce n'est pas ce que nous avons constaté le plus ordinairement.

Quand il est court, il forme comme une frange ou un feston au bord du côlon transverse. Quand il est long, son bord libre décrit une courbe à concavité supérieure qui va d'un flanc à l'autre. Il arrive assez souvent que ce bord libre soit découpé en dents de scie plus ou moins longues. Il est bien probable que c'est à l'une de ces dents, fixées par une adhérence inflammatoire, que l'on doit la formation de ces longues brides épiploïques qu'on rencontre parfois au cours des laparotomies et qui deviennent, dans certains cas, l'occasion d'étranglements internes.

Il arrive assez souvent que la partie droite de ce bord libre se prolonge considérablement en dehors et recouvre le côlon droit auquel il est ordinaire de la voir adhérer. Le grand épiploon ne devient libre, dans ces cas, que très au-dessous de la région du pylore et du bulbe duodénal. C'est là, comme nous le verrons plus loin, une persistance de la disposition embryonnaire où la cavité mésogastrique se prolonge en un diverticule épiploïque droit très prononcé.

L'aire du grand épiploon présente, au point de vue médico-chirurgical, deux parties différentes. Dans son segment inférieur, il forme une lame séreuse plus ou moins épaisse, plus ou moins infiltrée de graisse. Il est impossible d'y retrouver la poche méso-gastrique qu'il limitait chez l'embryon.

Dans sa partie supérieure, la lame épiploïque se dédouble. Le dédoublement antérieur gagne la grande courbure de l'estomac, le dédoublement postérieur gagne le côlon transverse. On retrouve donc dans ce segment supérieur l'ancienne poche méso-gastrique ou, si l'on préfère, le prolongement inférieur de l'arrière-cavité des épiploons.

La limite entre ces deux portions est impossible à préciser. Exceptionnellement l'arrière-cavité des épiploons descend jusqu'au bord libre du grand épiploon. Exceptionnellement aussi l'arrière-cavité ne se prolonge pas dans le grand épiploon. Mais il est impossible de préciser où doit commencer le dédoublement, où la fusion des deux lames.

En général, cette fusion des deux lames ne s'arrête pas d'une façon régulière et suivant une ligne horizontale. L'arrière-cavité des épiploons se prolonge toujours plus loin du côté gauche que du côté droit.

A droite, en effet, peut-être en raison de la faible mobilité du segment droit de l'estomac et du côlon droit, la fusion se fait plus tôt, comme le pense Descomps. En tous cas, il est habituel de constater qu'à ce niveau les deux lames de l'épiploon sont fusionnées jusqu'à la hauteur du côlon.

Du côté gauche, au contraire, le côlon est très mobile ainsi que le corps de l'estomac. L'arrière-cavité des épiploons descend généralement assez loin entre les deux lames.

Aussi est-ce, soit en effondrant la lame antérieure au-dessous de l'arcade artérielle gastro-épiploïque, soit en effondrant la lame postérieure au bord inférieur du côlon transverse que l'on pénétrera dans l'arrière-cavité des épiploons, si l'on ne veut pas pratiquer le décollement inter-colo-épiploïque. Cependant ce que nous avons dit plus haut de la fusion des deux lames de l'épiploon permet de comprendre qu'on ne peut pratiquer cette manœuvre en un point quelconque.

Si l'on essaye de pénétrer vers la partie droite, c'est-à-dire au-dessous du pylore, on risque, étant donnée la fusion des lames, de traverser le méso-côlon transverse et de blesser ses vaisseaux. Pour pénétrer à coup sûr dans l'arrière-cavité des épiploons, il faut inciser la séreuse sur la ligne médiane ou mieux encore un peu vers la gauche. Ceci n'est pas inutile à savoir, quand on veut pratiquer une pylorectomie, par exemple.

Insertions du grand épiploon. — Pour comprendre les insertions du grand épiploon, il faut partir de ce point de vue qu'il représente le résultat des modifications que subit la poche méso-gastrique de l'embryon et du fœtus. Si sa partie inférieure se trouve réduite à une lame péritonéale plus ou moins infiltrée de graisse, sa partie supérieure conserve l'aspect, modifié il est vrai, du sac méso-gastrique.

C'est en effet un sac aplati d'avant en arrière. Aux deux extrémités droite et gauche les deux parois antérieure et postérieure du sac se continuent l'une dans l'autre. Il nous faudra étudier les insertions du grand épiploon sur la ligne médiane et aux deux extrémités.

Sur la ligne médiane, le grand épiploon s'attache en avant à l'estomac, en arrière sur le côlon transverse, du moins en apparence.

L'attache à l'estomac se fait sur la grande courbure depuis le pylore jusqu'à la partie inférieure de la portion descendante. Du côté droit, l'insertion se continue sur le bord inférieur du pylore et de la première portion mobile du duodénum. Du côté gauche, le feuillet antérieur du grand épiploon se continue directement avec le repli gastro-splénique, sans autre démarcation que le passage de l'artère gastro-épiploïque gauche que l'on pourrait à la rigueur considérer comme la ligne de délimitation.

Les deux feuillets qui constituent la lame antérieure du **grand** épiploon se séparent l'un de l'autre au bord inférieur de l'estomac, du pylore et du duodénum. Le feuillet antérieur tapisse la face antérieure de ces organes, le feuillet postérieur revêt leur face postérieure.

Au niveau du repli gastro-splénique, les deux feuillets restent accolés l'un à l'autre.

L'attache sur le côlon est tout autre. Ici les deux feuillets de la lame postérieure restent accolés. Ils s'appliquent sur la face supérieure du côlon transverse, puis sur celle du méso transverse. Il y a fusion entre les feuillets péritonéaux au contact. Ainsi, le feuillet postérieur du grand épiploon et le feuillet supérieur du méso-côlon transverse perdent leur revêtement endothélial; seuls le feuillet antérieur de la lame postérieure du grand épiploon et le feuillet inférieur du méso-côlon transverse conservent leur aspect séreux. Ce feuillet épiploïque monte et tapisse la paroi profonde de l'arrière-cavité stomacale.

Malgré cette fusion, on peut artificiellement reproduire la disposition embryonnaire et séparer la lame supérieure de la poche mésogastrique du mésentère primitif devenu, ici, méso-côlon transverse. Les chirurgiens usent fréquemment de ces données anatomiques pour aborder l'arrière-cavité des épiploons et la face postérieure de l'estomac. Ils pratiquent ce qu'on appelle le décollement inter-colo-épiploïque. Très compréhensible en théorie, ce décollement, en pratique, n'est pas toujours facilement réalisable. Tout dépend de l'épaisseur et de la résistance de l'attache postérieure de l'épiploon. Or celle-ci est, dans certains cas, d'une telle minceur que la moindre traction la déchire et que, malgré toutes les précautions du monde, on perfore l'épiploon plutôt que de le décoller du méso-côlon transverse.

Aux extrémités, droite et gauche, l'attache du grand épiploon est plus difficile à comprendre.

A l'extrémité droite, la lame antérieure du grand épiploon se continue dans la lame postérieure. Théoriquement l'attache de l'épiploon devra donc se faire de la première portion mobile du duodénum au côlon transverse, suivant une ligne qui suivrait la première portion fixe et la deuxième portion sus-méso-colique du duodénum. Mais deux causes viennent compliquer cette insertion; c'est, d'une part, la fusion plus ou moins étendue des feuillets péritonéaux à ce niveau, c'est ensuite la persistance de débris d'importance variable du diverticule épiploïque droit.

En effet, au niveau du point de réflexion de la lame antérieure dans la lame postérieure, il existe à peu près constamment un certain degré de fusion qui les colle l'une à l'autre. Cette fusion se prolonge en haut jusqu'au niveau du duodénum. Ainsi une partie de l'extrémité droite de l'arrière-cavité stomacale disparaît par accolement du duodénum au pancréas, le feuillet antérieur de la lame postérieure et le feuillet postérieur de la lame antérieure du grand épiploon s'étant fusionnés. Dans certains cas, comme l'ont constaté Garnier et Villemin, cette fusion peut s'étendre beaucoup plus vers la gauche, le pylore et même une partie de l'antrum venant alors se souder à la partie supérieure du méso-côlon transverse.

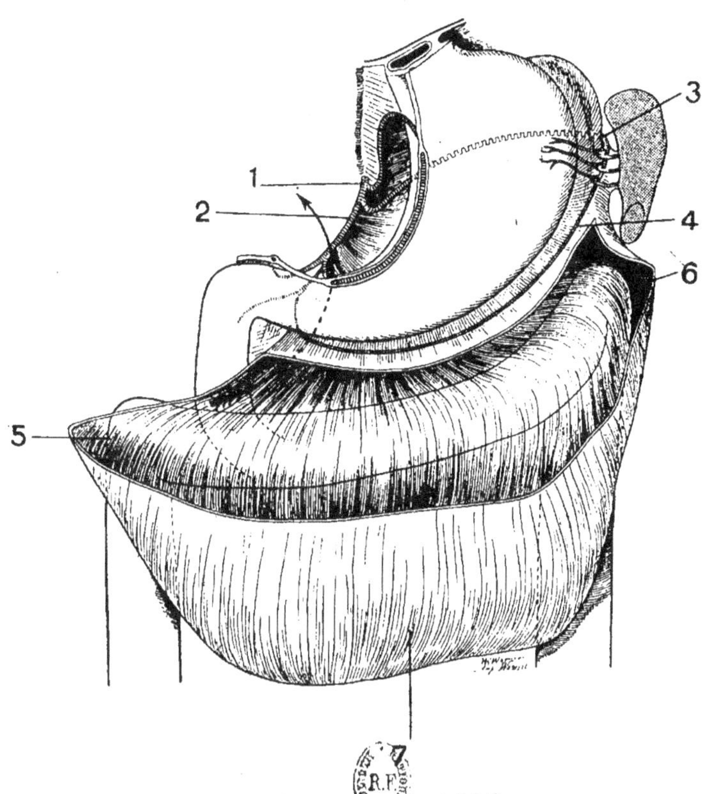

Fig. 73. — La grande poche épiploïque.

1. Le tronc cœliaque. — 2. L'artère hépatique. — 3. L'artère splénique. — 4. L'artère
gastro-épiploïque gauche. — 5. Le diverticule droit du sac épiploïque. — 6. Le diverticule gauche du sac épiploïque. — 7. La partie inférieure du sac épiploïque (d'après
P. Fredet).

L'autre raison, qui contribue à modifier l'attache droite du grand épiploon, est la persistance de portions plus ou moins importantes du diverticule épiploïque droit. C'est à cette origine qu'il faut rattacher le **ligament duodéno-colique.**

Sorte de voile membraneux plutôt que véritable ligament, cette formation se détache de la première portion du duodénum et souvent du pédicule hépatique ou de la vésicule biliaire et se dirige en bas et un peu en dehors pour se terminer sur le revêtement péritonéal de l'angle colique droit. Tantôt mince et strié de petits vaisseaux, tantôt infiltré de graisse, ce repli séreux n'a rien des caractères d'un ligament d'attache. Il forme bien plutôt une bride péritonéale allant d'un organe à l'autre; il est capable, comme les brides, de produire des coudures.

A l'extrémité gauche, la lame antérieure du grand épiploon se continue, comme à droite, dans la lame postérieure et aussi d'une façon très simple et très facile à voir. Néanmoins la lame postérieure de l'épiploon déborde à gauche l'angle splénique du côlon et repose sur la paroi et le diaphragme où elle se fixe solidement par accolement. Généralement les deux lames antérieure et postérieure de l'épiploon se fusionnent au niveau de cette extrémité gauche et de cette fusion naît un pli péritonéal allant du diaphragme à l'angle splénique du côlon. On donne généralement à ce repli le nom de **ligament phrénico-colique.** Comme on le voit, c'est une formation absolument identique au ligament duodéno-colique.

Les reliquats du diverticule épiploïque droit et leur importance médico-chirurgicale. — La poche mésogastrique de l'embryon s'étend, avons-nous dit, en un véritable prolongement vers la droite. Leveuf a trouvé ce diverticule persistant encore à la naissance, dix-neuf fois sur cinquante sujets examinés.

Il est probable que sa régression continue encore après la naissance, car sa persistance complète chez l'adulte est chose exceptionnelle. Mais si on la rencontre rarement à l'état complet, on en retrouve très souvent des reliquats qui peuvent entraîner des troubles, des coudures ou des tiraillements sur les organes avoisinants.

A la fin du sixième mois de la vie intra-utérine, le diverticule droit du sac épiploïque ou omentum colicum de Haller recouvre le côlon transverse dans sa partie droite, l'angle hépatique, le côlon ascendant et peut même descendre jusque sur le cæcum. Il arrive ainsi au contact de la paroi latérale de l'abdomen, en dehors du rein et du côlon ascendant.

Ce voile épiploïque présente en bas un bord libre qui prolonge le bord inférieur du grand épiploon avec lequel il se continue.

Dans son épaisseur courent des vaisseaux minces et dirigés en bas et un peu en dedans, perpendiculairement par conséquent à la direction des vaisseaux du côlon ascendant.

Chez l'adulte, ce diverticule peut persister complet dans la même disposition que chez le fœtus. Nous en avons rencontré un remarquable exemple au cours d'une laparotomie.

Généralement, il disparaît en totalité, souvent il persiste en partie tout au moins. L'un de ces reliquats est le ligament pariéto-colique, l'autre la lame fixatrice des angles.

Le ligament pariéto-colique n'est autre chose que la portion persistante du diverticule épiploïque droit qui venait par devant l'angle sous-hépatique et le côlon ascendant se mettre au contact de la paroi latérale de l'abdomen. Devenu adhérent à cette paroi d'une part, au côlon droit jusqu'à l'angle hépatique d'autre part, le reliquat du diverticule forme maintenant une toile séreuse tendue de la paroi à l'intestin, véritable ligament pariéto-colique.

Dans certains cas, sa partie haute seule persiste. Il n'existe alors qu'un repli, tendu de la paroi latérale de l'abdomen à l'angle sous-hépatique, et connu sous le nom de **ligament phrénico-colique** droit ou ligament suspenseur de l'angle droit.

Ainsi donc le côlon ascendant se trouve fixé à la paroi dorsale de l'abdomen par deux adhérences. En dedans, c'est la limite de coalescence de son mésentère primitif avec la paroi, ligament mésentérico-colique ; en dehors, c'est la coalescence du reliquat du diverticule droit, ligament pariéto-colique. Le premier est avasculaire, le second présente des vaisseaux obliques en bas et en dedans.

Si les deux manquent, le côlon droit reste entièrement mobile par manque de coalescence. Si la coalescence du mésentère seule fait défaut, le côlon droit reste attaché en dehors par le repli pariéto-colique qui s'allonge parfois considérablement. Il forme alors ce voile membraneux et vasculaire désigné communément sous le nom de **membrane de Jackson**. On a voulu en faire une formation pathologique; il revient à Leveuf d'avoir largement contribué à faire comprendre son origine embryonnaire.

La membrane de Jackson n'est pathologique que par les conséquences qu'elle peut entraîner et non par son origine qui est congénitale. On peut aisément comprendre que le côlon droit, non accolé, et anormalement pendu à ce ligament pariéto-colique, puisse se couder sur lui-même et donner lieu à des crises douloureuses par distension, véritable occlusion passagère que nous avons appelée : dilatation douloureuse du côlon droit.

La lame fixatrice de l'angle droit, que Buy avait considérée comme une formation secondaire acquise, produite par les frottements répétés des séreuses voisines est, elle aussi, un reliquat du diverticule droit du sac épiploïque. Dans ce cas, n'a persisté du diverticule que la portion allant du côlon transverse au côlon ascendant.

L'existence de cette lame fixatrice de l'angle droit n'est pas fréquente. Elle est tantôt lâche, tantôt courte. Sa hauteur, mesurée de son bord libre au fond de l'angle hépatique, varie de 3 à 10 centimètres, dit Buy.

Il arrive que cette lame soit assez courte et serrée pour que les deux branches de l'angle s'accolent l'une à l'autre en canons de fusil. Dans ces cas, elle peut devenir pathologique par la gêne qu'elle oppose au transit des matières dans les côlons.

Ces formations, considérées pendant longtemps sans intérêt médico-chirurgical, commencent à prendre une réelle importance depuis que l'on connaît mieux la physiologie motrice et la pathologie des côlons.

Vaisseaux du grand épiploon. — Le tablier épiploïque, malgré l'extrême minceur sous laquelle il apparaît ordinairement, présente cependant une richesse vasculaire que n'expliquerait pas la seule nécessité de nutrition de l'organe. L'important réseau qu'il contient est certainement en rapport avec le rôle de défense de la séreuse qui paraît lui être dévolu.

Sur un épiploon de grande dimension, on voit naître du cercle antérieur de la grande courbure de l'estomac une série de longs vaisseaux qui parcourent l'épiploon et s'y résolvent en réseau.

L'artère gastro-épiploïque droite aborde le grand épiploon près de son attache à l'estomac. Elle court donc dans la lame antérieure de cet organe.

De sa convexité naissent dix à douze artères longues et fines qui descendent verticalement vers le bord libre de l'épiploon.

L'artère gastro-épiploïque gauche aborde le grand épiploon au-dessous du hile de la rate. Cette artère, d'un calibre généralement inférieur à la gastro-épiploïque droite, contourne l'extrémité gauche de la poche épiploïque, se dirige vers la partie inférieure de la portion descendante de l'estomac et se termine là de deux façons différentes.

Tantôt, l'artère arrive jusqu'à la grande courbure de l'estomac et pénètre dans la paroi gastrique sans s'anastomoser en aucune façon avec la gastro-épiploïque droite, ou parfois en lui envoyant une anastomose si fine qu'elle passe inaperçue.

Tantôt, l'artère gastro-épiploïque gauche suit la grande courbure, comme il est classique de le dire, et s'anastomose à plein calibre avec la gastro-épiploïque droite, réalisant ainsi le grand cercle artériel de l'estomac.

Dans l'un et l'autre cas, la gastro-épiploïque gauche, donne, par sa convexité, trois ou quatre artérioles longues et grêles qui descendent dans la partie gauche du grand épiploon.

Ainsi donc, de l'arcade des gastro-épiploïques descendent dans le grand épiploon douze à quinze artérioles. Très souvent la première et la dernière de cette série sont plus longues que les autres et s'anastomosent entre elles; elles forment ainsi une longue arcade le long du bord libre du grand épiploon.

Cette description, classique depuis Haller, a été confirmée par les recherches de la plupart des anatomistes. Barkow, Rossi et Cora, Leriche et Villemin, Rio-Branco donnent la même description. Dans un travail plus récent, Descomps décrit les artères du grand épiploon d'une manière quelque peu différente.

D'après ses recherches, la gastro-épiploïque droite donne une série de branches grêles, descendant dans la lame antérieure du grand épiploon. Leurs ramuscules forment un fin réseau vers le

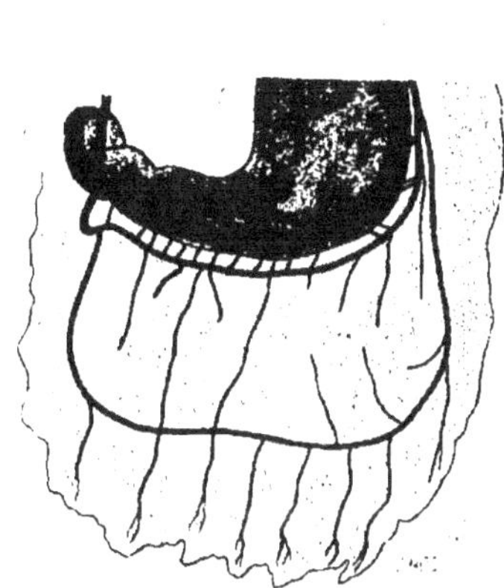

Fig. 74. — Les artères du grand épiploon d'après la conception classique. — La gastro-épiploïque droite s'anastomose à plein canal avec la gauche. De cette arcade, naissent une dizaine de branches descendant dans l'épiploon. La première et la dernière s'anastomosent près du bord libre en formant l'arcade de Haller.

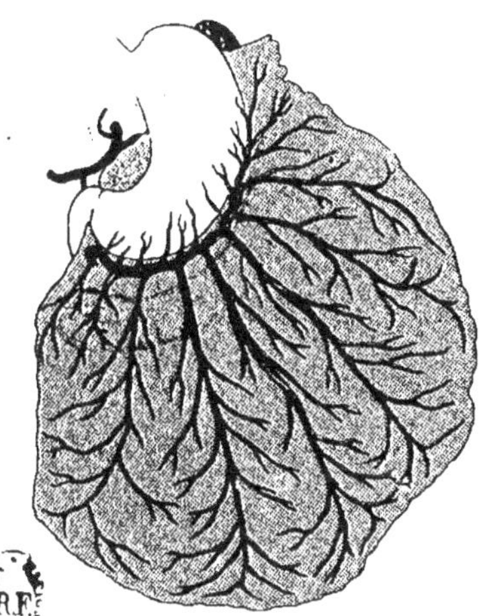

Fig. 75. — Les artères de l'épiploon, d'après Descomps. — La lame antérieure du grand épiploon reçoit une série d'artères descendantes venues de la gastro-épiploïque droite. La gauche ne s'anastomose pas avec la droite et ne donne rien à la lame antérieure.

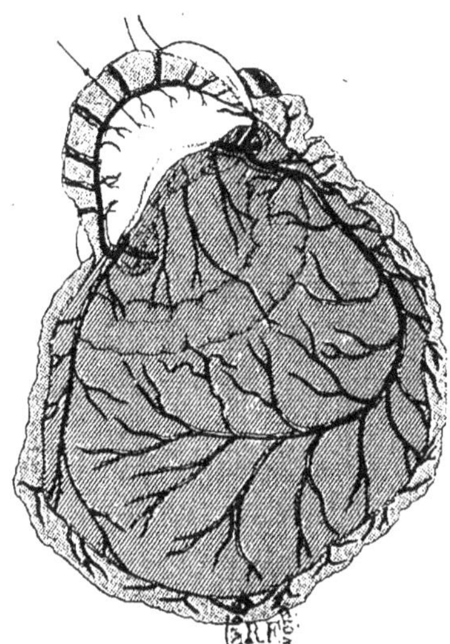

Fig. 76. — Les artères de l'épiploon, d'après Descomps. — La lame postérieure du grand épiploon reçoit ses artères de la gastro-épiploïque gauche.

bord libre. La gastro-épiploïque gauche donne les artères de la lame postérieure et en particulier un long rameau à trajet concave en haut qui s'étend de l'extrémité gauche jusque vers l'extrémité droite de l'épiploon. C'est peut-être bien là le grand rameau épiploïque gauche décrit par la plupart des auteurs. La grande arcade épiploïque serait donc, d'après Descomps, contenue dans la lame postérieure du grand épiploon.

Cette richesse artérielle toute spéciale ne peut s'expliquer que par le rôle que joue le grand épiploon dans la cavité abdominale. De fait, aucun feuillet du péritoine ne présente une circulation artérielle qui puisse, même de loin, lui être comparable.

On est mal fixé sur cette fonction. On sait cependant que, dans les cas d'inflammation des organes de l'abdomen, le grand épiploon paraît se porter au-devant du foyer infecté et se disposer de façon à protéger le reste de la cavité. Ainsi le voit-on, suivant les cas, se pelotonner dans l'hypocondre droit ou gauche jusque sous le foie aussi bien que dans les flancs ou le petit bassin. Il serait bien difficile d'exposer d'une façon sûre le mécanisme de cette migration.

Les veines se disposent parallèlement aux artères et leur réunion va former les deux veines gastro-épiploïques droite et gauche. Nous ne reviendrons pas sur la terminaison de ces vaisseaux qui a déjà été exposée.

Les lymphatiques du grand épiploon n'ont pas encore été étudiés. Etant donné le rôle que nous avons dit, il est bien possible qu'ils sont abondants et se rendent aux ganglions qui accompagnent, le long de la grande courbure de l'estomac, l'arcade vasculaire gastro-épiploïque. Descomps a du reste constaté leur inflammation et leur hypertrophie dans certains cas d'épiploïtes aiguës.

TABLE DES PLANCHES

TABLE DES MATIÈRES

ORLÉANS. — IMP. HENRI TESSIER.

PRÉCIS
d'Anatomie Topographique
par le Dr SOULIÉ
Professeur à la Faculté de médecine de Toulouse

1911, 1 vol. in-8° de 729 p., avec 246 fig., noires et coloriées, br. 18 fr., cart. 24 fr.

L'anatomie topographique est à la fois médicale et chirurgicale, puisqu'elle doit fournir au praticien, médecin ou chirurgien tous les renseignements, toutes les données anatomiques nécessaires tant au point de vue de la sémiologie et du diagnostic que des interventions thérapeutiques. M. Soulié s'est efforcé d'apporter partout la précision anatomique la plus absolue. C'est dans ce but que toutes les figures originales ont été dessinées, d'après nature, en vraie grandeur, et réduites dans une proportion simple, de façon à permettre, le cas échéant, quelques mensurations. Elles sont, la plupart, imprimées en plusieurs couleurs, ce qui facilite singulièrement leur compréhension.

TRAITÉ PRATIQUE
D'ANATOMIE CHIRURGICALE
et de Médecine Opératoire

par le Dr Robert PICQUÉ	Préface de M. le Dr MIGNON
Professeur à la Faculté de méd. de Bordeaux	*Directeur de l'École du Val-de-Grâce*

1913-1914. 3 vol. in-4 de 1.136 pages, avec 396 planches photographiques... 60 fr.

Séparément : **TRAITÉ PRATIQUE DES AMPUTATIONS**

1914. 1 vol. in-4 de 194 pages, avec 102 planches...................... 20 fr.

Anatomie de la bouche et des dents, par L. DIEULAFÉ, professeur agrégé à la Faculté de médecine de Toulouse, et HERPIN. 1909, 1 vol. grand in-8 de 184 pages, avec 149 figures, broché 7 fr., cart...................... 14 fr.

Anatomie artistique du corps humain, par E. CUYER et FAU, 6e *édition*, 1920, 1 vol. in-8, avec 41 fig. et 17 planches.
Fig. noires............. 10 fr. | Fig. coloriées............ 20 fr.

Tableaux synoptiques d'Anatomie topographique et chirurgicale, par le Dr BOUTIGNY. 1901, 1 vol. gr. in-8 de 176 pages, avec 117 figures....... 5 fr.

Tableaux synoptiques d'Exploration chirurgicale, par le Dr CHAMPEAUX, ancien interne des hôpitaux de Paris. 1901, 1 vol. gr. in-8 de 176 p..... 5 fr.

Précis d'Anatomie topographique, par le professeur RUDINGER, édition française par le Dr PAUL DELBET. Préface par le professeur A. LE DENTU, 1893, 1 vol. gr. in-8 de 252 pages, avec 68 figures noires et coloriées........ 9 fr.

Guide pratique de Technique opératoire, par le Dr J. BRAULT, professeur à l'École de médecine d'Alger. 1903, 1 vol. in-18, de 322 pages, br. 5 fr., c. 7 fr. 50

Tableaux synoptiques de Médecine opératoire, par le Dr LAVARÈDE. 1900, 1 vol. gr. in-8 de 208 pages, avec 150 fig. dessinées par G. DEVY...... 5 fr.

TRAITÉ DES FRACTURES
par J. TANTON
Médecin-major de l'armée, Professeur agrégé au Val-de-Grâce.

1916. 2 vol. gr. in-8 de 1.900 pages illustrés de 800 figures : 44 fr. Cart.: 58 fr.